权威·前沿·原创

皮书系列为
"十二五""十三五"国家重点图书出版规划项目

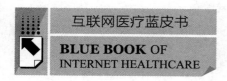

互联网医疗蓝皮书

BLUE BOOK OF
INTERNET HEALTHCARE

中国互联网健康医疗发展报告
（2019）

ANNUAL REPORT ON CHINA'S INTERNET HEALTHCARE
DEVELOPMENT(2019)

主　　编／芮晓武
执行主编／李世锋　宫晓冬

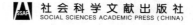

社会科学文献出版社
SOCIAL SCIENCES ACADEMIC PRESS（CHINA）

图书在版编目（CIP）数据

中国互联网健康医疗发展报告. 2019 / 芮晓武主编
－－ 北京：社会科学文献出版社，2019.12
（互联网医疗蓝皮书）
ISBN 978 - 7 - 5201 - 5891 - 6

Ⅰ.①中… Ⅱ.①芮… Ⅲ.①互联网络 - 应用 - 医疗
保健事业 - 研究报告 - 中国 - 2019 Ⅳ.①R199.2 - 39

中国版本图书馆 CIP 数据核字（2019）第 288649 号

互联网医疗蓝皮书
中国互联网健康医疗发展报告（2019）

主　　编／芮晓武
执行主编／李世锋　宫晓冬

出 版 人／谢寿光
组稿编辑／恽　薇
责任编辑／高　雁
文稿编辑／李吉环

出　　版／社会科学文献出版社·经济与管理分社（010）59367226
　　　　　地址：北京市北三环中路甲29号院华龙大厦　邮编：100029
　　　　　网址：www. ssap. com. cn
发　　行／市场营销中心（010）59367081　59367083
印　　装／天津千鹤文化传播有限公司

规　　格／开本：787mm×1092mm　1/16
　　　　　印张：21.5　字数：324千字
版　　次／2019年12月第1版　2019年12月第1次印刷
书　　号／ISBN 978 - 7 - 5201 - 5891 - 6
定　　价／158.00元

本书如有印装质量问题，请与读者服务中心（010 - 59367028）联系

《中国互联网健康医疗发展报告（2019）》
编 委 会

广州中医药大学

湖南中医药大学

武汉大学董辅礽经济社会发展研究院

武汉大学健康医疗大数据国家研究院

北京大学资源大健康战略研究院

中国电信股份有限公司战略与创新研究院

北京春雨天下软件有限公司

杭州求是同创网络科技有限公司

微医集团（浙江）有限公司

心医国际数字医疗系统（大连）有限公司

爱医传递远程科技（北京）有限公司

合心医疗科技（深圳）有限公司

杭州依图医疗技术有限公司

深圳华大基因股份有限公司

善诊（上海）信息技术有限公司

智云健康（杭州康晟健康管理咨询有限公司）

成都美佑医疗科技有限公司

主编简介

　　芮晓武　1959 年生，中国电子信息产业集团有限公司董事长、党组书记。中国卫生信息与健康医疗大数据学会副会长。1982 年国防科技大学计算机专业大学毕业，1985 年航天工业部 710 所计算机辅助设计专业硕士研究生毕业，研究员。1996 年享受"国务院政府特殊津贴"。历任中国航天科技集团公司 710 所副所长、所长，中国航天科技集团公司总经理业务助理兼计划经营部部长，党组成员、总经理助理、副总经理，中国卫星通信集团公司总经理、党委书记。在此期间，曾兼任中国天地卫星股份有限公司、北京四维图新科技股份有限公司董事长，航天科技国际集团有限公司、航天科技通信有限公司、亚太卫星控股有限公司董事局主席。

摘　要

2018 年是中国互联网健康医疗行业发展的转型升级之年。在政策层面，2018 年出台的一系列与"互联网＋医疗健康"相关的指导性和实操性文件，使互联网健康医疗走出了迟迟不能进入诊疗环节的困境。困境破除的同时，带来了资本市场的繁荣，用户市场的快速增加，以及市场主体的迅速多元化。

互联网诊疗环节的初步打通，使传统医疗行业的各个利益相关方，不管是医疗、医药、医械还是医保，都进入了互联网健康医疗行业。互联网不再是单纯的创新工具，而是成为实现医疗服务走向在线化、智能化和个性化的必要手段。

基于信息技术、互联网技术、大数据技术等技术升级，大健康领域产业宏观闭环发生了变化，形成了"健康管理及医疗服务＋健康医疗大数据＋医保"新宏观闭环。而 5G、人工智能等新技术的应用，将给行业注入新的活力。可以预见的是，在不久的未来，新环境、新技术、新趋势将给行业带来更深刻的变革，以满足人民对美好生活的向往和对健康生活的强烈需求。

关键词：互联网医疗　大数据　健康管理　人工智能

Abstract

2018 is the year of transformation and upgrading of the development of China's internet healthcare industry. At the policy level, a series of guiding and practical documents related to "Internet + Healthcare" introduced in 2018 made internet healthcare out of the dilemma of delaying access to medical treatment. At the same time, the predicament has broken down, bringing about the prosperity of the capital market, the rapid increase of the user market, and the rapid diversification of market players.

The initial opening of the internet diagnosis and treatment link has enabled all stakeholders in the traditional medical industry, from medical service, medicine, medical devices to medical insurance, entering the internet healthcare industry. The internet is no longer a mere innovative tool, but a necessary means to realize the online, intelligent and personalized medical services.

Based on technology upgrades such as information technology, internet technology, and big data technology, the macro-loop of the industry in the big health sector has changed, forming a new macro-loop of "health management and medical services + health care big data + medical insurance". The application of new technologies such as 5G and artificial intelligence will inject new vitality into the industry. It is foreseeable that in the near future, new environments, new technologies, and new trends will bring more profound changes to the industry to meet people's longing for a better life and a strong demand for healthy living.

Keywords: Internet Healthcare; Big Data; Health Management; Artificial Intelligence

目　录

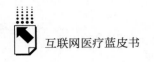
Ⅳ 技术篇

Ⅴ 专题篇

Ⅵ 互联网中医篇

皮书数据库阅读**使用指南**

CONTENTS

I General Report

II Industry Reports

III Market Reports

Ⅳ　Technology Reports

Ⅴ　Special Reports

Ⅵ　Internet Traditional Chinese Medicine Reports

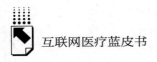

总 报 告

General Report

B.1

中国互联网健康医疗行业
发展报告（2019）

李世锋 宫晓冬*

摘 要： 2018年互联网健康医疗行业总体快速发展，政策框架基本成
形，资本市场活跃，健康医疗大数据的应用使得健康医疗服
务闭环得以升级。行业整体在商业模式上趋于稳定，以人工
智能为主的技术升级将继续给行业带来变革。可以预见的是，
未来将形成互联网健康医疗监管平台；同时公立医疗机构在
互联网技术转型升级后仍将扮演重要角色；医保的严格控费
将促使健康险和健康预防管理市场加速发展；5G等新技术的
应用将继续从底层改变行业形态。

---

* 李世锋，北京大学光华管理学院特设国际MBA、长江商学院EMBA，中电数据服务有限公司
董事长，长期从事健康医疗大数据领域相关工作；宫晓冬，北京大学经济学博士，乾元联合
投资有限公司董事长，长期从事医疗及互联网医疗行业研究。

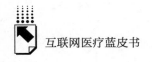

关键词： 互联网健康医疗　大数据　健康管理　人工智能

经过多年的探索，中国互联网健康医疗行业在 2018 年终于迎来了发展的里程碑，在政策、资本和技术等多个层面，取得了长足的进步。"互联网＋健康医疗"被官方定义，成为健康医疗行业的重要组成部分，互联网健康医疗行业正迎来前所未有的发展机遇，这不仅得益于党中央、国务院以及各级政府管理部门的坚定支持，也受益于广大人民对健康和美好生活的强烈向往和需求。

一　2018年互联网健康医疗行业总体发展情况

（一）系列健康医疗政策让"互联网＋健康医疗"框架基本成形

2018 年以来，在政策、标准和规范等方面，互联网健康医疗行业呈现"井喷"的状态。4 月，国务院办公厅印发的《关于促进"互联网＋医疗健康"发展的意见》（以下简称"26 号文"），无疑是接下来若干年内互联网健康医疗行业发展的指导性文件。"26 号文"对"互联网＋健康医疗"的发展，框定了三大方面、十四个总体目标，每个目标下又有 2～3 个具体的任务，参与机构包括国家发改委、国家卫健委、国家医保局等 10 多个部委局办和各省级人民政府。

作为医疗卫生行政主管部门的国家卫健委，在这个过程中，也体现出充分的政策连续性和对于新生模式的包容审慎性，2015 年以来出台的多个政策文件和"十三五"相关的规划中，都明确提出要"发展基于互联网的医疗卫生服务"，并陆续出台相关的配套政策。

首先是在 2018 年初发布的《进一步改善医疗服务行动计划（2018—2020 年）》（以下简称"新三年"）中，明确提出"以'互联网＋'为手段，建设智慧医院"，随后在下半年出台的"新三年"考核指标中，提出了清晰的"智慧医院"考核细则。随后国家卫健委出台了一系列与医院信息化系统建设、电子病历档案等和"互联网＋医疗健康"应用密切相关的政策。此后又出台了《全国医院信息化建设标准与规范（试行）》，对各级医院的信息化建设提出了明确的标准，以此为基础，国家卫健委下半年先后出台了以电子病历为核心的医院信息化建设工作任务和电子病历系统应用评级标准，与之紧密联系的健康大数据标准管理办法也随之出台。

在完善了信息化建设相关的标准、考核目标，清晰了以充分信息化为联系纽带的家庭医生、分级诊疗和医联体建设等改革目标后，国家卫健委在2018年9月14日正式公布了与"健全互联网＋医疗健康服务体系"相关的三个文件：《互联网诊疗管理办法（试行）》、《互联网医院管理办法（试行）》和《远程医疗服务管理规范（试行）》。

（二）健康医疗大数据的应用促进新宏观闭环的产生

在2018年政府工作报告中，李克强总理明确提出要实施大数据发展行动，加强新一代人工智能的研发与应用，在医疗、养老等多个领域推进"互联网＋"进程。2018年7月，国家发布了《国家健康医疗大数据标准、安全和服务管理办法（试行）》，不仅为健康医疗大数据制定了标准，明确了健康医疗大数据的定义、内涵和外延，还通过制定办法的总体思路、目的依据、适用范围、遵循原则等，进一步规范医疗行业数据的管理。

目前，国家正依托国家电子政务外网和统一数据共享交换平台，全面建设互通共享的公共卫生、计划生育、医疗服务、医疗保障、药品供应、综合管理等应用信息系统。

健康医疗海量数据存储清洗、分析挖掘、安全隐私保护等关键技术的攻关，将促进健康医疗业务与大数据技术深度融合，加快健康医疗与养生、养老、家政等服务业协同发展。

基于信息技术、互联网技术、大数据技术等技术升级，大健康领域产业宏观闭环发生了变化。"健康管理及医疗服务＋健康医疗大数据＋社保和商保"的宏观闭环已经形成（见图1）。健康医疗大数据开始成为健康产业链

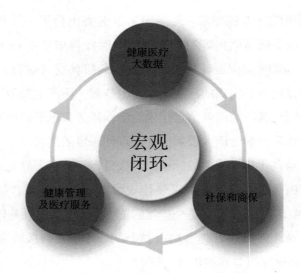

图 1　升级的大健康产业宏观闭环

条中的关键一环，依托健康医疗大数据，打造新的健康医疗商业模式，拓展健康医疗服务成为许多头部互联网健康医疗企业的必然选择。

（三）资本市场活跃，助力行业快速发展

2018 年是互联网医疗的政策大年，政策利好在一定程度上给市场释放了良好的信号。在互联网医疗规范发展的大背景下，各路资本重燃投资热情。首先是一级市场的投资较 2017 年有了大幅度回升。据动脉网统计，2018 年中国医疗健康领域的融资共发生 695 起，总融资规模达到 825.85 亿元。

在这 695 起融资中，融资额普遍在 1000 万元以上，其中 5000 万元以上的达到 238 起，整个行业的融资呈现融资事件和融资总额双双"井喷"的态势。值得注意的是，A 轮融资在数量和总量上都占据优势地位，表明一级资本对有潜力的新项目的青睐程度远胜 C 轮后企业。此外，每家成功融资的企业平均获得 2.3 家投资机构的投资，高于上年同期的 1.6 家，机构对个案的争抢度略微加剧。

随着平安好医生成功在香港上市，微医、医联、丁香园、微脉、七乐康等行业知名企业纷纷获得融资，也为 2018 年互联网医疗投融资市场注入了新的活力，企业能够持续获得后续融资并且上市意味着资本的投入有了退出渠道，促使资本对该行业的投资热度再度升温。虽然大部分企业目前仍处于亏损状态，但是一部分优质企业未来几年有机会逐步走向盈利。

同时，通过互联网提供医疗服务解决方案的项目，仍旧是资本市场追捧的对象，但资本不再单纯看好做模式创新的项目，而是更看好能从医保支付、信息化系统改造、互联网医院建设和运营以及健康管理等多个方面提供整体解决方案的总和服务商。

综上所述，在资本市场层面，受惠于政策刺激，预计在 2019～2020 年，在互联网健康医疗的细分领域中，还会继续有大额融资和企业实现 IPO。

（四）市场认知增加，催生千亿级市场

经过近 10 年的发展，中国的互联网健康医疗行业，已经形成了一个用户规模庞大、细分市场众多的产业集合。在问诊、挂号、导诊、医药电商、患者管理、医疗学术、健康管理和本地医疗等多个领域，均有相关的互联网企业进入。而随着国家在互联网诊疗等方面的政策放开，与医院信息化、医疗 AI、医疗云、医疗健康大数据等相关的产业，也在进入互联网健康医疗服务行业。

伴随这些变化，互联网健康医疗的整体用户认知和接受程度也在增加。第三方监测数据显示，从 2017 年底开始互联网医疗活跃用户的全网渗透率持续攀升，最高超过 7%（见图 2）。以目前的政策推动力度和对医院互联网相关服务的考核评估情况看，互联网健康医疗活跃用户的渗透率将有望超过 10%，服务需求也将从看病就医逐步拓展到健康管理和健康维护。

伴随活跃用户增加，互联网健康医疗市场的市场规模也逐渐加大。根据易观智库的测算，到 2020 年，中国的互联网医疗市场规模将超过 500 亿元

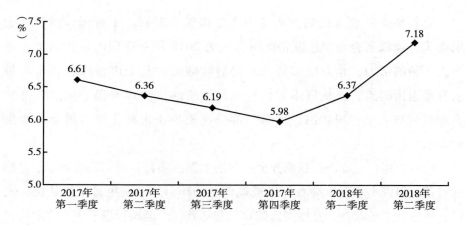

图2　互联网医疗用户在全网活跃用户的渗透率

资料来源：陈乔姗：《中国互联网医疗下半场专题分析2018》，易观网，2019年3月7日，https：//www.analysys.cn/article/analysis/detail/20019206。

（见图3）。这一数值与IDC的预测大体一致，IDC的预测显示，到2020年，互联网诊疗服务和互联网医疗增值服务（医药电商）两项收入的总和，也将超过500亿元。

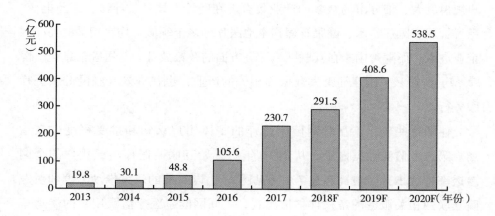

图3　2013~2020年中国移动医疗市场规模预测

注：F表示预测值。

资料来源：陈乔姗：《中国互联网医疗下半场专题分析2018》，易观网，2019年3月7日，https：//www.analysys.cn/article/analysis/detail/20019206。

　　除此之外，随着互联网医院的相关政策明朗，医院基于信息化系统建设的投入，包括部分智慧医院建设项目，医院电子病历系统建设，与 LIS、PACS、RIS 等相关的 AI 项目投入等，也将逐步被纳入互联网健康医疗的基础建设投入。这是一个巨大的有待进一步释放的市场空间，IDC 统计，2017年中国医疗行业 IT 投入规模已达到 427.5 亿元，预计到 2022 年，将达到650 亿元的规模。

二　当前互联网健康医疗行业业态发展状况

（一）技术进步催生新的业态

1. 基因检测与互联网融合发展

　　作为《"十三五"国家战略性新兴产业发展规划》中重点关注和监管的行业之一，基因检测行业在国家利好政策的引导与推动下逐步走向规范，产业规模进一步扩大。随着基因大数据与生物医药领域的创新融合，行业呈现商业模式多元化、产品功能个性化等发展特性。

　　目前国内有企业通过病程管理前端，由基因医生团队帮助患者解读基因检测报告，并进行疾病和基因关联的科学研究，解决基因数据解读难的问题。同时将跨组学（Trans-Omic）数据与电子病历、医学影像等临床信息结合成为"个人生命云"，建立全景数字化生命平台，推动医疗模式的创新转化。

　　而在基因大数据平台化方面，以国内基因云领域发展最为迅速的阿里云为例，其 MaxCompute 携手华大基因打造精准医疗应用云平台，以高通量测序技术（NGS）为代表的测序技术和以云/AI 为代表的大数据技术之间的互相赋能产生新的增长点，结合医疗信息化，将 10 万基因组计算成本降低至1000 美元以内，未来将产生裂变式的产业价值。

　　在互联网大数据领域的交互与冲击下，国内外消费级基因检测公司也在与互联网联动拓展服务内容，在提供更详细祖源分析的同时，引入与遗传特性和健康相关的新产品，增加客户黏性，维持客户的兴趣。

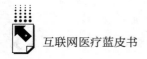
受益于我国政策的正向驱动，基因大数据板块与生物医药领域正处于融合发展的关键时期，基因检测应用将有望由基本技术支撑逐步转型至大数据挖掘与转化，并通过新药研发提速、完善罕见病筛诊疗闭环，真正实现临床个体化精准医疗。而如何提供更便捷的检测服务、提高数据质量、降低检测费用，丰富基因检测应用的跨界融合，如何连接大数据云平台、大规模基因队列研究、医药企业与保险公司，将可能成为新的商业模式热点和契机。

2. 智能穿戴设备成为行业重要入口

随着科技的发展，健康手环已经可以进行计步、血压、血糖、心律、睡眠和皮电反应等基础生命体态特征的监测，在未来将会有更多更复杂的人体健康数据被更加智能的可穿戴设备采集，成为我们掌握自身健康状况的密码。智能穿戴设备将成为医疗健康中最为重要的数据终端，实现个人健康数据的深度挖掘和应用。

从资源配置角度，医疗机构可以通过可穿戴设备为患者提供更便捷的医疗服务，便于更好地整合医疗资源，降低医患双方的治疗成本。同时可穿戴设备等智能医疗器械将能更好地对患者进行健康管理，实现对患者疾病预防、慢病筛查、辅助诊断、疗效评估等全周期的数据监测，形成一套系统化的临床、预防、管控相结合的健康管理体系。

目前的智能可穿戴手环等产品主要采用 ECG 和 PPG 两种信号收集方式，ECG 是通过生物电来进行检测，通过捕捉生物电信号再经过数字化处理，转化为心电数据；而 PPG 指的是光电容积脉搏波描记法，其基本原理是人体血液反射红光吸收绿光，通过检测特定时间手腕处流通的血液量，从而获取心率信息。除了采集信号方式外，还有一种分类方法则是根据导联数量和性质区别来获取心率信息。标准心电图有 12 个导联，而大部分动态心电监测产品是模拟导联，以 Apple Watch 的心电图为例，它只有 1 个导联，还不是采用标准方法采集的标准导联，而是采集到信号后经过数据处理的模拟导联。

随着柔性传感器等技术的不断发展，智能服装有望突破现有心电贴等产品的局限。通过服装采集高质量的心电图数据，在满足医疗器械安全性、有效性的同时兼备舒适性和易用性，其中涉及柔性传感器的设计与实现、柔性传感器与服装整合制造工艺、生物电信号（心电、呼吸）采集和实时处理等核心技术难点。

物联网、智能穿戴技术的快速发展为医疗器械产业的发展提供了动力。新技术的应用一方面为患者与医疗服务机构提高了效率，节约了费用；另一方面，让医疗器械在预防、诊断、治疗和护理等各方面得到更广泛的应用。医疗器械的智能化、可穿戴化正成为趋势。

3. 数据和算法进步使医疗人工智能快速发展

长期以来，医疗服务及健康管理的载体均为人类医师，而培养人类医师正在耗费越来越多的时间与资源，且成长速度缓慢，数量有限，优质医疗资源短缺现象日益严重。随着医疗 AI 技术的发展，AI 系统正在成为人类医师的"第二大脑"及第二双手，成为部分医疗服务的有效供给者，解决了社会总体医疗资源供给不足及分布不均的难题。

依托于先进传感器、数据治理及大数据分析，AI 能够显著提升人类医师及管理者的风险预警能力以及决策智能化水平，在重疾早筛、公共卫生预警、肿瘤 MDT 诊疗、慢病管理、靶区规划等诸多决策领域发挥重要作用，全面推动决策自动化及智能化。

2015 年以来，中国政府部门共颁布涉及医疗大数据及人工智能的政策文件 20 余份，在人才培养、技术创新、监管标准、产学研合作等多个领域提供支持。上海、浙江、贵州等多个省份也纷纷制定相关支持政策并逐步落实，通过建设"数字健康城""人工智能小镇"等基础设施，吸引人工智能企业入驻，推动人工智能领域的产学研用合作。2018 年 8 月 1 日起，我国新版《医疗器械分类目录》正式生效，拟将部分 AI 产品定位为三类医疗器械。

数据显示，全球人工智能风险投资已经从 2012 年的 5.89 亿美元，增至 2016 年的 50 多亿美元。[①] 预计到 2025 年，人工智能应用市场总值将达

---

① 《安托金融：国内外巨头纷纷布局医疗人工智能》，搜狐网，http：//www.sohu.com/a/245649450_100135510。

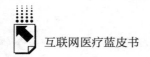
到1270亿美元，其中，医疗人工智能行业将占市场规模的1/5。我国人工智能医疗发展虽然起步稍晚，但是热度不减。数据显示，2017年中国人工智能医疗市场规模超过130亿元，2018年达到200亿元，增长势头迅猛。①

医疗健康人工智能如今在医疗机器人、智能药物研发、智能健康管理、智能影像识别、智能医学大数据、智能诊疗流程优化等多方面均有了突破性进展，应用涵盖医院诊疗、科研、行政管理的各个环节，唯有能够与临床工作实现深度融合的医疗人工智能应用，才能被称为真正意义上的医疗人工智能。

算法、算力和数据，是人工智能发展的三个要素。目前每秒10亿次浮点运算的算力成本已降至6美分，算法框架大多数已经实现了开源。而医疗健康人工智能系统必须通过大量的医疗图像和病理数据"训练"，才能不断提升输出结果的质量。中国在医疗数据资源的总量上有无与伦比的先天优势，但科室、地区壁垒长期存在，目前对于数据的定义和利用机制尚未形成，高质量医疗数据获取较为困难，高度依赖企业自身能力。同时，各级医院信息化标准不同、水准不一、设备各异，医疗数据质量参差不齐，在没有经过人工智能技术处理之前难以利用。

目前，医疗人工智能产品在单病种领域发展迅速，在单个细分疾病领域如肺结节筛查、糖尿病、眼病、出血性脑卒中、儿童骨龄检测等诸多细分领域取得了显著成绩，已经可以在相当程度上取代医生完成部分重复性、机械性的劳动，但是在复杂的临床使用环境中依然面临较大挑战。仅有care. ai胸部CT、智能4D影像系统等少部分产品完成了从"单点任务阶段"向"单病种、单科室解决方案"的AI能力进阶。

在可预见的时期内，软件硬件一体化将成为医疗人工智能行业的必然选择，定制化"软硬一体"智能解决方案将医疗人工智能落地临床必然面临的"软硬融合"难题提前至研发阶段解决，帮助临床医师一次性解决临床痛点，同时完成软硬件智能化升级，让医疗人工智能应用落地更高效、更省心。

---

① 《中国人工智能医疗市场规模2018年或达200亿》，红周刊网，http：//news. hongzhoukan. com/ 18/0807/zhangjing141606. html。

（二）模式创新趋向稳定

1. 从治病到防病：预防和健康管理市场快速发展

"健康中国"战略，提出以人民健康为中心，落实预防为主，推行健康生活方式，减少疾病发生，强化早诊断、早治疗、早康复，实现全民健康。

随着国民收入水平的提高，人们对于健康的关注程度也日益提升。一方面，10 年前鲜有人问津的自费疫苗等产品，如今为大众所关注；另一方面，体检服务已形成广泛的消费基础，成为企业采购员工福利、子女孝顺父母等消费场景的首选。高端人群对于各类健康管理服务的需求同样巨大，并逐年攀升。

（1）提升个人健康素养是预防疾病的基础

我国居民健康知识普及率较低，不健康生活方式比较普遍，由此引发的疾病问题日益突出。预防是最有效的减少疾病的方式。国民健康不再只是强调与医疗相关的人与部门的责任，而是将个人作为健康第一责任人，强调健康生活方式的重要性。

互联网健康医疗行业出现得最早的业态是医疗健康科普，从 PC 互联网刚刚开始普及的时候，一批医疗健康资讯和医疗健康科普网站即出现。其形态跟随互联网的发展变化，也从门户、论坛、博客等，逐渐过渡到 App、订阅号和小程序。目前已经形成包括医学百科、在线医学知识库、标准化临床内容支持库、常见疾病误区/谣言的纠正等成熟的内容体系。并已经引入了包括数据结构化处理、深度学习等人工智能相关技术，提升内容的准确度和用户匹配度。

（2）国民健康意识增强促进健康管理服务市场发展

中国的健康管理发端于 2015 年，一般认为，我国人口老龄化迅速发展，自然环境污染严重，慢性非传染性疾病急剧增加，医疗费用的过快增长等社会问题的出现，推动了健康管理这一产业的发展。

2018 年，供给端的松绑和扶持，需求端的旺盛，支付方积极参与，新技术的创新，都给健康管理行业带来超常规发展的机会。蓝海的诱惑让资本和玩家蜂拥而至，健康管理这条"乡间小路"，硬是被走成了一条"赛道"。

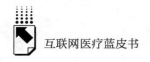

要想做到客观、科学地衡量和评估个体健康，离不开对各种主、客观数据的采集。通过可穿戴医疗健康设备物联网等技术应用，实时采集大量用户健康数据信息和行为习惯，已然成为未来智慧医疗和健康管理获取信息的重要入口。

而服务是健康管理机构的核心内容。健康管理服务目前主要针对 B 端市场。市场上有一些健康管理公司包揽了各大企事业集团的企业健康业务，而且每个健康服务方的业务都各具特色，带有自身品牌的风格。其中，有的是由线下体检衍生至综合健康服务的重资产型机构，其特点是更偏重线下服务，有实体医疗资源的优势；有的是从事移动健康管理的"轻"型企业，特点是在健康信息的数字化、可视化以及获取服务的便捷性上都做得更好。

（3）保健品市场增加迅速

虽然存在企业健康管理、"互联网＋健康管理"、健康管理信息化系统、家庭医生保健等不同方向的业务模式，但对于大部分用户来说，健康管理对于用户生活方式的管理和要求，如按时作息、规律饮食、保持运动等基础内容，对于大多数用户来说还无法完全履行。这时使用保健品成为用户一个可操作性较强的选择。

《中国健康管理与健康产业发展报告（2018）》中显示，我国在保健品人均消费金额、忠实用户数量和人群渗透性方面仍远低于西方发达国家。中国保健品市场目前的机遇主要是消费升级和政策利好，使得中国保健品市场规模预计将从 2015 年的约 1200 亿元发展至 2020 年的约 1800 亿元，并将在可预见的将来超过美国成为世界第一。

在天然植物、海洋生物和中药中均已发现了新的营养品原料。目前，辅酶 Q10、绞股蓝、鱼油、银杏叶等都是被市场看好的。生产企业需要不断提高技术含量，产品不仅要具有良好的效果和较高的品质，同时也要走出低价格、低层次的困境，不断提高技术和服务水平，才能保证生产企业健康而长久的良性发展。

2. 公立医院将成为互联网医疗诊疗体系的重要一环

相比过去我们将互联网健康医疗分为挂号问诊、医生工具、医药电商等细分领域，伴随着"26 号文件"和国家卫健委《互联网诊疗管理办法（试行）》等文件的发布，过去互联网健康医疗行业从业者的业务领域，总体上都可以纳入"互联网诊疗服务体系"的框架下来讨论。

一方面，过去数年的互联网健康医疗服务，不管是以何种类型出现，总体上都还是围绕医疗服务的链条在做延伸、拓展或者优化。即便是最初以全新的医疗健康服务形态出现的在线问诊服务，本质上也是诊前环节帮助用户做就医决策。另一方面，互联网诊疗服务走向合规化以后，服务的提供主体也发生了大幅度变化，除了之前在这个领域深耕的互联网健康医疗企业以外，医疗机构、保险机构、医药电商平台等均开始自己进入这个领域。

与之对应的是"互联网医院"的大爆发。根据国家卫健委的三个文件，互联网诊疗可以实施的首要条件，就是必须依托实体机构建设互联网医院，也就是诊疗服务必须由具有医疗服务资质的机构提供。围绕互联网医院平台进行的技术、产品和服务的设计，以及在合规安全的前提下进行商业化路径的设计，是行业参与方目前最重要的任务。

国务院办公厅《关于促进"互联网＋医疗健康"发展的意见》中鼓励医疗机构应用互联网等信息技术拓展医疗服务空间和内容，允许医疗机构依托实体医院建立互联网医院。同时明确要求，到2020年，二级以上医院普遍提供分时段预约诊疗、智能导医分诊、候诊提醒、检验检查结果查询、诊间结算、移动支付等线上服务。这是让公立医院建设互联网医院成为明确任务和必要手段。

公立医院建设互联网医院可以将线下医疗资源往线上迁移，在常见病、慢病复诊方面提高效率；在疑难重症方面，通过远程会诊、医联体协作等方式可以促进优质医疗资源下沉，扩大服务半径，从而推动分级诊疗的实施，或者避免患者跨区域求医，缓解医疗资源分布不均的问题。

作为目前国内医疗服务的主要提供者，公立医院必然成为政策落地的实施主体，迎来集中建设的高峰期。

3. 管理式医疗与商业健康险的结合

我国人口老龄化、城镇化等因素释放了健康保险需求，大数据和健康管理服务也为商业健康保险的变革提供了基础和契机，商业健康保险和医疗行业在合作和融合方面不断进行尝试。目前专业健康保险公司与综合型健康保险事业部都在做的一些尝试如下：第一，从横向和纵向上构建自身的产品体系；第二，搭建健康医疗大数据平台；第三，推广健康保险手机应用 App；第四，健康保险与医疗服务、健康管理相结合。

在业界，对于健康管理有"窄口径"与"宽口径"两种界定，窄口径的健康管理是指能够改善发生率的健康管理手段；宽口径的健康管理是指与健康、医疗相关的各种服务。当前我国健康保险市场上宽口径的健康管理应用比较普遍，而窄口径健康管理还处于初步探索阶段，无论是从种类上还是从应用的范围来看都还不够普及。

保险公司已经开始探索打造以降低疾病发生率为目标的医疗体系，通过整合健康服务资源，商业健康保险公司通过了一站式保险控费及闭环式健康服务解决方案，闭环式健康管理服务包括数据收集、数据分析、健康干预和评估反馈。在评估反馈中，可以评估客户的健康水平、疗效等指标，以可见的健康提升效果激励客户持续参与健康管理，促进健康行为养成。在客户达成健康目标后，给予一定的奖励。

例如泰康在其设计的糖尿病保险产品中加入对病患的生活习惯、饮食、用药管理、并发症预防等相关健康管理服务，促进糖尿病患者更规范地配合治疗，保持健康的生活习惯；平安健康为了帮助客户改善健康，推出"健行天下"的健康促进计划，建立了一套科学的健康管理和激励体系，鼓励客户了解并改善健康状况，并因此给予客户奖励。许多保险公司同时也在进行健康管理产品化的一些探索，包括健康体检、运动促进、生活习惯干预等手段，也包括为客户提供绿色通道、专家预约、二次诊疗、线上问诊、网络挂号等服务。

保险公司打造管理式医疗体系，可以充分发挥媒介作用，实现与健康管理服务方、客户三者关系的利益统一。健康管理服务方与保险方的整合，使结余的资金在集团内部再分配，有效控制了医疗费用支出；健康管理服务方与客户即参保人利益整合，通过一体化的健康管理手段，降低参保人的发病率，从源头上节约大量资金，为此，降低疾病的发生率和医疗成本的控制成为医、保、患三方共同的目标。

三 互联网健康医疗行业发展五年回顾（2014～2018年）

随着互联网技术的发展，尤其是移动互联网的发展，结合国家医改政策的不断深入，在各方面条件具备的情况下，互联网医疗被搬上创业的舞台。医疗刚需、移动互联网技术、巨大市场空间，这三者的结合让互联网医疗被创业者追捧，追逐这万亿元市场的新机会。从2014年开始，一大批互联网医疗创业企业如雨后春笋般出现。创业企业与资本共振，让业界普遍将2014年看作互联网健康医疗元年。

（一）互联网健康医疗五年发展脉络

1. 政策方面

从五年的政策导向进行分析，我们只能看到国家对各医疗领域的政策扶持，以及对医疗、医药各领域的改革决心。政策推动医疗相关领域改革加快推进，促进"互联网＋医疗健康"发展，突出鼓励创新、包容审慎的政策导向，推动互联网与医疗、公共卫生、家庭医生签约、药品供应保障、医疗保障结算、医学教育和科普、人工智能应用等服务领域的融合发展。目前"互联网＋医疗健康"呈现蓬勃发展的良好态势，新技术增量的引入对医疗服务水平的提升、医疗服务价格的下降和医疗服务可及性的提升，起到了积极的作用。

2. 资本方面

2014～2018年的五年里，互联网健康医疗行业的总融资额逐年攀升，从163.6亿元大幅度上升到659亿元，CAGR为41.7%，增长速度非常快。

即使是在2016年的那次资本寒冬，也有16.9%的增长。2018年的资本寒冬中，我们仍然看到了投资金额的大幅度增长，健康医疗领域作为稳健行业，对资金的吸引力还是很大。

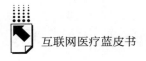

3. 产业方面

互联网医疗，或者称作移动医疗，是指通过移动互联的方式，改变就医形式、就医流程的一种颠覆式创新的医疗模式。互联网医疗的轻问诊模式自2011 年起在国内开始拥有一定的用户群，如春雨医生、快速问医生、百度问医生等都属于轻问诊模式。2013～2014 年是互联网医疗行业的起步阶段，虽然当时的春雨医生、挂号网、丁香园、好大夫在线等头部企业大多数进入了 C 轮或靠后阶段的融资，但是仍有大量新企业诞生，意图通过互联网的模式创新，颠覆医疗流程。

互联网医疗企业在 2014 年最开始触及的往往是挂号业务，以聚集用户和创造服务接口为目标，但是互联网挂号只是将挂号从线下变成了线上。虽然预约有助于医院更好地管理，但这种变革只是在技术手段上的流程创新，还没有触及医疗的核心——医疗资源的分流。

另外，互联网医疗的另一种模式就是轻问诊。许多轻问诊类型创业公司往往前期都以免费模式切入，可以将免费部分看作一个漏斗，在积累到足够大的用户群之后把部分高价值用户切入到付费模式，并同时加强服务的专业性。头部企业在完成前期的摸索之后，开始凭借大额融资迅速进入争抢医生资源和患者的白热化阶段。对于阿里巴巴、腾讯这样的巨头而言，它们的投资更主要的是借助自身的技术优势（如支付宝、微信）、用户优势（庞大的用户沉淀）完成布局。

2016 年开始，互联网医疗企业已经认识到线上无法实现对医疗的颠覆，也无法实现商业模式，线上只能解决浅层次需求，医疗核心行为必须回归线下解决。于是，许多互联网医疗企业开始向线下延伸，布局线下诊所、医院，同时互联网医院的概念开始诞生。线下医疗机构不仅能够最终完成医疗服务，而且可能和互联网一样互为入口，线上线下互相导流。互联网医疗需要构建商业模式的闭环，无论是线上线下的结合，还是"医—药—保"ACO 模式的搭建，其最终目的就是要切入医疗核心，建立可靠的盈利模式。

同时，互联网医疗也在往支付端扩展。国内互联网医疗的发展分为三个阶段：互联网连接医疗产业全要素的"连接的医疗"；互联网提升医疗质量的"优质的医疗"和医疗保险数据云端智能化管理的"可控的医疗"。2016年互联网医疗行业正在第二阶段负重前行，其典型模式包括互联网医院、全科/专科诊所、第三方医疗服务中心等。支付宝、微信、互联网医疗独角兽企业除了争夺入口，也在支付模式、保险等领域试水。无论是挂号还是支付，在整个产业布局中都有一个巨大的挑战。

2018年，国务院办公厅发布了《关于促进"互联网＋医疗健康"发展的意见》，允许依托医疗机构发展互联网医院。在实体医院基础上，运用互联网技术提供安全、合适的医疗服务，允许在线开展部分常见病、慢性病复诊。医师在掌握患者病历资料后，允许在线开具部分常见病、慢性病处方。"互联网＋医疗健康"已成为国家重点战略，互联网医院监管政策明晰，地方政府开始拥抱互联网医院。互联网医院的概念也不再局限在诊疗环节，诊断、医生教育、家庭医生、院后跟踪等模块在实践中被引入互联网医院体系。在互联网医院的热潮下，互联网医疗领域也找到了新的突破方向。

（二）互联网健康医疗五年发展中遇到的问题

五年来，在人才、资源、资本兼备甚至充足的情况下，业内普遍认为整个产业至今没产生令人满意的商业模式，说明互联网健康医疗商业模式中一定有着更复杂的逻辑。经过对互联网健康医疗头部企业以及部分从互联网健康医疗创业风口中跌落的企业进行分析，总结了以下几点问题。

1. 低频需求问题

医疗需求的低频属性是几乎所有创业者都能意识到的问题，但同时也几乎被所有人轻视。国家卫健委数据显示，我国年人均门诊次数为6次，即平均每人2个月1次，那么在一个人一年为数不多的几次生病中，其中相当一部分是急重症需要立即前往医院，而通过互联网手段，如App在线咨询的比例可能不到一两次。作为业界第一家上市的公司，平安好医生的招股书显示，对应App渠道平均每人每年在线咨询次数为1.11次，将医疗需求的低频属性体现得淋漓尽致。

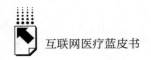

同时，低频带来更加深远的影响是，难以进入用户的认知，以至于品牌认知度无从谈起。这也使得互联网健康医疗平台很难成为大众就医的一个默认选项，用户推广和留存更加困难。

2. 互联网健康医疗 O2O 问题

O2O（Online to Offline）在 2015 年之后逐步成为大体量互联网健康医疗企业的标配。春雨医生、微医、丁香园、平安好医生等平台都相继与线下医院进行合作或自建诊所。这些之前打着纯线上平台口号的企业，在受阻之后转换战略思路，重新拥抱线下医疗服务。医疗 O2O 的逻辑是，用户在纯线上咨询无法得到较好诊断和回答的情况下，将线上用户向线下自营或合作医疗机构导流，应该能起到一定的分诊作用，然而结果并不理想。

用户对于一般医疗需求来说（非急症或疑难杂症），只有在较近的范围（车程半小时内）内才有可能选择去医院，虽然上亿的互联网医疗平台用户遍布全国，具体到某一个区域内，每天的活跃用户数量可能只能按千来计算，如果再按病种科室分类，加之线上线下转化的成功率，每天只有极个别向线下某区域医疗机构导入的患者。这样的效率难以与合作的线下医疗机构形成比较紧密的利益关系，得不到医疗机构的重视，患者在线下的用户体验便很难得到保障。

3. 免费策略问题

按照一般互联网产品的运营策略，前期免费、后续收费的模式通常是成立的，因此互联网健康医疗创业企业纷纷将该策略运用到最早的在线问诊产品形态中。迫于竞争压力，全行业都开始推广免费问诊服务，然而免费模式却给行业整体形象和服务质量带来了不可逆的伤害。

首先，免费让用户对线上医生服务质量存在潜在的不信任和怀疑；其次，免费导致用户提问门槛极低，以至于产生大量的低质量、无意义甚至与医疗无关的问题。这些低质量问题也导致回答问题的医生感受不到尊重，进而影响医生在线问答的积极性。久而久之，导致了高质量、高职级医生的流失。这也让用户再次强化了最初的判断——"线上医生不靠谱"，导致了负面链条的形成。所幸到 2015～2016 年，大部分在线问诊服务的互联网健康医疗公司都上线了付费模式。

4. 尚未出现"爆款"产品

健康医疗行业的用户强调隐私性，许多通过线上问诊的用户，对于患病情况都讳莫如深，一些传染性疾病、易受偏见的疾病甚至连最亲近的人也不主动谈论。但是一个受到很好服务的患者，可能会通过微信朋友圈或者其他有效方式将其介绍给他人。同时中国传统社交习俗通常礼貌性避讳讨论疾病，一个好的产品或服务，如果在其他领域，很有可能产生"口碑传播"、"病毒传播"以及"产品营销"的现象，但在健康医疗行业中就比较困难。医疗行业在传播方面面临着用户传播意愿弱、传播方式受限等特殊挑战。

此外，严肃性也对传播造成了严重制约。医疗服务产业最根本的生存基础是医患之间的信任。专业的形象、严肃的表达往往能够带来信任感，而这种信任感正是患者进行决策的最关键因素。快消品领域的一些娱乐性病毒式传播屡见不鲜，但如果医疗广告出现娱乐化，不仅不能增加用户的决策偏好，还会适得其反。这些原因使得互联网健康医疗产品大众传播异常困难，尚未出现"爆款"产品。

5. 不适用的快速迭代

互联网思维"快速迭代"，本质是通过不断"试错"产生的"反馈"对产品和技术进行优化，从而很快让产品或服务接近完美的精益创业思维。然而被互联网领域反复验证过的迭代思维应用在医疗领域创新时遇到了困境。主要原因是快速迭代有一个假设前提，即极低的试错成本。包括产品和服务本身生产成本较低；产生的后果带来的成本较低；如果出现错误，试错方式达到正确方向的成本低。而严谨审慎的医疗行业，本质上不支持以上假设。特别是一旦出现失误，往往涉及生命安全，这样的代价不容许其采取快速试错的方式。

巨大的试错成本使得从业者难以从快速试错中获取经验和反馈，整个产品服务的进化周期也因此不得不延长，甚至长期难以摸索到正确的方向。

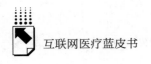

四　新环境、新趋势下互联网健康医疗行业发展趋势

（一）监管升级：互联网＋健康医疗监管平台

2018 年医疗行业最大的变化，就是医疗领域相关的三个监管部门的机构改革。2018 年 3 月，国务院机构设置进行重大改革，原来分散在国家药监局、国家卫计委、人社部的职能被拆分重组，服务于相似目的的职能被整合，形成了国家卫健委、国家药监局、国家医保局三大全新机构。以上新政中，对互联网医疗领域影响最大的是互联网＋健康领域的政策，对于推动互联网医疗，缓解人民群众看病难题有非常积极的意义。同时，在该政策的基础上，还落实了监管办法，对于互联网医疗企业起到了指导作用。针对药企，2018 年也有重磅政策发布。除了 2016 年的仿制药一致性评价、2017 年两票制等政策持续在 2018 年产生重要的影响之外，2018 年也颁布了与药品研发、流通、处方监管、采购相关的多项新政。

在各大互联网健康医疗行业从业者以互联网医院建设作为完成商业闭环的重要契机的同时，随着互联网诊疗的合规化，这一领域的安全监管逐渐走向体系化。

现阶段的监管主要包括对互联网诊疗行为实施线上线下一致化的医疗质量监管，对互联网诊疗全程留痕的监管平台数据接入，对医生身份、电子处方真实性进行电子签名的认证管理，对互联网诊疗平台网络安全性进行管理的安全监督平台，以及对用户隐私和数据安全进行保护的法规体系。

总体上，这些功能大部分会集成在各地的监管平台中。监管平台自身的建设和运营，也使其成为一个独特的互联网健康医疗市场。随着互联网医院建设的加快，各平台累积的健康医疗大数据快速增加，接下来的安全监管、数据监管和医疗质量监管，将面临更多的考验。

主管部门也已经提前预判了可能出现的风险，除了提前研判外，也在鼓励从业者积极参与相关标准、规范的制定，同时鼓励地方和企业通过行业协会、标准制定和研究机构等，积极制定符合行业发展情况的行业标准或者地方标准。

总体上，新的"互联网＋医疗健康"业态，正在带来互联网的健康医疗监管形态，而监管的完善程度，将是决定行业发展高度的重要因素。

（二）服务升级：公立医疗体系开始互联网化、智慧化的转型升级

《国务院办公厅关于促进"互联网＋医疗健康"发展的意见》的实施，为公立医院通过"互联网＋"转型升级创造了重大的机遇和良好的环境，这同时也是给公立医疗机构较紧迫的政治任务。特别是之后出台的关于互联网医院、互联网诊疗有关的管理办法，为公立医院开设互联网医院、开展互联网诊疗行为进行了详细规定。

相比轰轰烈烈的互联网医院建设，公立医院围绕自身业务的互联网化、智慧化建设，并未成为舆论关注的焦点，医院更多地被看成了互联网医院的依托主体，而非主要的参与方。但如果仔细分析过去几年的政策文件，就会发现，智慧医院的建设，才是医疗服务提供方走向互联网的最终手段。

从长远来看，"互联网＋医疗健康"的相关服务体系，会内化为智慧医院服务体系的一部分，从智能预约分诊开始，到结构化电子病历的连续动态录入，再到电子病历档案安全合规的调阅和诊后患者的系统连续健康管理，都将通过互联网的方式进行。

到了这个阶段以后，医院医疗服务的边界会被打破，医疗服务的提供方，除了医疗机构和医务工作者以外，还会包括一大批技术支撑人员、提供患者管理服务的运营服务人员、进行数据安全管理的监管人员等，各个专业化的服务流程，很有可能与现阶段医院的信息化系统建设一样，委托外包给第三方机构。

同时，在智慧医院服务体系形成后，相关的基础设施，如系统连贯的电子病历系统、区域卫生信息化系统、远程医疗服务系统等，都有可能作为健康医疗的公共基础设施，向符合条件的机构开放。

而头部的三甲公立医院，在其自身"互联网＋"转型升级完成后，就自然而然地成了头部互联网健康医疗服务机构，同时向外输出其先进的管理模式、优质的医疗服务以及高级管理人员。通过互联网，可以将原来松散的

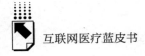

区域医疗联合体（简称"医联体"）分工协作机制进行完善，促进医联体内优质医疗资源上下贯通，使头部三甲医院牵头的医联体成为大型医疗集团，从而促进优质医疗资源下沉，使更多人能享受到优质的医疗服务。

（三）服务升级：互联网健康医疗平台将成为公立医疗服务的重要补充平台

从目前出台的相关评估标准看，到院病人的诊前、诊中环节，以及现有的信息化系统建设和相关的互联网服务，已经足以满足相应的评估标准，难题主要在患者对服务的接受和使用程度。在诊后环节还有较大的改进空间，也是能够和互联网诊疗和互联网医院进行紧密结合的环节。

互联网化不仅可以实现患者的三大重要诉求，即打破依从性、场景家庭化、决策精准性，还满足了患者长期持续用药、定期复查、定期监测体征数据以及经验分享和饮食调节等其他方式难以满足的需求。而且，相对于一些互联网类慢病管理的企业来说，其中之一的发展方向，就是借助互联网的医疗平台与公立医院互联网医院相结合，深耕院后人群。在慢病管理、康复、患者随诊方面充分发挥优势，实现患者出院之后数据和病情的医患实时交互与记录。

从数据流通来看，打通院内、院外数据的闭环流通，从大的布局来看，公立医院互联网医院是一种医疗服务能力的赋能，使整个互联网健康医疗生态体系的构建变得合理合规，顺理成章。

（四）支付变革：健康医疗保险将迎来全面发展

作为医疗费用的主要支付方，医保基金在医保支付中有绝对的话语权。医保支付方对医院改革起到了指挥棒的作用。目前针对医保控费的主要政策有三项，一是医院控制药占比，二是医院医保费用限额拨付，三是按病种付费。严格的医保控费以及人民日益增长的对于健康生活的需求，促使商业健康险得到快速发展。

互联网保险也是 2018 年互联网企业和保险企业在医疗健康领域试水的重点。腾讯、众安保险、平安保险的三款医疗险在 2018 年成为关注的重点。

自 2017 年 11 月腾讯旗下保险平台——微保正式上线首款产品至今，通过微信平台巨大的流量入口，开发出了一套完全不同于传统保险中介的工作模式。并通过和泰康、中美大都会人寿、国华人寿、太平洋等保险公司进行合作开发，包揽健康、出行、意外、驾乘、寿险等多个场景的保险产品。

互联网健康保险目前的发展还在初始阶段，产品种类偏少，市场刚刚起步。但市场空间广阔，需求量大，将使这一行业迎来全面快速的发展。

（五）技术变革：5G 等新技术的应用将加速行业发展

5G 已成为我国国家战略，是建设网络强国的新动能之一，是数字经济发展的内在要求。随着 5G 技术的应用及完善，利用其高带宽、低时延等特性，结合物联网、大数据、人工智能、云计算、VR/AR 等信息技术手段，充分应用于各类诊疗过程，助力医疗卫生信息化建设，加速行业数字化转型，打破地域限制，促进跨地域、跨机构信息共享，促进医疗资源纵向流动，降低医疗开支，提高医疗水平，提升优质医疗资源可及性和医疗服务整体效率。

现阶段，提高移动宽带（eMBB）标准的时机已经成熟，相应的需要支持实时高清音视频的远程会诊、远程专家指导、远程示教、模拟手术、远程超声波、远程内窥镜、心理治疗应用，需要支持大量数据高速传输的远程诊断应用，以及无线输液、无线监护、医疗机器人等其他无线应用。

随着 5G 基站的规模部署，远程急救应用、远程监护应用会逐步发展。随着海量机器类通信（mMTC）和超可靠低时延通信（uRLLC）标准的成熟，以及相关国家政策和规范的明确，对时延敏感、对可靠性要求高的远程手术应用会逐步发展。同时，将带动产业链合作伙伴共同参与医疗行业的数字化转型。

产业篇

Industry Reports

B.2
中国"互联网＋医疗健康"
行业业态发展研究报告

谭万能[*]

摘　要： 2018 年是中国互联网健康医疗行业发展的转折之年。在政策
层面，2018 年出台的一系列与"互联网＋医疗健康"相关的
指导性和实操性文件，使互联网健康医疗走出了迟迟不能进
入诊疗环节的困境。困境破除的同时，带来了资本市场的繁
荣，用户市场的快速增加，以及市场主体的迅速多元化。互
联网诊疗环节的初步打通，使传统医疗行业的各个利益相关
方，不管是医疗、医药、医械还是医保，都进入了互联网健
康医疗行业。互联网不再是单纯的创新工具，而是成为实现

＊ 谭万能，中国科学院大学理学博士，春雨医生品牌与战略部总监，中国科学院大学·春雨健
康大数据联合实验室项目负责人。长期从事数字医疗、医疗信息化、医疗健康大数据和"互
联网＋医疗健康"服务创新等方面的行业和政策研究。

医疗服务走向在线化、智能化和个性化的必要手段。需要注意的是，政策规范仍有待完善，标准体系严重滞后，用户教育还有待加强。可通过建设互联网健康医疗监管平台、加强互联网智慧医院建设等方式加以解决。

关键词： "互联网＋医疗健康"　互联网诊疗　互联网医院　健康中国

经过 10 多年的探索，中国互联网健康医疗行业在 2018 年终于迎来了发展的里程碑，在政策、资本和技术等多个层面，取得了长足的进步。争论多年的"互联网＋医疗"是不是医疗健康行业的一部分，互联网在医疗健康领域将起到什么样的作用，互联网企业应该以怎样的方式进入医疗健康领域等问题，都有了明确的答案。

政策领域的红利来得出人意料，但在 2018 年 3 月举行的全国两会上，其实已经传出明确的政策信号，政府将会鼓励"互联网＋医疗健康"发展。两会过后一个多月，国务院办公厅正式印发了《关于促进"互联网＋医疗健康"发展的意见》，意见明确提出，要从"健全服务体系，完善支撑体系，加强行业监管和安全保障"三个方面出发，推动互联网技术在医疗健康领域的应用。该文件的发布，标志着经过多年的探索和争议，互联网正式成为改善和提升医疗服务的重要手段。

资本市场的红利来得更早一些。2018 年 2 月，香港交易所（以下简称"港交所"）发布了《新兴及创新产业公司上市制度》的市场咨询文件，拟在《香港联合交易所有限公司证券上市规则》中新增两个章节，分别落实生物科技、不同投票权架构以及新设便利第二上市渠道三项建议。根据文件，港交所将允许尚未实现盈利的生物科技公司在主板上市，目前限定从事医药（小分子药物）、生物制药和医疗器械（包括诊断）生产和研发的公司。该规则修订生效后第 4 天，中国平安旗下的"平安好医生"即成功首次公开募股（以下简称"IPO"），成为 2018 年第一只在港交所挂牌上市的

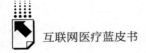

"科技独角兽"。平安好医生之后，多家"互联网＋医疗健康"企业，也纷纷将纳斯达克和港交所作为 IPO 的选择，而上交所于 2018 年底宣布设立科创板，让相关企业在二级市场又有了新的选择。

政策和资本的双重红利之下，互联网健康医疗行业，也从过去的模式创新，正式走向了整体创新。前些年争论不休的"是互联网＋医疗，还是医疗＋互联网"，终于偃旗息鼓——因为无论是"医疗＋互联网"，还是"互联网＋医疗"，都无法简单地描述出这个行业的愿景。互联网作为一种仍在不断进化的工具和手段，在深刻影响了人们生活的多个方面后，也正式通过"互联网诊疗"及其相关的互联网医院等支撑体系，合规地进入了医疗健康领域。

围绕健康医疗行业全链条的各个现有参与方，以及在部分环节上新兴的参与者，更多的是在考虑如何更好地把互联网相关的技术和产品，更好地融入医疗服务的过程中。其中，以"互联网医院"为依托的互联网诊疗服务，成为当前阶段最重要的变革，也是传统的医疗、医药、医械和医险等环节，合规地走向互联网的关键所在。

下文将从行业自 2018 年以来的发展变化着手，回顾我国互联网健康医疗行业的发展脉络，分析互联网健康医疗业态的优缺点和未来发展趋势，最后展望我国互联网健康医疗行业的未来。

一 中国"互联网＋医疗健康"总体发展情况

（一）互联网健康医疗的定义

在对中国的互联网健康医疗行业进行分析之前，我们先对互联网健康医疗行业简单做一下定义。

狭义的"互联网健康医疗"，是以提升健康医疗服务的质量、效率和公平为目标，在健康医疗服务的全链条上应用互联网的产品、技术和服务等。

广义的互联网健康医疗，则是借助互联网、物联网以及依托于其之上的大数据人工智能等技术，实现健康医疗服务从被动就医到主动预防、从治疗疾病到健康管理、从以疾病为中心到以用户为中心的跃迁；是集合政策、经济、社会和技术等多方面要素，在改革公共卫生体系、改善医疗服务流程、改变看病就医理念和改进健康医疗价值闭环等方面，起到重要作用的创新业态。

本报告的主要讨论范围集中在狭义的互联网健康医疗行业，即围绕互联网在健康医疗服务的各个环节的应用及其带来的变革。具体包括以提升公众健康素养为主要目标的"互联网＋健康知识普及"，以改善医疗服务方式为最终目标的"互联网诊疗服务体系"，以实现数据互联互通和互操作性为重要目标的"互联网＋智慧医院建设"，以增强主动健康防护能力为改革目标的"互联网＋健康管理"和以保护用户隐私和以数据安全为核心目标的"互联网＋健康医疗监管"。

其中，互联网诊疗服务体系，因集合了互联网挂号预约、互联网健康咨询、互联网复诊/随诊、互联网远程会诊、电子处方流转和处方药电商等具体服务内容，以及在技术层面需要诸如智能辅诊技术、标准化医典/医学支持库内容、互联网诊疗服务平台等体系的支撑，是现阶段互联网健康医疗行业发展的核心所在，也将是本报告重点分析的内容。

（二）政策框架已经明晰，互联网助力健康中国行动

健康医疗作为"互联网化"进程相对较慢的领域，进入 2018 年以后，在政策、标准和规范等方面，呈现"井喷"的状态，各项利好接踵而至。2018 年 4 月，国务院办公厅印发的《关于促进"互联网＋医疗健康"发展的意见》（以下简称《意见》），无疑是接下来若干年内互联网健康医疗行业发展的指导性文件。《意见》对"互联网＋医疗健康"的发展，框定了三大方面十四个总体目标（见图 1），每个目标下又有 2~3 个具体任务，参与机构包括国家发改委、国家卫健委、国家医保局等 10 多个部委局办和各省级人民政府。

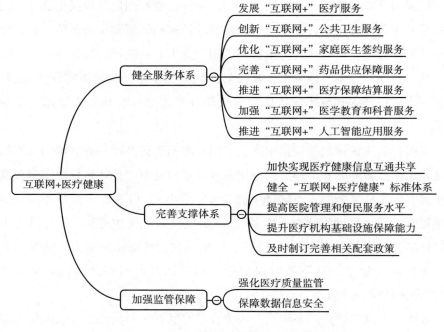

图1 "互联网＋医疗健康"的总体框架

作为医疗卫生行政主管部门的国家卫健委，在这个过程中，也体现出充分的政策连续性和对于新生模式的包容审慎性，2015年以来出台的多个政策文件和"十三五"相关的规划中，都明确提出要"发展基于互联网的医疗卫生服务"，并陆续出台相关的配套政策。

首先是在2018年初发布的《进一步改善医疗服务行动计划（2018～2020年）》（以下简称《行动计划》）中，明确提出"以'互联网＋'为手段，建设智慧医院"，随后在下半年出台的《行动计划》考核指标中，提出了清晰的"智慧医院"考核细则。随后国家卫健委出台了一系列与医院信息化系统建设、电子病历档案等与"互联网＋医疗健康"应用密切相关的政策。此后又出台了《全国医院信息化建设标准与规范（试行）》，对各级医院的信息化建设提出了明确的标准，以此为基础，国家卫健委下半年先后出台了以电子病历为核心的医院信息化建设工作任务和电子病历系统应用评级标准，与之紧密联系的健康大数据标准管理办法也随之出台。

在完善了信息化建设相关的标准、考核目标，清晰了以充分信息化为联系纽带的家庭医生、分级诊疗和医联体建设等改革目标后，国家卫健委在2018年9月14日正式公布了与"健全互联网＋医疗健康服务体系"相关的三个文件：《互联网诊疗管理办法（试行）》、《互联网医院管理办法（试行）》和《远程医疗服务管理规范（试行）》。

综上所述，从宏观的角度，"互联网＋医疗健康"顶层设计在2018年已基本完成，对整个行业无疑是巨大的利好。围绕完善信息化系统建设和丰富互联网服务两条主线，医院在这一轮政策利好中，也得到了医疗服务互联网化最需要的内容。对于此前在挂号问诊、药品流通、智能影像、可穿戴设备和健康大数据等领域布局的互联网企业而言，也终于能够通过与医院合作建设互联网医院的方式，让他们提升医疗服务的效率、质量和公平等方面的能力，能在诊疗环节中得到应用乃至实现商业化变现。

从长远的角度看，上述政策、法规和标准体系的出台，不仅是医疗健康服务能够合规地通过互联网进行分发的标志，也是"健康中国2030"行动进入实施阶段的重要保障措施，是实现"以治病为中心向以健康为中心转变"的关键措施之一。

（三）资本市场趋向成熟，多元融资渠道形成

除了政策上的多重利好，中国的互联网健康医疗行业在2018年也迎来了资本市场的回暖。首先是一级市场的投资较2017年有了大幅度回升。据动脉网统计，2018年中国医疗健康领域的融资共发生695起，总融资规模达到825.85亿元。

在这695起融资中，融资额普遍在1000万元以上，其中5000万元以上的达到238起，整个行业的融资呈现融资事件和融资总额双双"井喷"的态势。值得注意的是，A轮融资在数量和总量上都占了大头，表明一级资本对有潜力的新项目的青睐程度远胜C轮后企业。

对具体投资领域的分析显示，医药领域的融资额度最高，而医疗器械领

域的融资频次最高。对应前述"互联网健康医疗行业"定义的领域，比如医疗信息化、寻医问诊、生物技术等的融资频次和融资额度，也均处于高位。

同时，通过互联网提供医疗服务解决方案的项目，仍旧是资本市场追捧的对象，但资本不再单纯看好做模式创新的项目，而是更看好能从医保支付、信息化系统改造、互联网医院建设和运营以及健康管理等多方面提供整体解决方案的总和服务商。平安医保获得超过 11.5 亿美元的融资便是例证之一，但遗憾的是，这样的项目，短期内还很难真正形成体系。2018 年医疗健康领域融资额度排行见表 1。

表 1　2018 年医疗健康领域融资额度排行

企业名称	所属领域	融资轮次	融资额	所在地
平安医保	医疗金融	A 轮	115000（万美元）	上海
微医	寻医问诊	PrelPO	50000（万美元）	浙江
东阳光药	医药	战略投资	40000（万美元）	广东
拜博口腔	消费医疗	战略投资	206236（万元）	广东
腾盛博药	医药	A 轮	26000（万美元）	上海
基石药业	医药	B 轮	26000（万美元）	江苏
美中嘉和	基层医疗	战略投资	150000（万元）	北京
天境生物	医药	C 轮	22000（万美元）	上海
依图科技	科技医疗	C＋轮	20000（万美元）	上海
同润生物	医药	A 轮	15000（万美元）	上海
信达生物	医药	E 轮	15000（万美元）	江苏
亚洲医疗	医疗支撑	战略投资	15000（万美元）	香港

资料来源：《1410 起交易，388 亿美元融资，在寒冬中继续狂飙猛袭！2018 年医疗健康行业投融资报告》，动脉网，https://vcbeat.top/YjdlZjhjMDhjYzVkNTRkZTZiNTZmY2JlY2EwNDAxOTg = 。

一级市场"井喷"的同时，一部分互联网健康医疗企业已经走向二级市场。受惠于港交所对于《主板规则》的修订，平安好医生和宝宝树于 2018 年先后登陆港交所，平安好医生更是一度引发众多券商抢购。在更为成熟的纳斯达克交易所，也有中国互联网健康医疗企业登陆，2018 年 9 月，1 药网母公司 111 集团正式挂牌上市。

综上所述，在资本市场层面，受惠于政策刺激，预计在 2019～2020 年，在互联网健康医疗的细分领域中，还会继续有大额融资和企业实现 IPO。

（四）千亿级市场兴起，用户渗透率有望超过10%

经过近 10 年的发展，中国的互联网健康医疗行业，已经形成了一个用户规模庞大，细分市场众多的产业集合。在问诊、挂号、导诊、医药电商、患者管理、医疗学术、健康管理和本地医疗等多个领域，均有相关的互联网企业进入。而随着国家在互联网诊疗等方面的政策放开，围绕医院信息化、医疗 AI、医疗云、医疗健康大数据等相关的产业，也正在进入互联网健康医疗服务行业。

伴随着这些变化，互联网健康医疗的整体用户认知和接受程度也在增加。第三方监测数据显示，从 2017 年底开始互联网医疗活跃用户的全网渗透率开始持续攀升，最高超过 7%（见图 2）。以 2018 年上半年的政策推动力度和对医院互联网相关服务的考核评估情况看，互联网健康医疗活跃用户的渗透率将有望超过 10%，服务需求也将从看病就医逐步拓展到健康管理和健康维护。

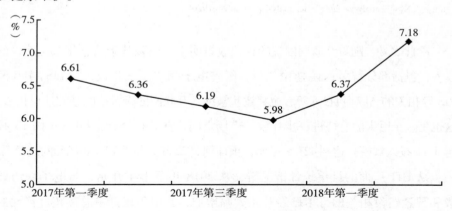

图 2　互联网医疗用户在全网活跃用户的渗透率

资料来源：陈乔姗：《中国互联网医疗下半场专题分析 2018》，易观网，2019 年 3 月 7 日，https：//www. analysys. cn/article/analysis/detail/20019206。

伴随活跃用户增加的是互联网健康医疗市场的市场规模。根据易观智库测算，到2020年，中国的互联网医疗市场将超过500亿元（见图3）。这一数值与IDC的预测大体一致，IDC的预测显示，到2020年，通过互联网诊疗服务和互联网医疗增值服务（医药电商）两项收入总和，也将超过500亿元。

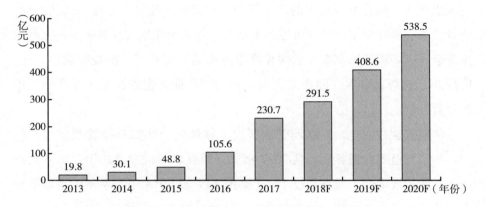

图3 2013～2020年中国移动医疗市场规模预测

注：F表示预测值。

资料来源：陈乔姗：《中国互联网医疗下半场专题分析2018》，易观网，2019年3月7日，https：//www. analysys. cn/article/analysis/detail/20019206。

除此之外，随着互联网医院的相关政策明朗，医院基于信息化系统建设的投入，包括部分智慧医院建设项目，医院电子病历系统建设，与LIS、PACS、RIS等相关的AI项目投入等，也将逐步被纳入互联网健康医疗的基础建设投入。这也是一个巨大的有待进一步释放的市场空间，据IDC统计，2017年中国医疗行业IT投入规模已达到427.5亿元，预计到2022年，将达到650亿元的规模。

从HIT厂商的订单统计情况看，从2018年下半年开始，与电子病历评级和智慧建设相关的订单已经开始大幅增加，其中不乏订单总额超过亿元的大单。比如2018年12月24日福建省政府采购网公告的福建医科大学附属协和医院"基于大数据的智能医院建设"项目招标结果，项目中标总额达到1.47亿元，其中软件及开发服务部分就达1.05亿元。

（五）技术创新趋于稳定，5G 和区块链有望带来新变革

相比政策领域的利好频出，资本市场频频传出融资上市等消息，互联网健康医疗整体市场规模快速增大，2018 年在技术领域的创新总体上比较平淡。

一方面，过去几年获得大额融资的 AI 影像、AI 辅诊、医用可穿戴/可植入设备等项目，大多数已经走过项目初期的高曝光阶段，进入产品打磨和市场深耕阶段。同时，受制于数据瓶颈，医疗健康大数据尚无互联互通相关的标准规范的现状，相关的人工智能训练，也普遍面临缺乏高质量数据的窘境。甚至有不少企业的主业成了帮助医疗机构进行院内影像数据结构化。

另一方面，由于相关的 AI 系统如果商用，需要先取得器械许可证。根据 2017 年 9 月国家食药监总局发布的新版《医疗器械分类目录》对医疗人工智能软件的界定，若诊断软件通过算法，提供诊断建议，仅有辅助诊断功能，不直接给出诊断结论，则申报二类医疗器械；若对病变部位进行自动识别，并提供明确诊断提示，则申报第三类医疗器械。

2018 年底，三类器械审批要点流出，并提出了具体审批需要的材料（见图 4），终于对 AI 产品进行了明确分类，在数据库、数据安全、软件更新、产品适用、云计算服务等方面给出了明确的评分指标。并给出了肺结节、糖网病变相关 AI 产品的试验设计供参考。

2019 年 7 月，面向 AI 类医疗器械审批的《深度学习辅助决策医疗器械软件审批要点》正式发布。

与 AI 赛道的拥挤相比，另一个技术领域显得相对冷清：医用可穿戴/可植入设备，尤其是与移动互联网、物联网等紧密结合的 iPOCT 设备。根据《行动计划》的目标和"互联网＋医疗健康"的整体框架，预计这将是未来需求量和市场量双双大幅增长的一个领域。

同时，随着 5G 技术进入商用，区块链技术逐渐走出单一的虚拟货币领域，这两项技术也有望在远程医疗、AR/VR 技术在医疗领域的普及以及医疗健康大数据的互操作性和安全性方面，起到重要的作用。

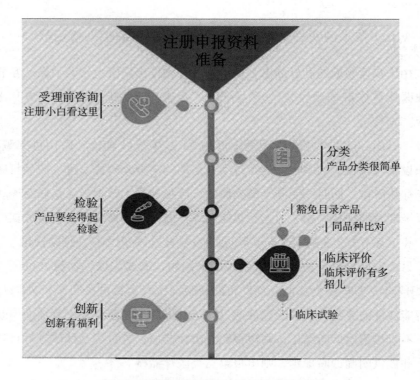

图 4　AI 相关器械的审批注册前准备材料

资料来源：梅斯：《药监局三类 AI 器械申报流程流出！审批要点全解读！》，http：//www. medsci. cn/article/show_ article. do？id＝9fe715920445。

二　当前互联网健康医疗行业主要业态及模式

（一）互联网＋健康知识普及

互联网健康医疗行业出现得最早的业态是医疗健康科普，从 PC 互联网开始普及的时候，一批医疗健康资讯和医疗健康科普网站随即出现。其形态跟随互联网的发展变化，从门户网站、论坛、博客等，逐渐过渡到 App、订阅号和小程序。

互联网＋健康知识普及在《"健康中国 2030"规划纲要》以及 2019 年

出台的《健康中国行动（2019—2030 年）》等文件中，都有清晰的表述，提出"把提升健康素养作为增进全民健康的前提，根据不同人群特点有针对性地加强健康教育，让健康知识、行为和技能成为全民普遍具备的素质和能力，实现健康素养人人有"。

在本领域，目前已经形成包括医学百科、在线医学知识库、标准化临床内容支持库、常见疾病误区/谣言的纠正等成熟的内容体系，并已经引入了包括数据结构化处理、深度学习等人工智能相关技术，提升了内容的准确度和用户匹配度。医生和专业的科普内容生产者，成为决定内容质量上限的核心要素。

各大与互联网健康医疗相关的企业基本上都在这一领域有所布局，不管是百度通过与各健康医疗内容生产机构合作，构建的不断增长的海量站内健康内容数据库，还是腾讯通过"企鹅医典"项目和其被投企业的内容生产部门，在其生态圈内打造的医学资讯入口和医学内容支持库，均是在该领域积极布局的证明。

而围绕平台模式下的商业化路径也逐渐清晰。比如基于百度平台的内容分发，健康知识内容的生产者可以通过流量变现的方式，持续获得增值收益。同时，通过优质内容的分发，为企业的其他健康医疗服务导流，也是重要的业态之一。同时，专业的医疗健康科普的内容机构也正在兴起，不管是通过向各大平台输出内容，还是承接健康科普相关的政府项目，这些机构也找到了相对稳健的模式。

在这个领域，2018 年也有多起标志性的事件。一个是对于鸿茅药酒涉嫌虚假宣传，并通过夸大商誉损失等方式对批评者诉诸刑罚的事件，引发舆论普遍关注。结果导致，一方面，有关 OTC 药品和保健品区别的医疗健康相关健康科普引发讨论热潮；另一方面，鸿茅药酒涉嫌违规的广告宣传，也受到监管部门关注。总体上，这是一起通过互联网进行健康知识普及，纠正医疗健康领域长期存在的虚假宣传、过度宣传和各类健康养生谣言的一个范例，取得了良好的社会效果，并成为医学健康科普的一个重要模式。

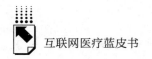

另一个典型事件则是"权健事件",同样取得了良好的健康知识普及效果,并使长期传播虚假健康知识的企业,得到了应有的处罚。

(二)互联网诊疗服务体系

相比过去我们将互联网健康医疗分为挂号问诊、医生工具、医药电商等细分领域,伴随着《国务院办公厅关于促进"互联网+医疗健康"发展的意见》和国家卫健委《互联网诊疗管理办法(试行)》等文件的发布,过去互联网健康医疗行业从业者的业务领域,总体上都可以纳入"互联网诊疗服务体系"的框架下进行讨论。

一方面,过去数年的互联网健康医疗服务,不管是以何种类型出现,总体上还是围绕医疗服务的链条在做延伸、拓展或者优化。即便是最初以全新的医疗健康服务形态出现的在线问诊服务,本质上也是诊前环节帮助用户做就医决策。另一方面,互联网诊疗服务走向合规化以后,服务的提供主体也产生了大幅度变化,除了之前在这个领域深耕的互联网健康医疗企业以外,医疗机构、保险机构、医药电商平台等,均开始进入这个领域。

与之对应的是"互联网医院"的大爆发(见图5)。根据国家卫健委的三个文件,互联网诊疗可以实施的首要条件,就是必须依托实体机构建设互联网医院,也就是诊疗服务必须由具有医疗服务资质的机构提供。依托实体机构建设的互联网医院,既可以是实体机构自身建设和运营的互联网医院,也可以是第三方机构与实体机构合作共建和共同运营的互联网医院,均具有独立的医疗机构许可证,需要在医生注册、医事服务、处方审核等方面,接受全面的监管。国家卫健委文件发布后,各地先后出台了本省(自治区、直辖市)的实施规范,并先后迎来本地区卫健委文件发布之前设置的互联网医院"转正"潮和新增互联网医院的爆发。

宁夏回族自治区作为国家级的"互联网+医疗健康"示范区,当仁不让地引领了这一波互联网医院相关的热潮。截至2018年底,注册在宁夏的互联网医院已经达到26家,而且这一数字还在持续增加。宁夏也是各省份中率先建成监管平台、成立行业协会、要求互联网医院实现三级等保的省级

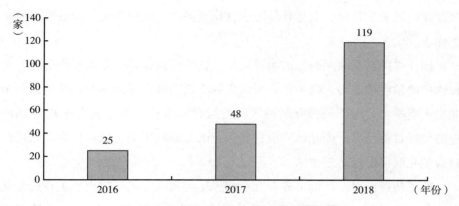

图5 2016～2018 年互联网医院数量增长情况

资料来源：《2018 互联网医院报告：行动正当时，互联网医院将迎来第三波建设浪潮》，动脉网，https：//vcbeat. top/MzQ1MGY4OTQ2ZmY1N2VjYTk2YjBkNmM1YjJiMTU5YjY＝。

行政区。在促进行业发展的同时，完善相应的支撑体系和监管体系。这一系列做法，也已经在广东、山东、福建、海南等地逐步实施。

互联网医院建设如火如荼的背后，是互联网健康医疗行业各个参与者，努力进入诊疗服务环节的努力，在今后一段时间内，这也将是唯一可选的路径。而围绕互联网医院平台进行的技术、产品和服务的设计，以及在合规安全的前提下进行商业化路径的设计，是行业参与方目前最重要的任务。

从目前主要的参与方来看，除去实体医疗机构作为必需的参与者，在互联网诊疗服务体系中的积极参与者主要有：系统供应商、互联网医疗平台、健康管理服务商、基层医疗服务商、医药电商和医疗器械厂商。

1. 系统供应商

互联网诊疗服务的系统供应商，可以简单定义为"提供满足医疗机构进行互联网诊疗服务所必需的信息系统的机构"。这其中既包括传统的 HIS 厂商，也包括移动互联网时代新兴的互联网原生的系统解决方案提供商，同时还有部分以流程优化或者以模块化解决方案提供互联网医院信息系统支撑的企业。

其中 HIS 厂商以提供互联网医院系统解决方案和互联网诊疗监管平台的建设方案为主。比如北大医信为银川等地建设和维护的监管平台，比如金蝶医疗、创业慧康、东华软件等，这些传统 HIS 厂商，获得了医疗机构互联网

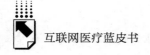
医院建设最大的订单，也是其传统信息化业务向互联网医院建设阶段走的典型标志。

预计伴随着互联网医院的建设进程，这些厂商也将逐渐从系统解决方案提供商的角色中走出，因为单靠采购市场不足以维持其持续的增长，这些企业也大概率会自身下场做互联网医院的运营和维护，赚增值服务和 C 端用户的钱。目前已有厂商开始建设自身运营的互联网医院，也有厂商开始搭建自身的互联网医院运营团队。

除了传统的 HIS 厂商以外，互联网原生的系统方案解决商也正在成为互联网医院建设的一股重要力量。基于其自身的互联网基因和运营 C 端用户的经验，这一类厂商开发出的互联网医院系统更灵活，易用性和延展性明显优于传统的 HIS 系统，在功能模块的选择、云端解决方案的提供等方面，均有一定的优势。部分领先的机构，已经承接数十年医院的互联网医院系统建设和运营。从长远看，如果临床信息化相关的标准规范能在近期出台，医疗健康大数据的标准、管理规范和互联互通规则制定完成，那么这类机构有望成为互联网医院建设的主要力量，有望从政府采购市场分到一定的份额。

而之前做挂号、问诊、患者管理的医药电商等机构，基于其自身在 C 端医疗服务某个环节的技术和运营能力的积累，也能开发出适合中小医疗机构或者专科科室适用的互联网诊疗系统，这部分系统建设的市场可能不大，但商业化市场的潜力不容忽视。

2. 互联网医疗平台

这里的互联网医疗平台，主要指在互联网诊疗规范出台之前，通过互联网向用户提供挂号问诊、送药上门、健康管理等服务的互联网平台，典型的比如春雨医生、好大夫在线、平安好医生、微医等。

互联网医疗平台是政策和资本市场红利的主要受益方之一，也是目前为止最积极参与互联网诊疗服务体系建设的市场主体。对这些机构而言，"互联网 + 医疗健康"的相关政策体系的出台，实际给了他们明确的进入医疗服务核心环节的路径，以及将自身的优势和特色与传统医疗服务进行有机结合的可能。

现阶段，这些机构进入互联网诊疗环节的路径基本上是与条件成熟地区的医疗机构进行合作，通过自己开发和搭建信息化系统的方式，在允许的科室和病种中，通过互联网医院，为符合条件的用户提供互联网诊疗服务。同时，部分机构借助其自身平台累积的医疗资源优势，在互联网医院的框架下，也开展了远程医疗，尤其是远程专家复诊相关的业务。

但是，对于这些平台机构而言，解决了准入问题并不等于解决了模式的问题。获得互联网诊疗资格后，仍需要解决若干问题，这些问题也是目前各个互联网医疗平台正在努力解决的。

首先是如何解决现有核心业务与互联网医院业务的协同性问题。过去受困于准入资质的问题，这些平台围绕优化医疗服务流程，提升医疗服务效率的角度做了很多事情，比如通过搭建在线问诊服务体系，帮助用户做诊前决策（是否生病、是否需要买药、是否需要去医药以及应该去什么科室或者医院看病等），并通过互联网的规模化效应，获取包括用户付费、流量变现和数字化营销等收入。这类业务的长短板都明显，长处在于随时随地能解决自身的健康咨询需求，短处则在于如果真有就医需求，线上服务提供机构很难及时给出就医解决方案。而互联网诊疗相关的业务，基于其明确的定位，虽然能够解决部分线上用户的就医问题，但不可能实现规模化效应，目前主要的付费方也将集中在患者端。平台机构如何利用互联网医院补齐自身业务短板，同时又能将互联网医院运营成为合作机构重要的业务增长极，需要较长时间的探索。

其次是原有业务和互联网诊疗业务的一致性问题。随着"互联网＋医疗健康"相关体系建设的逐渐深入，通过互联网提供诊疗服务的规则和边界都有望变得越来越清晰，原来通过第三方提供的挂号、问诊和患者管理服务，有可能成为互联网医院自身服务的一部分，并逐步纳入医疗监管体系。在这种情况下，目前平台机构提供的第三方医患交流服务，如何纳入监管范围，仍是问题。比较理想的情况，是出台专门的互联网健康咨询管理办法，明确诊前咨询行为的监管主体。如果没有相关办法出台，而互联网咨询又被纳入互联网诊疗管理范围的话，那所有的咨询业务恐怕都只能装进互联网医院的框架下了。这对平台机构的资源拓展能力和医院自身及其所在地区的监管能力，都有非常高的要求。

最后是主营业务和互联网诊疗业务之间的互操作性问题。这个问题的实质是医疗健康大数据的标准问题，众所周知，互联网本质上是信息、服务和数据连接的集合。作为典型的多源异构数据的医疗健康大数据，不管是源自自然语言状态下的医患交流，还是使用准结构化语言的医生书写病历，这些数据最终都会沉淀为用户的电子健康档案。如何打通平台机构现有的数据结构和医疗机构使用的数据结构，并且解决数据的互通和互操作，将是这些机构进入诊疗环节后必须解决的问题。

3. 医药电商

除了互联网医院系统解决方案提供方，主要的第三方互联网医院运营方以外，在互联网诊疗领域还有若干个领域的重磅玩家进入。其中，医药电商是最积极的参与者。

互联网诊疗的放开，使得一直以 OTC 药品电商为主的医药电商，看到了千亿级的"电子处方流转 + 处方药电商"市场引爆的可能。政策方面也明确"对线上开具的常见病、慢性病处方，经药师审核后，医疗机构、药品经营企业可委托符合条件的第三方机构配送"。这是促使包括阿里、京东、医联、平安好医生、健客等新老医药电商机构在内，纷纷布局互联网医院的重要动力。从目前的情况来看，基于慢性病患者的复诊开方 + 药品复购为主的互联网诊疗模式，确实是一个规模巨大的新兴市场，药品的研发生产机构、药品的销售配送机构等，都盯着这个市场。

但从现阶段的互联网医院建设进程看，距离药事服务的互联网化还有一定的距离。一是从信息化系统建设的复杂程度看，电子处方流转系统的开发难度远高于互联网诊疗；二是从规范化操作的角度，由于电子病历档案以及与之相关的评级工作完成还有很长的距离，售药机构也很难判断持有电子处方的患者是否真的为复诊患者，如果 CA 体系也未完善的话，甚至连处方真假也很难判定；三是安全监管的角度，目前的阶段，也很难实现连续的监管，只能做到出现争端或者安全事故后，能够进行溯源追逐。从政策的角度，《药品网络销售监督管理办法》征集意见阶段引发的争议，以及征集意见后迟迟未能正式出台，也说明这个领域的政策创新还有很长的路要走。

尽管如此，处方和药品环节的互联网化，仍将是接下来重要的发展趋势，但它不仅取决于配套的政策、标准和规范的出台进程，还取决于医疗健康服务体系整体的信息化进程，尤其是与临床信息化和医疗健康大数据相关的标准和规范。当然，也不排除企业在安全和合规的前提下，找到创新的解决模式。

4. 其他机构

出了上述三大参与方以外，还有一些重要的互联网健康医疗行业的参与者，也在进入互联网诊疗环节。

第一类是器械厂商。这里面既有传统的医疗器械厂商，也有新兴的 AI 类辅助决策医疗器械厂商，后者的参与积极性明显高于前者。AI 类辅助决策医疗器械厂商积极参与互联网医院建设的动因也很简单，主要是在其具体从事的领域，通过合规的互联网诊疗服务，累积相应的数据资料。这类合作模式，在肿瘤科室和常见的慢性病中比较普遍。合作方式也是以技术服务方的形式为主，即为已经有互联网医院资质的医院的相关科室，提供与互联网诊疗服务相关的技术支持。

从技术发展的态势和政策出台的趋势看，这类机构如果取得了相应的器械资质，将有望成为互联网医院和互联网诊疗重要的技术提供方，在条件适合的情况下，也有可能成为一些特定专科或者专科医院的互联网诊疗服务的运营方。其风险也来自健康数据管理方面，在规范未出台之前，存在一定的数据安全风险。

第二类是基础医疗服务的提供商。这也是互联网诊疗管理办法出台后，获得利好较多的服务提供方。主要集中在两类，一是提供基于互联网的家庭医生签约服务的机构，二是利用互联网进行用户健康管理的机构。这两种机构的职责本质上是一致的，都是享受了一定的政策红利，都是在面向用户提供基础医疗服务，都需要与各地的医联体、分级诊疗体系和区域卫生信息系统等紧密联系。由于其市场定位清楚，买单方相对明确，这类企业及其合作实体医疗机构共建的互联网医院，将可能成为互联网诊疗服务的重要普及者，通过深入社区和下沉到三、四线城市等方式，将会有力地拓展互联网诊疗服务的人群覆盖范围。当然，重运营和属地化的特征，也会成为这类机构

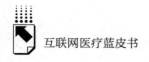

做大的主要阻力。

第三类是医学科普机构。其构建的互联网医院大体有两种形式，一是为医联体内部提供远程医疗支撑和下级医生的培训服务，主要是发挥互联网＋医学教育的功能；二是为合作医疗机构提供医学内容支持库服务，尤其是在常见病和慢性病患者教育、增强慢性病患者依从性等方面，这些机构提供了在互联网诊疗过程中非常有效的辅助工具。

三　现存问题及发展趋势展望

（一）"互联网＋医疗健康"发展趋势展望

1. 互联网＋智慧医院建设

相比轰轰烈烈的互联网医院建设，医院围绕自身业务的互联网化、智慧化建设，并未成为舆论关注的焦点，医院更多地被看作互联网医院的依托主体，而非主要的参与方。但如果仔细分析过去几年的政策文件，就会发现，智慧医院建设，才是医疗服务提供方走向互联网的最终手段。福建医科大学附属协和医院上亿元的智慧医院建设订单，就是一个重要的例证。

从前面的政策分析中我们知道，无论是国务院办公厅的几个文件，还是国家卫健委发布的相关政策标准，都明确提及了智慧医院建设。其中，《行动计划》的考核指标、电子病历评级的相关标准等，都有明确的与智慧医院相关的建设条目。到了 2019 年 3 月，更是直接出台了《医院智慧服务分级评估标准体系（试行）》。

从政策制定者的角度看，"互联网＋医疗健康"的服务和支撑体系，主要是起到提升看病效率、改善就医体验、优化医疗资源配置和重塑大健康管理模式等作用。而《行动计划》考核、电子病历系统应用水平评级和医院智慧服务分级评估，才是改善和提高医疗服务的关键所在。

从目前出台的相关评估标准看，在到院病人的诊前、诊中环节，现有的信息化系统建设和相关的互联网服务，已经足以满足相应的评估标准，难题主要在患者对服务的接受和使用程度方面。在诊后环节还有较大的改进空间，这个环节也是能够与互联网诊疗和互联网医院进行紧密结合的环节。

从短期来看，包括诊后患者管理、复诊开方和药品配送、诊后患者的家庭医生签约服务等。从长远来看，"互联网＋医疗健康"的相关服务体系，会内化为智慧医院服务体系的一部分，从智能预约分诊开始，到结构化电子病历的连续动态录入、电子病历档案安全合规的调阅、诊后患者的系统连续健康管理等，都将通过互联网的方式进行。

到了这个阶段以后，医院医疗服务的边界其实会被打破，医疗服务的提供方，除了医疗机构和医务工作者以外，还包括一大批技术支撑人员、提供患者管理服务的运营服务人员、进行数据安全管理的监管人员等，各个专业化的服务流程，很有可能与现阶段医院的信息化系统建设一样，委托外包给第三方机构。

同时，在智慧医院服务体系形成后，相关的基础设施，如系统连贯的电子病历系统、区域卫生信息化系统、远程医疗服务系统等，有可能作为健康医疗的公共基础设施，向符合条件的机构开放。在这种情形下，互联网健康医疗机构，可能最终还是要走向"成为医疗机构"的路。

2. 互联网＋健康医疗监管

在各大互联网健康医疗行业从业者以互联网医院建设作为完成商业闭环的重要契机的同时，随着互联网诊疗的合规化，也使得这一领域的安全监管逐渐走向体系化。

现阶段的监管主要包括对互联网诊疗行为实施线上线下一致化的医疗质量监管，对互联网诊疗全程留痕的监管平台数据接入，对医生身份、电子处方真实性进行电子签名的认证管理，对互联网诊疗平台网络安全性进行管理的安全监督平台，以及对用户隐私和数据安全进行保护的法规体系。

总体上，这些功能大部分会集成在各地的监管平台中。监管平台自身的建设和运营，也因此成为一个独特的互联网健康医疗市场。随着互联网医院建设的加快，各平台累积的健康医疗大数据的量快速增加，接下来的安全监管、数据监管和医疗质量监管，将面临进一步的考验。

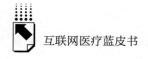

主管部门也已经提前预判了可能出现的风险,除了提前预判外,也在鼓励从业者积极参与相关的标准、规范的制定,同时鼓励地方和企业通过行业协会、标准制定和研究机构等,积极制定符合行业发展状况的行业标准或者地方标准。

总体上,新的"互联网 + 医疗健康"业态,正在带来互联网的健康医疗监管形态,而监管的完善程度,将是决定行业发展高度的重要因素。

(二)现阶段互联网健康医疗行业存在的问题

前面在分析互联网健康医疗的具体业态时,已经对各业务形态存在的主要问题进行了简要的分析。这里从宏观的角度再分析一下互联网健康医疗行业现阶段存在的问题。

首先是政策体系有待进一步完善。虽然2018年出台了很多与"互联网 + 医疗健康"密切相关的政策文件,但要使"互联网 + 医疗健康"真正实现便民惠民的目标,还有很多硬骨头要啃。其中,何时放开处方药网售和何时将互联网诊疗纳入医保报销体系,与互联网诊疗能否更好地推广密切相关,是在互联网上形成"医疗—医药—医保"三医联动的关键。这个体系的形成,还有待时日。

从前面的分析也能看出,虽然互联网诊疗已经成为医疗服务的一部分,但互联网并未因此成为医疗服务体系的一部分,相反,从一定程度上看,"互联网 + 医疗健康"更像是在建成智慧医院、普及智慧医疗之前的过渡措施,而这个过渡体系与智慧医疗体系建设之间如何衔接,已经具备规模化效应的在线问诊、医药电商等如何进入这个体系,都是亟待解决的问题。

其次是标准体系严重滞后。理论上,互联网健康医疗服务,是广义的远程医疗服务体系的一部分,不管是属于远程护理(Telecare),还是属于远程健康(Telehealth),抑或是属于远程医疗(Telemedicine)。但这些服务本质上要依赖于充分的信息化和完备的标准规范体系,只有标准统一,才可能有数据的打通和服务的连续。

但我国直到2018年才出台了《全国医院信息化建设标准与规范(试行)》(见图6),提出"二级及以上医院在医院信息化建设过程中,要符合电子病历基本数据集、电子病历共享文档规范以及基于电子病历的医院信息平台技术规范

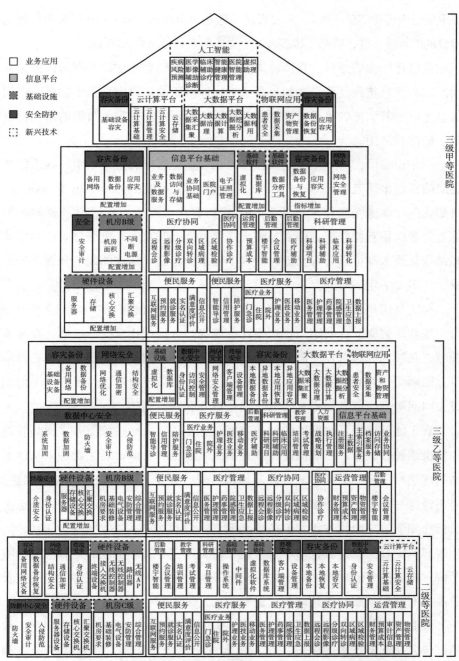

图6 《全国医院信息化建设标准与规范（试行）》指标体系

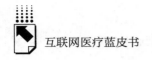
等卫生健康行业信息标准"。不可否认,这是一个面向未来5～10年医院信息化建设的纲领性文件,凝结了很多人的心血,但它还是来得太晚了。

信息化标准的滞后,直接后果就是临床经验信息化建设的滞后,虽然我国医院的信息化程度已经达到较高水平,但由于前述原因,基于临床应用的信息化应用其实比较匮乏,更别提有意识地进行医疗健康大数据的结构化收集、储存和利用。

而相比我国,海外主流的医疗信息化和远程医疗服务体系中,现阶段最热门的话题也是互操作性、FHIR(Fast Healthcare Interoperability Resources,快捷式医疗保健互操作性资源)和医疗消费化。而我们现阶段需要解决的首要问题就是互操作性,也就是满足医疗数据互联互通、电子健康档案的动态结构化录入和可携带等目标,但这个体系的搭建、标准的制定和服务的形成,还需要一定的时间。

再次是用户教育仍有待时日。虽然经过互联网健康医疗企业的不断努力,互联网健康医疗的用户渗透率在逐年提高,但相比社交、电商、视频等领域,互联网健康医疗的渗透率仍有较大的提升空间。更为重要的是,现阶段互联网用户对互联网健康医疗服务的认知,整体上仍停留在了身体不舒服时去问问医生,或者需要买药的时候通过互联网买到药。

真正能够体现互联网便捷性的家庭医生签约、分级诊疗服务、慢病管理和健康维护等服务,目前的使用率并不高。这也和我国诊后患者的依从性不高的现状有一定的关系。从人群总体特征看,还是重疾病治疗轻健康维护。要扭转这一局面,固然需要进一步发挥互联网在进行医疗健康科普、推送疾病诊疗知识等方面的作用,但还需要服务的提供方进一步完善服务的内容,让用户有更好的获得感,而不是仅把平台当作一个看病就医的工具。从本质上讲,需要服务的提供方能够在医疗服务的全流程上,积聚更多的能力或者资源,而背后需要的仍是政策、资金和人才。

最后是新技术在医疗领域的应用。医学的进步在一定程度上依赖于技术的进步,互联网技术的引进,在一定程度上放大了医学进步带来的健康福利。现阶段的互联网健康医疗行业要得到进一步的发展,新技术的引入是必然。目前看，三大类技术很有可能进入医疗服务领域，一是基于大数据处理和深度学习的人工智能辅助诊断技术；二是基于 5G 和物联网的下一代通信技术；三是基于云服务和区块链的互联网解决方案。而这些技术是否会带来互联网健康医疗行业里的模式创新，甚至是带动行业的整体创新，还需拭目以待。

参考文献

陈乔姗：《中国互联网医疗下半场专题分析 2018》，易观网，2019 年 3 月 7 日，https：//www. analysys. cn/article/analysis/detail/20019206。

赵泓维：《AI 里程碑！药监局三类 AI 器械申报流程流出！审批要点全解读!》，动脉网，2018 年 12 月 26 日，https：//vcbeat. top/MGVmNWNiNGNiYzQ2ZDVkZDY0MTBlNDg2MzM0OWNmZjM =。

《〈关于促进"互联网＋医疗健康"发展的意见〉政策解读》，中国政府网，2018 年 4 月 28 日，http：//www. nhc. gov. cn/guihuaxxs/s10742/201804/39182050fbcc4b2a8958abfc43cb3de6. shtml。

《什么是 FHIR》，FHIR 中国网，http：//fhirchina. com/d/6 – fhir。

B.3
2018年健康医疗大数据
政策研究报告

韩 坤*

摘　要： 2018 年对于健康医疗大数据来说，是政策开闸之年。国家不仅为健康医疗大数据制定了标准，明确了健康医疗大数据的定义、内涵和外延，还通过制定办法的总体思路、目的依据、适用范围、遵循原则等，进一步规范了医疗行业数据的管理。2018 年，国家在互联网医疗、医保、医药等各方面均有政策指示，将继续深化医保支付方式改革，以期破除以药养医等行业现状。

关键词： 健康医疗大数据　互联网医疗　人工智能

对于健康医疗大数据产业来说，2018 年非比寻常。2018 年国务院组建国家卫健委，国家先后在医药、医保、互联网医疗、健康医疗大数据等领域发布了相关文件。2017 年的人工智能、健康管理等带来了大健康产业风口，使得健康医疗大数据产业即使在 2018 年资本寒冬的笼罩下，依然独辟蹊径，获得了稳定增长。2018 年，中国医疗健康领域融资总额为 825.85 亿元，较2017 年略有上升。其中，政策的利好作用功不可没。

---

* 韩坤，中央民族大学经济学院，中电数据服务有限公司高级行业研究员，长期关注互联网及健康医疗大数据领域，尤其对健康医疗大数据行业政策、产业格局、市场状况等问题有深入跟踪研究。

2018 年健康医疗大数据领域的科技手段也在不断进步，种种因素都在催熟这一细分行业。

一　健康医疗大数据政策回顾

（一）《促进大数据发展行动纲要》

2015 年国家发布《促进大数据发展行动纲要》（以下简称《行动纲要》），在医疗健康服务大数据、社会保障服务大数据等方面均有所指示，其中提出，建设覆盖公共卫生、医疗服务、医疗保障、药品供应等业务的医疗健康管理和服务大数据应用体系。探索分级诊疗、远程医疗、检查检验结果共享、防治结合、医养结合、健康咨询等服务，优化形成规范、共享、互信的诊疗流程。鼓励和规范有关单位开展医疗健康大数据创新应用研究，构建综合健康服务应用，并提出通过医疗保险对医疗服务进行行为监控。

《行动纲要》的出台，是大数据作为建设数据强国、提升政府治理能力、推动经济转型升级战略地位的体现。在健康医疗大数据方面，《行动纲要》在医保、医药、分级诊疗、医养结合等方面均有了初步探索。

（二）《关于促进和规范健康医疗大数据应用发展的指导意见》

健康医疗大数据是国家重要的基础性战略资源。《国务院办公厅关于促进和规范健康医疗大数据应用发展的指导意见》（国办发〔2016〕47 号）（以下简称"47 号文"）部署通过"互联网＋健康医疗"探索服务新模式，培育新业态，努力建设人民满意的医疗卫生事业，为打造健康中国提供有力支撑。

47 号文在规范和推动"互联网＋健康医疗"服务、加强保障体系建设等诸多方面部署了重点任务和重大工程。主要包括：建设统一权威、互联互通的人口健康信息平台；推动健康医疗大数据资源共享开放；推进健康医疗行业治理、临床和科研以及公共卫生的大数据应用；培育健康医疗大数据应

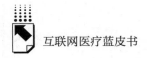

用新业态；研究推广数字化健康医疗智能设备；发展智慧健康医疗便民惠民服务；全面建立远程医疗应用体系；推进网络可信体系建设；加强健康医疗数据安全保障等。提出推动健康医疗大数据资源共享开放、培育健康医疗大数据应用新业态、发展智慧健康医疗便民惠民服务、加强法规和标准体系建设等。

在 2016 年之前，国家关于健康医疗大数据的表述文件多为"信息化"，代表文件为《国务院关于促进健康服务业发展的若干意见》，政策的核心内容也多是关于相关信息数据标准的制定，医院、医疗保障等信息管理系统建设的加强，通过现有信息和网络设施的充分利用，尽快实现医疗保障、医疗服务、健康管理等信息的共享。47 号文不仅界定了健康医疗大数据，在健康医疗大数据的安全保障体系方面也形成了一定规范，要求加强法规和标准体系建设，推进网络可信体系建设，加强健康医疗数据的安全保障。要求规范健康医疗大数据应用领域的准入标准，强化健康医疗数字身份管理，加快健康医疗数据安全体系建设，建立数据安全管理责任制度。

自 47 号文之后，政策对于医疗大数据的发展有了更为特殊的意义。

（三）《"健康中国2030"规划纲要》

2016 年 10 月，中共中央、国务院发布了《"健康中国 2030"规划纲要》，作为我国未来 15 年推进健康中国建设的行动纲要，该纲要确立了"以促进健康为中心"的"大健康观""大卫生观"，将健康纳入经济社会发展全局。发展健康产业，推动健康科技创新，其中特别强调发展健康产业和医疗大数据、培育健康医疗大数据应用新业态。

强调要推进基于区域人口健康信息平台的医疗健康大数据开放共享、深度挖掘和广泛应用。消除数据壁垒，建立跨部门、跨领域密切配合，统一归口的健康医疗数据共享机制，实现公共卫生、计划生育、医疗服务、医疗保障、药品供应、综合管理等领域应用信息系统数据采集、集成共享和业务协同。全面深化健康医疗大数据在行业治理、临床和科研、公共卫生、教育培训等领域的应用，培育健康医疗大数据应用新业态。加强健康医疗大数据相关法规和标准体系建设，强化国家、区域人口健康信息工程技术能力，制定分级、分类、分域的数据应用政策规范，推进网络可信体系建设，注重内容安全、数据安全和技术安全，加强健康医疗数据安全保障和患者隐私保护，加强互联网健康服务监管。

回看健康医疗大数据的政策变化，国家已经开始着手进行管理，并在健康医疗大数据的定义标准、数据安全、互联网医疗、医药、医保等方面均有所部署。从健康医疗大数据本身来看，数据归集之后，数据量渐渐增多，数据质量也渐渐变好，数据形态也渐渐规范化。健康医疗大数据的政策，也在不断顺应趋势变化。

二 2018年健康医疗大数据政策特点

（一）制定标准——《国家健康医疗大数据标准、安全和服务管理办法（试行）》

2018年7月，国家卫健委发布《国家健康医疗大数据标准、安全和服务管理办法（试行）》（以下简称《管理办法》），该项管理办法是健康医疗大数据发展中的一次重要"里程碑"。《管理办法》明确了健康医疗大数据的定义、内涵和外延，并对标准管理、安全管理、服务管理等进行了规范。《管理办法》进一步明确了各级卫生健康行政部门、各级各类医疗卫生机构、相关应用单位及个人在健康医疗大数据标准管理、安全管理、服务管理中的权、责、利，在统筹标准管理、落实安全责任、规范数据服务管理等方面具有重要意义。

1. 制定背景

党中央、国务院高度重视健康医疗大数据的创新发展。近年来，随着云计算、人工智能等技术的不断发展，与健康医疗不断融合，健康医疗大数据发展迅猛，健康医疗的模式也发生了深刻变化。健康医疗大数据是国家重要的基础性战略资源。健康医疗大数据的发展，有利于提升健康医疗服务效率

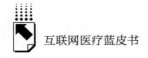

和质量，深化医药卫生体制改革，真正满足人民群众多层次、多样化的健康需求，有利于培育新的业态和经济增长点。但健康医疗大数据作为新兴事物，在发展的过程中难免遇到网络安全、隐私保护等问题，需要及时加以引导和规范。

习近平总书记对于大健康、大数据及其相关范畴均有所指示。

首先，习近平总书记在全国卫生与健康大会上曾指出，新形势下，我国卫生与健康工作方针是：以基层为重点，以改革创新为动力，预防为主，中西医并重，将健康融入所有政策，人民共建共享。为此，习近平总书记做出部署，提出要树立大卫生、大健康的观念，把以治病为中心转变为以人民健康为中心。完善国民健康政策，为人民群众提供全方位全周期健康服务。

其次，习近平总书记认为，要促进大数据产业健康发展，处理好数据安全、网络空间治理等方面的挑战。加快构建自主可控的大数据产业链、价值链和生态系统。

最后，习近平总书记对网络安全也做出重要指示，他认为，没有网络安全就没有国家安全，没有信息化就没有现代化。建设网络强国，要有自己的技术，有过硬的技术。2017年12月，在十九届中央政治局第二次集体学习时他提出，要切实保障国家数据安全。要强化国家关键数据资源保护能力，加强关键信息基础设施安全保护，增强数据安全预警和溯源能力。要加强政策、监管、法律的统筹协调，加快法规制度建设。要制定数据资源确权、开放、流通、交易相关制度，完善数据产权保护制度。

为促进"互联网＋健康医疗"的发展，进一步进行健康医疗大数据的政策指引，加强对健康医疗大数据的服务管理，充分发挥健康医疗大数据作为国家重要基础性战略资源的作用，国家卫健委在充分总结福建、江苏、山东、安徽、贵州等健康医疗大数据试点工程的经验基础上，研究、制定了《管理办法》，进一步明确了各单位及个人在健康医疗大数据标准管理、安全管理、服务管理中的责任和权利。

2. 制定意义

国务院于2015年颁布的《促进大数据发展行动纲要》已充分意识到大

数据的应用价值，为全面推进我国大数据发展和应用设定了目标。其中，健康医疗管理和服务大数据应用体系作为公共服务大数据工程建设的一部分被提上日程。

此后，国务院先后又颁布了《国务院办公厅关于促进和规范健康医疗大数据应用发展的指导意见》《国务院办公厅关于促进"互联网＋医疗健康"发展的意见》等文件，就稳步实现健康医疗大数据应用、医疗健康信息数据共享等问题提出了更具有针对性的要求；而《网络安全法》及其相关配套措施的颁布和实施也为医疗行业在互联网运行安全和信息安全角度提供了一般性的法律指引。

因此，为了进一步规范医疗行业数据的管理，并推动"互联网＋"与大数据技术在医疗行业的应用，《管理办法》应运而生。

《管理办法》对于"各级各类医疗卫生机构和相关企事业单位"在推动健康医疗大数据应用方面的制度设计、安全规程、服务规范等方面，均有较为具体的指导性要求，帮助健康医疗大数据统筹标准管理、落实安全责任、规范数据服务管理等。然而，我们也注意到《管理办法》对客体对象与主体范围规定相对宽泛，从业者需要从数据类型以及主体认定等多个角度共同研究，才能确定自身的责任和义务范围。

3. 何为健康医疗大数据？

《管理办法》规定，健康医疗大数据，是指在人们疾病防治、健康管理等过程中产生的与健康医疗相关的数据。

值得注意的是，《管理办法》对于健康医疗大数据的界定，不仅是疾病防治数据，更是健康管理的数据。这与国家"把以治病为中心转变到以人民健康为中心"的观点变化息息相关。健康医疗大数据涵盖人的全生命周期，既包括个人健康，又涉及医药服务、疾病防控、健康保障和食品安全、养生保健等多方面数据的汇聚和集合。

4. 《管理办法》的主要内容是什么？

健康医疗大数据的应用发展，标准是前提，安全是保障，服务是目的。《管理办法》明确了健康医疗大数据的定义、内涵和外延，以及制定办法的总体思路、目的依据、适用范围、遵循原则等，明确各级各类医疗卫生机构及相应应用单位的责任和权利，并从三个方面进行规范。

一是标准管理，明确开展健康医疗大数据标准管理工作的原则，以及各级卫生健康行政部门的工作职责。《管理办法》提出卫生健康行政部门应当建立相应的健康医疗大数据标准化产品生产和采购的激励约束机制，还要积极推进健康医疗大数据标准规范和测评工作。

二是安全管理，明确健康医疗大数据安全管理的范畴，是在数据采集、存储、挖掘、应用、运营、传输等多个环节中的安全管理。要求采取数据分类、重要数据备份、加密认证等措施保障健康医疗大数据安全。提出建立健全相关安全管理制度、操作规程和技术规范，明确了分级分类分域的存储要求，对网络安全等级保护、数据访问控制、数据流转全程留痕、数据安全监测和预警、数据泄露事故可查询可追溯等重点环节提出明确的要求。

三是服务管理，明确实施健康医疗大数据管理和服务，应遵循医学伦理原则，保护个人隐私。提出加强对健康医疗大数据的存储管理，健康医疗大数据应当存储在境内安全可信的服务器上，要及时更新、甄别、优化和维护健康医疗大数据，确保信息处于最新、连续、有效、优质和安全状态。强化对健康医疗大数据的共享和交换。

5.《管理办法》在标准管理、安全管理和服务管理方面都是怎么界定的？

健康医疗大数据的标准管理是基础性制度。《管理办法》按照"政策引领、强化监督、分类指导、分级管理"的基本原则，对健康医疗大数据标准管理工作提出了要求。

健康医疗大数据是国家重要的基础性战略资源，健康医疗大数据的安全关系到国家战略安全、国家生物安全、人民生命安全和公民个人隐私安全。《管理办法》强调了健康医疗大数据安全和应用管理责任单位的主体责任，同时界定了监管单位的监管责任。要求责任单位建立健全实名认证访问控制机制、网络安全通报机制和应急处置联动机制，定期对相关信息系统开展定级、备案和测评工作，严格落实网络安全等级保护制度，切实加强容灾备份、加密认证、准确恢复等安全保障措施。

《管理办法》明确，在推动健康医疗大数据应用发展过程中，在强化标准管理和安全管理的基础上，要寓管理于服务之中，为提升健康医疗大数据的服务能力和管理水平奠定基础。

责任单位选择健康医疗大数据服务提供商时，应当确保其符合国家和行业规定及要求，具备履行相关法规制度、落实相关标准、确保数据安全的能力，建立数据安全管理、个人隐私保护、应急响应管理等方面的管理制度。

从安全管控角度，对相关数据中心的安全管理和个人健康医疗数据的隐私保护，涉及国家安全问题。数据安全决定着我国健康医疗大数据应用发展的未来。中电数据服务有限公司（以下简称"中电数据"）作为中国电子信息产业集团有限公司旗下为国家重点行业、部门提供数据整合、管理及应用服务的平台公司，是健康医疗大数据产业发展国家队。中电数据坚持"安全为先、数据服务、平台运营、生态发展"的方针，在安全方面早已有布局，在国家健康医疗大数据中心及产业园建设试点工程落地及加强健康医疗大数据安全保障方面已做了很多工作。

首先，中电数据依托中国电子集团公司，构建基于本质安全、过程安全、工控安全、数据安全的数据全生命周期安全体系；其次，中电数据拥有安全融合系统、安全管控系统、安全应急系统三位一体的安全平台，实现数据全生命周期的安全防护；最后，中电数据积极参与国家健康医疗大数据的顶层设计，通过积极参与行业安全法规标准顶层设计，夯实健康医疗大数据安全体系。

（二）互联网医疗：政策大开闸

"政策大开闸"，无疑是 2018 年互联网医疗领域大热话题。2018 年 3 月 5 日，李克强总理在政府工作报告中明确提出，加快在各行业各领域推进"互联网 +"，发展"互联网 + 医疗健康"，加快建立远程医疗服务体系，加强基层医疗卫生机构能力建设，提升分级诊疗和家庭医生签约服务质量。

1. 顶层设计：《国务院办公厅关于促进"互联网 + 医疗健康"发展的意见》

4 月 28 日，市场迎来重磅政策利好。《国务院办公厅关于促进"互联网 + 医疗健康"发展的意见》（国办发〔2018〕26 号）（以下简称《意

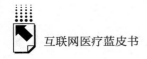

见》）发布，明确支持"互联网＋医疗健康"发展。

监管政策逐渐明朗，互联网医疗也迎来全新开端。

《意见》发布，标志着我国"互联网＋医疗健康"发展进入新的阶段。作为互联网医疗顶层设计，《意见》包含以下三个部分：健全"互联网＋医疗健康"服务体系、完善"互联网＋医疗健康"支撑体系、加强行业监管和安全保障。

其中，《意见》明确指出："允许依托医疗机构发展互联网医院。医疗机构可以使用互联网医院作为第二名称，在实体医院基础上，运用互联网技术提供安全适宜的医疗服务，允许在线开展部分常见病、慢性病复诊，医师掌握患者病历资料后，允许在线开具部分常见病、慢性病处方。"

当然，在看到突破的同时，市场也有声音表示，在筹资渠道、医院管理、业务模式、技术安全等方面，还有待进一步更新、完善相应政策。

2. 行动计划：《进一步改善医疗服务行动计划（2018—2020年）》

2018年1月，国家卫生计生委、国家中医药局制定了《进一步改善医疗服务行动计划（2018—2020年）》，将"以'互联网＋'为手段，建设智慧医院"纳入创新医疗的服务手段。其中明确指出，要利用大数据信息技术为医疗质量控制、规范诊疗行为、评估合理用药、优化服务流程、调配医疗资源等提供支撑；应用智能导医分诊、智能医学影像识别、患者生命体征集中监测等新手段，提高诊疗效率；应用互联网、物联网等新技术，实现配药发药、内部物流、患者安全管理等信息化、智能化。

一是要求进一步巩固改善医疗服务的有效举措，将其固化为医院工作制度。在总结2015～2017年改善医疗服务行动计划经验成效的基础上，自2018年起，医疗机构要建立预约诊疗制度、远程医疗制度、临床路径管理制度、检查检验结果互认制度等。

二是突出应用新理念、新技术，创新医疗服务模式。

3. 推进电子健康档案向个人开放：《关于做好2018年国家基本公共卫生服务项目工作的通知》

6月20日，为贯彻落实《国务院办公厅关于促进"互联网＋医疗健康"

发展的意见》（国办发〔2018〕26号），国家卫生健康委员会、财政部、国家中医药管理局公开发布了《关于做好2018年国家基本公共卫生服务项目工作的通知》（国卫基层发〔2018〕18号）（以下简称《通知》）。

《通知》指出，要切实发挥电子健康档案在基本公共卫生服务和健康管理中的基础支撑和便民服务作用，根据各地基层信息化和电子健康档案建设水平以及居民健康服务实际需求，以高血压、糖尿病等慢性病患者，孕产妇，0~6岁儿童，65岁以上老年人等重点人群为突破口，通过智能客户端、电视、App、网站等形式，在保障个人信息安全的情况下，推进电子健康档案向个人开放，方便群众查询自身健康信息，调动群众参与自我健康管理的积极性，提高群众获得感。

4. 落地细则：《关于深入开展"互联网＋医疗健康"便民惠民活动的通知》

7月12日，国家卫生健康委员会、国家中医药管理局联合发布《关于深入开展"互联网＋医疗健康"便民惠民活动的通知》（以下简称《通知》）。这是第一个国家级"互联网＋医疗健康"落地细则，旨在落实"互联网＋医疗健康"服务体系，为老百姓看病就医带来便捷。

《通知》明确加快推进智慧医院建设，运用互联网信息技术，改造优化诊疗流程，贯通诊前、诊中、诊后各环节，改善患者就医体验；提出就医诊疗服务更省心、结算支付服务更便利、患者用药服务更放心、公共卫生服务更精准、家庭医生服务更贴心、远程医疗服务全覆盖、健康信息服务更普及、应急救治服务更高效、政务共享服务更惠民、检查检验服务更简便等10类共30项"互联网＋医疗健康"便民惠民活动内容，并为二级及以上医疗机构未来两年的"互联网＋医疗健康"工作设定明确目标。

5. 数据互联互通：《关于进一步推进以电子病历为核心的医疗机构信息化建设工作的通知》

2018年8月，《关于进一步推进以电子病历为核心的医疗机构信息化建设工作的通知》（以下简称《通知》）发布，医疗数据安全、数据的互联互通、数据安全及应用再一次成为国家政策重点关注的几个方面。

通知对数据互联互通提出要求，强调了大数据在信息统计分析和智慧医

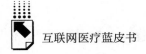

院建设上的作用。其中提到 2019 年要实现医院内不同部门间数据交换。

另外,《通知》还要求:保障信息安全,严格执行信息安全和健康医疗数据保密规定,严格管理患者信息、诊疗数据等,保护患者隐私;加强数据安全监管,地方各级卫生健康行政部门要加强对医疗机构电子病历数据传输、共享应用的监督指导和安全监管;强调数据存储安全,要求患者信息等敏感数据要储存在境内;保护患者数据隐私,建立健全患者信息等敏感数据对外共享的安全评估制度,确保信息安全。

6. 规范行为:《关于印发互联网诊疗管理办法(试行)》等3个文件

9 月 12 日,为了进一步贯彻落实《国务院办公厅关于促进"互联网 + 医疗健康"发展的意见》有关要求,规范互联网诊疗行为,发挥远程医疗服务积极作用,提高医疗服务效率,保证医疗质量和医疗安全,国家卫生健康委员会、国家中医药管理局联合发布了《关于印发互联网诊疗管理办法(试行) 等 3 个文件的通知》。

文件重点包括《互联网医院管理办法(试行)》《互联网诊疗管理办法(试行)》《远程医疗服务管理规范(试行)》,文件首次明确了互联网诊疗的定义:医疗机构利用在本机构注册的医师,通过互联网等信息技术开展部分常见病、慢性病复诊和"互联网 +"家庭医生签约服务。

此外,文件将"互联网 + 医疗服务"分为远程医疗、互联网诊疗活动、互联网医院三类;要求医师需具有三年独立临床经验;不得对首诊患者开展互联网诊疗等,对互联网医疗、互联网医院和远程医疗都做了明确的规范和指引。

7. 固化为医院制度:《进一步改善医疗服务行动计划(2018—2020年)考核指标》

11 月 8 日,国家卫健委公布《进一步改善医疗服务行动计划(2018—2020 年)考核指标》(以下简称《考核指标》),分别针对医疗机构和卫生健康行政部门就信息化、远程服务等考核项做出具体指标要求。其中针对医疗机构,一级指标 12 个、二级指标 39 个,合计分数 100 分;针对卫生健康行政部门,一级指标 6 个、二级指标 15 个,合计分数 50 分。

在针对医疗机构的考核指标中，远程医疗制度、智慧医院均有涉及，在大数据利用情况、智能技术及可穿戴设备使用情况两类中均有详细指标，显示国家对于智能技术推动医疗大数据发展的重视程度。

在针对卫生健康行政部门的考核指标中，互联互通方面的指标分数占比较高，平台信息区域共享，即互联互通是医疗服务行动计划绝对的建设核心。

（三）医保控费：开源节流，进行支付方式改革

1. 大医保局成立

2018 年 3 月 13 日，国务院"大部制"改革方案出炉。方案对人力资源和社会保障部的城镇职工和城镇居民基本医疗保险、生育保险职责，国家卫生和计划生育委员会的新型农村合作医疗职责等进行整合，组建国家医疗保障局，作为国务院直属机构。国家医疗保障局将统一管理城职保、城居保、新农合三大医保，加强三医联动；同时推动医保支付标准与方式改革，撬动药品、医疗的规范化。

2. 发展商业健康保险

2018 年 8 月，国务院办公厅印发《深化医药卫生体制改革 2018 年下半年重点工作任务的通知》（以下简称《通知》），推广分时段预约诊疗、智能导医分诊、诊间结算、移动支付、检验检查结果查询等线上服务；推动重点地区医疗健康领域公共信息资源对外开放；推进健康医疗大数据与产业园建设国家试点。

特别规定，要深化医保支付方式改革，制定完善的中国特色医疗保障制度改革方案，提高基本医保和大病保险保障水平。开展按疾病诊断相关分组（DRGs）付费试点。在全国全面推开按病种付费改革，统筹基本医保和大病保险，逐步扩大按病种付费的病种数量。采取措施着力解决"挂床"住院、骗保等问题，科学控制医疗费用不合理增长，强化医保对医疗行为的监管。

《通知》还提出，要发展商业健康保险。完善以政府购买服务方式引导具有资质的商业保险机构等社会力量参与基本医保的经办服务。

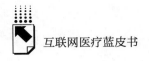

3. 明确加快推进 DRGs 国家试点

2018 年 12 月 20 日，国家医保局发布《关于申报按疾病诊断相关分组付费国家试点的通知》，决定组织开展 DRGs 国家试点申报工作。目标是制定并完善全国基本统一的 DRGs 付费政策、流程和技术标准规范，形成可借鉴、可复制、可推广的试点成果。从试点范围来看，原则上各省可推荐 1～2 个城市（直辖市以全市为单位）作为国家试点候选城市。

2018 年 12 月 21 日，国家卫健委发布《关于印发国际疾病分类第十一次修订本（ICD－11）中文版的通知》，自 2019 年 3 月 1 日起，各级各类医疗机构应当全面使用 ICD－11 中文版进行疾病分类和编码。卫生健康行政部门开展医疗机构绩效考核、质量控制与评价等工作时，均应当采用 ICD－11 中文版进行医疗数据统计分析。

DRGs 即为疾病诊断相关分组，它依据患者所患病种、病情的严重程度、住院时间等因素将参保病患归入相应病组，医保所支付给医院的费用随即确定，再依据个人的报销比例，病患个人支付的费用即可确定。DRGs 通过统一的疾病诊断分类定额支付标准的制定，达到医疗资源利用标准化，推进医保支付方式的变革，有利于费用控制。

国家医保局表示，推进医保支付方式改革是完善中国特色医疗保障制度的重要内容，是推进医药卫生体制改革的一项长期任务，对于规范医疗服务行为、合理优化医疗资源配置、控制医疗费用的不合理增长等方面具有重要意义。

（四）医药管理：深化审评审批政策

1. 加强药品生命周期管理

2018 年 1 月 5 日，《药品数据管理规范》（征求意见稿）、《药品检查办法（征求意见稿）》发布，对于加强药品生命周期管理，保证药品质量提出了更高要求。

另外，针对药品质量管理，国家药监局出台了《关于药品信息化追溯体系建设的指导意见》《中华人民共和国疫苗管理法（征求意见稿）》，严控质量，明确企业作为追溯责任的主体，编制统一信息化追溯标准。

对于中药饮片的集中整治是国家药监局对于质量监管的另一重大举措。8月28日，国家药监局发布《中药饮片质量集中整治工作方案》，方案提出，自9月起在全国范围内开展为期1年的中药饮片质量集中整治，加快建立完善符合中药饮片特点的长效机制。

2019年的政府工作报告中，特别提到大数据对于药品监管层面的作用。

2. 破除以药养医，节省医疗费用

为控制公立医院费用的不合理增长，推进医药分开，2018年，国家卫计委联合财政部、国家发展改革委等五部委发布《关于巩固破除以药补医成果持续深化公立医院综合改革的通知》，全面推行以按病种付费为重点的多元复合式医保支付方式，扩大公立医院薪酬制度改革试点。

5月31日，国家医保局正式成立，随后于7月启动了抗癌药物医保准入专项谈判，10月10日，国家医保局印发了《关于将17种药品纳入国家基本医疗保险、工伤保险和生育保险药品目录乙类范围的通知》。17种抗癌药纳入医保报销目录，与平均零售价相比，平均降幅达56.7%。

2018年国家医保局另一大动作是4+7带量采购。8月3日，国家医保局组织召开了首次药品集中采购试点座谈会；9月11日，国家医保局再次主持召开会议确定了联合采购要求及操作方法，同时公布第一批带量采购清单；11月15日，经国家医保局同意，《4+7城市药品集中采购文件》于上海阳光医药采购网正式发布，文件公布了第一批带量采购目录的31个品种，目前带量采购的初步结果已经出炉，31个试点通用名药品有25个集中采购拟中选，拟中选价平均降幅52%，最高降幅96%，降价效果明显。

对于推进医药分开，控制药占比可能衍生的新问题，需要其他政策的同步配合。8月23日，国家卫健委、工信部、公安部等9部委联合发布《2018年纠正医药购销领域和医疗服务中不正之风专项治理工作要点》，通过打击流通领域的腐败和商业贿赂等行为避免过度医疗，节省医疗总费用。

11月26日，《关于加快药学服务高质量发展的意见》（国卫医发

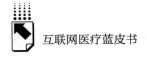

〔2018〕45 号）重点强调公立医院不得承包、出租药房，不得向营利性企业托管药房，促进临床合理用药。12 月 12 日，国家卫健委又发布《关于做好辅助用药临床应用管理有关工作的通知》，对于辅助用药进行严格监管，严控药占比。

除了以上提及的政策之外，在医药流通、医疗器械、创新医疗产品方面也有持续的政策跟进。

三 机构重组及变化

2018 年 3 月 13 日，十三届全国人大一次会议审议国务院机构改革方案。国务院组建国家卫生健康委员会，将国家卫生和计划生育委员会、国务院深化医药卫生体制改革领导小组办公室、全国老龄工作委员会办公室的职责，工业和信息化部的牵头《烟草控制框架公约》履约工作职责，国家安全生产监督管理总局的职业安全健康监督管理职责整合，组建国家卫生健康委员会，作为国务院组成部门。

国家卫生健康委员会的主要职责是，拟订国民健康政策，协调推进深化医药卫生体制改革，组织制定国家基本药物制度，监督管理公共卫生、医疗服务、卫生应急，负责计划生育管理和服务工作，拟订应对人口老龄化、医养结合政策措施等。

2018 年 7 月，国家先后出台《国家药品监督管理局职能配置、内设机构和人员编制规定》《国家卫生健康委员会职能配置、内设机构和人员编制规定》及《国家医疗保障局职能配置、内设机构和人员编制规定》。明确规定各部门的职能。

国家药监局职能包括：负责药品、医疗器械和化妆品安全监督管理、标准管理、注册管理、质量管理、上市后风险管理；负责执业药师资格准入管理；负责组织指导药品、医疗器械和化妆品监督检查等。

国家卫健委职能包括：组织拟订国民健康政策；协调推进深化医药卫生体制改革；组织制定国家药物政策和国家基本药物制度，开展药品使用监测、临床综合评价和短缺药品预警；制定医疗机构、医疗服务行业管理办法并监督实施，建立医疗服务评价和监督管理体系等。

国家医保局职能包括：拟订医疗保险、生育保险、医疗救助等医疗保障制度的法律法规草案、政策、规划和标准，制定部门规章并组织实施；组织制定城乡统一的药品、医用耗材、医疗服务设施等医保目录和支付标准，建立动态调整机制，制定医保目录准入谈判规则并组织实施等。

此次机构重组，将以治病为中心，转变到以人民健康为中心，推动实施健康中国战略，预防控制重大疾病，积极应对人口老龄化，加快老龄事业和产业发展，为人民群众提供全方位全周期的健康服务，是对2016年8月习近平总书记在全国卫生与健康大会上讲话精神的落实。

没有全民健康，就没有全面小康。习近平总书记在全国卫生与健康大会上阐述了要把人民健康放在优先发展的战略地位，推进健康中国建设。从《"健康中国2030"规划纲要》的发布，到十九大报告中提出"应始终坚定地实施健康中国战略"，健康中国战略已在制度建设和机构改革层面全面展开。国家卫健委的设立，是政府的制度安排，有利于健康中国战略的推进。

医疗是一个事关国计民生的行业，具有重监管的属性，政策是行业发展的风向标。无论是2018年的健康医疗大数据相关政策，还是国家对于医疗方面的三定方案，都体现出健康医疗产业，监管与利好同行，创新与整合并举。政策大时代，行业正行进在新征程的十字路口。

参考文献

《"健康中国2030"规划纲要》。
《国务院办公厅关于促进和规范健康医疗大数据应用发展的指导意见》（国办发〔2016〕47号）。
《国家健康医疗大数据标准、安全和服务管理办法（试行）》（国卫规划发〔2018〕23号）。

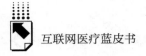
《国务院办公厅关于促进"互联网＋医疗健康"发展的意见》（国办发〔2018〕26号）。

《进一步改善医疗服务行动计划（2018—2020年）》（国卫医发〔2017〕73号）。

《关于做好2018年国家基本公共卫生服务项目工作的通知》（国卫基层发〔2018〕18号）。

《关于深入开展"互联网＋医疗健康"便民惠民活动的通知》（国卫规划发〔2018〕22号）。

《关于进一步推进以电子病历为核心的医疗机构信息化建设工作的通知》（国卫办医发〔2018〕20号）。

《互联网医院管理办法（试行）》（国卫医发〔2018〕25号）。

《互联网诊疗管理办法（试行）》（国卫医发〔2018〕25号）。

《远程医疗服务管理规范（试行）》（国卫医发〔2018〕25号）。

《进一步改善医疗服务行动计划（2018—2020年）考核指标》。

《深化医药卫生体制改革2018年下半年重点工作任务的通知》（国办发〔2018〕83号）。

《关于申报按疾病诊断相关分组付费国家试点的通知》（医保办发〔2018〕23号）。

《关于巩固破除以药补医成果持续深化公立医院综合改革的通知》（国卫体改发〔2018〕4号）。

《关于将17种药品纳入国家基本医疗保险、工伤保险和生育保险药品目录乙类范围的通知》（医保发〔2018〕17号）。

《4＋7城市药品集中采购文件》。

《国家药品监督管理局职能配置、内设机构和人员编制规定》（厅字〔2018〕53号）。

《国家卫生健康委员会职能配置、内设机构和人员编制规定》（厅字〔2018〕59号）。

《国家医疗保障局职能配置、内设机构和人员编制规定》（厅字〔2018〕64号）。

金小桃、王光宇、黄安鹏：《"全息数字人"——健康医疗大数据应用的新模式》，《大数据》2019年第1期。

代涛：《健康医疗大数据发展应用的思考》，《医学信息学杂志》2016年第2期。

窦伟洁、宋燕等：《大数据在现代医院管理中的应用及SWOT分析》，《卫生软科学》2019年第2期。

《2018年医疗大数据政策：小跑前进，监管渐明晰》，亿欧网，2018年12月26日，https：//www.iyiou.com/p/88518.html。

B.4
互联网医疗公司上市进展

裘加林[*]

摘　要： 近些年，互联网医疗作为医疗行业创新领域的代表，以蓬勃发展的姿态进入世人的视野，在解决中国医疗资源不平衡和人们日益增加的医疗健康需求之间的矛盾上发挥着日益重要的作用。但相对其他互联网领域而言，目前的互联网医疗依然处于起步阶段，面临诸多挑战。在此基础上，本报告针对现有互联网医疗公司目前的发展现状、主要面对的问题、上市情况做出了综合性的整理及论述，并对未来的发展趋势做了相关探讨。

关键词： 互联网医疗　上市进展　医疗资源

一　互联网医疗公司发展现状

近年来，随着国家对"互联网＋医疗健康"政策的持续解绑，尤其是2016年《"健康中国2030"规划纲要》将医疗健康提升到了国家战略层面后，社会办医的准入门槛大大降低，国家对于企业进入医疗服务领域的政策也经历了从宏观到微观的不断深化和细化的过程。

2011～2016年，互联网医疗走过新兴行业的野蛮生长时期，经过几年的起伏和调整，行业逐渐进入理性发展阶段。历经初入门槛的1.0挂号时

＊ 裘加林，杭州求是同创网络科技有限公司创始人。

代，途经开始有所方向的 2.0 网上轻问诊时代，我国互联网医疗在经过近 10 年的发展后，正在向 3.0 时代进发。前瞻产业研究院数据显示，2009 ~ 2017 年我国互联网医疗市场规模大幅激增，从 2 亿元跃至 325 亿元，复合增速高达 89%，预计未来几年我国医疗市场增速将维持在 40% 左右，到 2020 年，我国互联网医疗市场有望达到 900 亿元的高规模。[①]

2018 年，国务院办公厅发布了《关于促进"互联网 + 医疗健康"发展的意见》，要求医院运用信息化手段解决患者看病就医过程中的"三长一短"问题，优化就医流程，提升患者就医体验。在深化医改和鼓励社会办医的大背景下，我国医疗健康市场正在发生巨变，一批适应市场需求的公司开始迅速成长。医疗独角兽企业以其创新能力强、成长速度快、爆发式增长的特征，代表着新经济的增长动力，对以新技术、新产业、新业态、新模式为内涵的经济结构调整起到重要作用。2018 年，融资额度在 3 亿元以上的医疗健康领域独角兽和潜力企业有 82 家，主要分布在互联网医疗医药、创新药、线下医疗医保、创新器械、基因测序、大数据六大板块（见图 1）。其中最大板块是互联网医疗医药，有 27 家，占比为 32.93%。[②]

从服务项目上看，目前互联网医疗企业的服务项目主要包括药业、转诊、减肥、医疗健康产品、预约挂号、医学检测及服务、分析诊疗、自诊、医疗咨询、美容、中医理疗、家庭医生等，由此可见，医疗领域的各个环节都在逐步渗透互联网技术。从业务层面上看，服务供应商纷纷落地覆盖患者看病全流程的互联网医院，各大互联网医疗平台正在通过拓展线下场景及服务范围，释放现有医疗服务能力，从而触达更多用户。从现有的覆盖范围来看，目前的互联网医院建设主要分成两大块，一块是覆盖全科诊疗，改造就医流程的互联网医院；另一块是以专科诊疗为主体的互联网医院。

1. 以全科诊疗为方向的互联网医院发展现状

好大夫在线上线开放平台，拓宽新增用户渠道，以模块输出的方式，为

---

① 前瞻产业研究院。
② 《2018 医疗健康行业独角兽深度研究报告》。

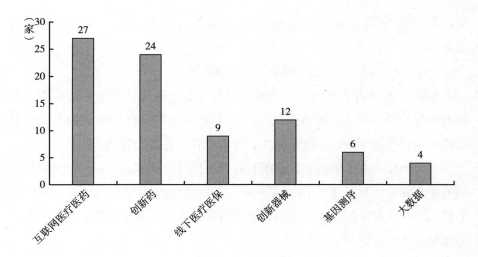

图1　医疗健康领域独角兽企业

合作企业赋能，与此同时进行产品重构，通过打造"团队诊疗"的模式，扩大平台的接诊和后续服务能力。

春雨医生进一步扩大"互联网＋医院服务网络"建设，与贵州、云南等地医院合作，建立互联网诊疗平台，通过帮助医院改造就医流程，提高患者管理和运营能力，整体的问诊量和患者上线量已初见成效。

平安好医生以"问诊＋药"打造一公里医疗服务圈，2018年下半年推出"无人诊所＋智能药柜"，在企业、社区、商场等人流密集区域进行投放，并与九州通、华润三九及多家知名连锁药房达成合作，构建"一分钟接诊＋一小时送药"网络，以药为抓手从线上向线下渗透。

健康160在2015年开始商业化尝试后，定义为开放平台，不断开发新产品，帮助医院优化业务流程，服务基层医疗，提供以患者为中心的互联网分级诊疗平台，并大力开展医疗电商业务，凭借其互联网医院资质，向有常见病、慢性病复诊需求的患者开具电子处方并提供处方药配送服务。

微医与友邦中国持续协同以推进HMO在中国落地，截至2018年12月底，微医HMO基地在成都、西安以及珠海三个城市实现落地，以微医全科中心、互联网医院、医联体等为基地，将其"线上＋线下、全科＋

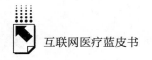
专科"的医疗服务能力实现规模化、标准化输出，在区域内提供深度服务。

2. 以专科诊疗为方向的互联网医院发展现状

医联从 2018 年开始专注于互联网医院业务，在业内率先打造了专科互联网医院的运作模式。2019 年起，医联互联网医院从肝病专科向其他专科延伸，现已覆盖艾滋病、糖尿病、肿瘤以及骨科等多个领域。

七乐康作为专注于慢病复诊的互联网医院处方药承接企业，以互联网医院为主营业务，形成了"医+药+患"的线上诊疗完整业务闭环，其平台上数十万的执业医师已为百万慢性病患者提供了上千万次便捷、优质、整合的远程慢病诊疗服务。

卓健在 2019 年 7 月发布智慧互联网医院平台 3.0，通过规则引擎+医学知识库双轮驱动，针对各类输入信息分类生成健康管理计划，并可接受各种场景发出的全程服务计划，实现针对各类专科专病自动、半自动的跟踪服务，目前，主要在甲状腺癌、腹腔镜切除术上实现全流程管理。

可见，经过几年的发展，目前主要互联网医疗企业的商业模式已经趋向成熟。但目前医疗领域的大部分流量仍被封闭在线下，用户流量和渗透率增长有限，线上医疗服务在对老百姓的精准度和友好度上依然有所欠缺。虽然我国用户使用移动医疗满足基本医疗健康需求的习惯正在被培养，但传统互联网医疗企业重功能建设、轻用户运营的准入模式，难免导致用户习惯不够深入，效率低下，服务难以升级。

另一家医疗准独角兽公司微脉，在这一方面就做出了一些有意义的探索。其在国内首先提出"信任医疗"概念，在大浪淘沙的中程踏入医疗赛道后，快速摸索出了一套自己的推广模式：以城市为单位，与公立医院进行深度合作，连接本地大部分的医疗健康资源以及实现医生在线化，把每家医院每一天的医患交互"信任连接"沉淀到线上，本地百姓随时在线与本地其所信任的专家紧密互动，快速形成深度和密度的服务覆盖，构建本地化基于"信任关系"的医患链接。微脉在重点覆盖城市的服务重心在推广运营，向老百姓普及"用"的概念。资料显示，在微脉的主要运营城市，整个城市的线上医疗服务（预约挂号、信息查询、支付交易、医生专病服务等）用户渗透率超过 30%。易观数据显示，2018 年医疗细分领域中"本地医疗"以 858.54% 的月活增速遥遥领先，除了本身"本地医疗"基数不大的原因之外，也许与微脉在全国城市中不断扩大自己的本地化优势有关。①

国务院办公厅在发布《关于促进"互联网 + 医疗健康"发展的意见》时就重点强调了坚持既要"做优存量"，又要"做大增量"，即"运用互联网 + 优化现有医疗服务，丰富服务供给"。说明国家在提倡互联网医疗优化中国现有就医流程的同时，也鼓励社会办医机构去做医院当前还没有普及和覆盖的医疗健康服务，用互联网技术去创新医疗健康服务内容。

基于对此政策的理解，微脉走出了一条与行业先行者们的差异化之路。除了在平台上提供所有本地医院的就医服务、数据查询、综合支付服务，微脉也在"创新医疗健康服务运营"上进行新的探索，重点集中在 32 个科室，围绕 1000 + 具体病种，结合科室医务人员进行的患者诊前/诊中/诊后的居家管理服务运营，提供超过 12000 种专属医疗服务组合（SKU），帮助他们通过互联网来提升服务，给患者做诊前、诊中、诊后的全流程、全周期、全病程的管理服务。包括医护到家、孕产一站式服务、术后康复管理、儿童生长管理、体检检后管理、日间手术管理等，在实现"让每一个患者得到至少一项专属服务"上做出许多有意义的探索。

不过，互联网医疗独角兽们的成长依然面临着诸多挑战，有因快速成长导致的内部管理问题，也有行业发展中遇到的商业模式问题。这些需要在野蛮生长的同时做好全方位的统筹，否则很可能昙花一现，轰然倒塌。但不可否认的是，互联网医疗这艘巨轮已经开启，且正在进行一场前所未有的变革，在通过互联网的特性为患者、医院、医生创造价值的路上，我们已经嗅到了春天的气息。

---

① 陈乔姗：《中国互联网医疗下半场专题分析 2018》，易观网，2019 年 3 月 7 日，https：//www. analysys. cn/article/analysis/detail/20019206。

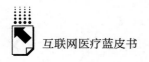
二 互联网医疗公司上市情况

互联网医疗作为"互联网+"时代的新应用,瞄准的是中国最难革新、最难撬动的医疗市场,同时也是与所有人都息息相关的行业,因此具备着无限光明的前景和未来。2014年伊始,互联网医疗开始成为显性行业并受到众多资本追捧。蜂拥的资本点燃了互联网医疗发展的热情,BAT等互联网巨头的加入将行业内创业者的热情推向了高潮,一些嗅到商机的上市公司为了获得资本的青睐,亦开始试水互联网医疗业务。据不完全统计,目前已有超过50家A股上市公司的版图中囊括了互联网医疗。但身处这个行业中的公司在上市道路上表现如何,一切有待分晓。

从2018年起,平安好医生、阿里健康、111集团以及新氧组成的互联网医疗第一方阵公司,纷纷踏入港股与美股,开启互联网医疗公司上市的新浪潮。不过,对于互联网医疗公司来说,上市不是终点,而是开始迎接新的挑战。

平安好医生作为互联网医疗上市的第一股,在2018年打响了赴港第一枪。虽然业务持续增长,前景乐观,但不容忽视的是,平安好医生至今仍是亏损状态,身负"巨债"蹒跚前行。自2014年成立起上市,平安好医生连续三年亏损,从其发布的年报来看,平安好医生在2018年更是亏损9.13亿元,相比年收入33亿元的数据,亏损额依然居高不下。①

而2010年成立的微医在其9年发展历程中,共融资70余亿元,创下行业之最,最后一轮融资后,微医估值达55亿美元,彼时,微医董事长廖杰远曾表示预计2018年底赴港上市,以业务分拆的方式登陆资本市场。不过,这一计划至今未能成形。值得一提的是,2019年上半年,微医创始人兼CEO廖杰远半年内曾两次出手国内A股,先通过大宗交易举牌易联众,持有易联众5%的股权,后又参与杭齿前进国企混改,以6.22亿总对价,拿

---

① 平安好医生2018年年报。

到杭齿前进 19.99% 股权，晋身为这两家上市公司的第二大股东。这一举动是为了微医的业务能够加快脚步进入 A 股市场而做的前置准备，如果能够达成，微医或将成为 A + H 股的上市公司。

与微医相比，春雨医生的上市之路显然更为坎坷。2016 年，公司创始人张锐的突然离世让春雨医生的分拆打包上市计划泡汤，华润集团张琨的"空降"曾帮助其暂时走出困境，但春雨医生至此三年以来再无融资动作。2019 年 1 月，张琨离职后，传出华润医生将入局春雨医生的消息，但春雨医生的上市计划能否重新提上议程还是未知数。

被称为新三板移动医疗第一股的健康 160，于 2015 年 12 月挂牌新三板，随着营收与盈利进入拐点，重新冲刺 IPO 也提上了日程。2018 年 3 月，健康 160 宣布拟从新三板摘牌，其董事长罗宁政称将在 2019 年启动 IPO。[①]

"爆款"频出的丁香园作为成立时间最早的头部互联网医疗企业，在上市这件事上却未彰显野心，创始人李天天曾说："投资人对我们很有耐心，也没有任何约定条款要求我们必须上市。"2018 年初，丁香园获得由挚信资本领投、腾讯等跟投的 1 亿美元 D 轮融资，估值飙升至 10 亿美金，彼时也已经放话筹备赴港上市，时隔一年，或许距离丁香园上市已经不远了。

在 2019 年 5 月再次受到资本青睐的微脉却比较低调。据悉，截至 2019 年 6 月，微脉累计完成超过 1 亿美元融资，估值超过 30 亿元，股东包括 IDG、千骥资本、源码资本、经纬中国、元璟资本等国内一线投资机构。从当下的发展情况和差异化的商业模式来看，微脉的上市进程或许已经进入倒计时。

尽管上述几家公司都剑指 IPO，但在自身没有一个清晰的盈利模式下，A 股大门很难打开。而在硬件条件上轻盈利、重技术的科创板，却在信息披露上更加严格。不得不说，上市对国内互联网医疗领域来说依然是一块巨大的石头。

---

① 新三板论坛。

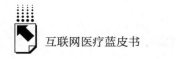

相对于其他领域而言，医疗更多地是一种专业性很强的无形服务，而且直接关乎人的生命健康，互联网与医疗的结合需要更多更深入的思考和研究。丁香园创始人李天天也曾表示，医疗行业绝不是仅靠资本就能迅速催熟或清场的行业，没有坚实医疗资源和独特商业模式的企业注定无法存活下来。① 但反过来，对于互联网医疗而言，资本的"压力"也在无形中成了上市的"理由"，在接受多轮融资后，许多互联网企业已经到了该上市的"临界点"，不得不为上市做准备。

从投资数量上看，各大上市公司针对互联网医疗的投资、并购总额有所减少，但从总量上来看，我国公开的互联网医疗融资总量仍在稳步提升，同时，百姓的健康诉求、医疗行业的发展趋势、政府的政策引导，为众多互联网医疗公司提供了足够的成长空间，行业发展的步伐仍在加速向前。

三 互联网医疗公司发展趋势

综观目前较为成功的几家互联网医疗公司，可以发现中国互联网医疗的商业模式主要包括：咨询诊疗、药品销售、消费医疗、广告推广、远程诊疗、保险合作和病人导引等形式。但我国的医疗大环境总体绕不开以下几个问题，导致互联网医疗始终不能与其他互联网领域的发展速度相抗衡，发挥出自己应有的价值：其一，受限于当前医疗体制的桎梏，改造难度大；其二，医疗市场用户教育基础不够扎实，渗透率不高；其三，互联网医疗公司在业务上有很大的重叠性，商业模式没有彻底跑通，规模化盈利模式尚未形成。

对于医疗行业来说，互联网主要起到的是提高效率的作用，并不能单独解决医疗的问题，其价值需要辅以不断的技术突破，以及老百姓意识上的转变和政府政策上的跟进。整体来看，接下来互联网医疗公司的发展将会围绕以下几个重点逐步攻克。

第一，加速线下布局，线上线下联动，逐步进入医疗核心。

---

① 丁香园创始人李天天语录。

目前大多数互联网医疗健康平台提供的服务还是以泛在式的在线咨询、医药电商等为主，或者通过互联网的手段帮助医院将原有挂号等基本业务搬到线上，即"互联网＋医疗"，互联网对医疗行业的创新仍未触及核心痛点，也无法建立有效的商业模式。

事实证明，真正能够解决"互联网＋医疗"问题的方式并不在线上，线上只是给用户提供了一个更高效的寻找渠道，在如何深入医疗核心的问题上，依然需要仰仗线下医疗服务能力的释放，补充基层医疗服务能力的不足。

在步入互联网医院的下半场后，互联网医疗相对来说已经完成了一定的用户流量和资源积累，建立了一定的竞争门槛，各平台在加速向线下布局时已经有了自己的阵地。同时，医院、零售药房等线下主要医疗健康服务场所也正在通过线上平台，拓展服务范围，提升用户体验。随着各方的努力，互联网＋医疗政策将逐渐趋向清晰，线上、线下双向驱动下，互联网医疗将逐步进入医疗服务核心领域。

第二，建立信任或将成为提高互联网医疗市场渗透率的核心。

所有商业活动本质都是交易，医疗健康服务也不例外，而交易都存在不确定性和风险，必须基于信任才有可能往下走。只是互联网大潮袭来的时候，海浪夹杂着沙子把这个本质掩埋了。当人们热衷新兴技术，甚至把新兴技术作为一种时尚进行追逐的时候，容易忘了这个交易本质。当人们在追逐中受挫，渐渐冷静下来的时候，这个交易本质就显露出来了。

长期以来，我国医生、医院、患者之间一直存在巨大的信息不对称现象，相互之间的信任程度较低。大部分患者只相信三甲医院，大城市的优质医疗资源被"小病"占据，基层医疗资源却被闲置。在互联网公司互相抢占医疗市场的时候，信任的重要性被搁置在了一边。因此，重建并加强医疗市场的信任关系将成为唤醒这一部分资源的重要举措，也将成为提高互联网医疗市场渗透率的核心。

在这一方面，微脉或将成为互联网医疗行业中的意识先行者，在数年前其就提出打造本地化基于"信任"的医患服务平台。微脉创始人裘加林曾

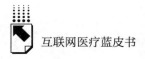

表示，他并不提倡泛在化的问诊服务场景，而是希望医患在线下实体诊疗服务建立连接的基础上，通过面诊、在线问诊、院后管理、妇幼或慢病周期管理等实现本地医患的便捷和高效沟通，医患之间也能建立强有力的信任链条，形成微脉提倡的基于医患信任的医疗健康服务闭环。① 事实证明，微脉属地化地建立医疗服务"信任关系"在其深度运营的台州、金华、襄阳、荆州等多个城市已经开始反向赋能，在本地形成了"看病用微脉"的用户认知。

除此以外，强信任的医患链接也是医生开展多点执业，医院利用互联网进行远程诊疗、分级诊疗落地、处方流转的关键点。对于坐拥大量专家资源的大医院而言，此举无疑能为医院减轻部分门诊压力，解决患者"因药就医"的困境，让患者少跑路。对于三、四线基层医疗机构而言，有信任关系加持的医生也可以便捷地为患者进行复诊、随诊、康复、开具电子处方等诊疗服务。

同时，信任也是未来继续进军互联网医疗支付领域的重要筹码。2019年6月，国务院办公厅印发了《关于印发深化医药卫生体制改革2019年重点工作任务的通知》，要求9月底前制定互联网诊疗收费和医保支付政策。这一政策信号，对开展远程医疗等医疗服务而言无疑是个喜讯。互联网医疗能否进入医保一直影响着患者的就医选择，一旦明确互联网医疗收费标准以及医保报销标准，将大大提升用户对互联网就医的信任度，显著驱动医院推进互联网医疗服务以及患者选择互联网医疗服务。

第三，政策推动变革，大健康产业或成互联网医疗新方向。

作为世界上增长最快的产业之一，健康产业在发达国家的比重超过15%，而我国的健康产业仍处于起步阶段，仅占国民生产总值的4%～5%，可见其发展潜力巨大。② 同时，我国在产业结构方面与发达国家也有较大的差距，产业细分失衡严重，除医疗及医疗用品外其他细分产业均尚处开发初

---

① 《微脉完成B轮3000万美金融资，千骥资本领投》，动脉网，2018年9月13日，https：//vcbeat. top/OGIxNWM5ODdkYzgxODE3NWZhZDFlOTU5ZGI2YTIwZmI＝。

② 前瞻产业研究院。

期。数据显示，大健康产业市场规模将由 2017 年的 4.9 万亿元增长到 2021 年的 12.9 万亿元，年均增长率为 27.4%，远高于 GDP 增速，是世界上最大和增长最快的朝阳产业之一。①

2019 年 7 月 15 日，国务院办公厅发布《健康中国行动（2019—2030年）》，在定位上看，将从以"疾病"为中心向以"健康"为中心转变；在策略上，将从注重"治已病"向注重"治未病"转变；在主体上，将从依靠卫生健康系统向社会整体联动转变。② 从未来潜力及国家新规上可以看出，大健康领域已经成为互联网医疗未来发展的新方向。

不过现阶段，互联网诊疗新规还没有为当下的互联网医疗环境完全扫清阻碍，许多企业依然不能真正施展手脚，医院与企业之间的合作关系仍需升级，成熟而多元化的互联网医疗商业模式探索，也许要在真正全面、系统化的相关文件落地后才能深入进行。

但可以预见的是，接下来互联网医疗的号角将持续吹响，这是一场真正回归医疗本质的竞争，谁能在多元的市场中抢占更多的用户入口，拥有强大的资源整合能力，并且快速响应未来医疗发展趋势，继续深耕并且走出一条差异化的道路来，才是大家的重要关注点。

综观全局，在全局互联网迅速发展的今天，互联网医疗势必是我国医改的关键驱动因素，也许有一天也能像淘宝购物一样超越欧美国家，但要通过互联网医疗来颠覆目前的行政医疗体系，目前来说还有相当长的路要走。不过，我国互联网医疗公司目前仍处于迭代探索阶段，融资情况也相对乐观，随着互联网＋的逐步发展壮大，相信我国的互联网医疗行业及众多参与者定会迎来属于自己的春天。

---

① 《〈2018 医疗健康行业独角兽深度研究报告〉发布》，投资界网，2018 年 7 月 13 日，https：//news. pedaily. cn/201807/433506. shtml.

② 《关于健康中国行动有关文件的政策解读》，人民网，2019 年 7 月 15 日，http：//health. people. com. cn/n1/2019/0715/c14739 - 31235515. html。

B.5

互联网健康医疗投融资
研究报告

闫　鹏[*]

摘　要： 2018 年伴随技术进步和政策支持的双重助力，行业进入新的
快速发展期。在互联网医疗规范发展的大背景下，各路资本
重燃投资热情。全年共产生交易金额 147.39 亿元，较上年同
期上涨 297.3%。互联网医疗龙头企业平安好医生在香港联
交所主板挂牌交易，成为互联网医疗领域发展多年来首家上
市企业，并且为行业其他企业后续的上市起了很好的示范带
头作用。微医完成 5 亿美元的 Pre-IPO 轮融资，成为 2018 年
度互联网医疗行业最大的一笔融资事件。预计在线问诊平台
或将受到更多资本的关注，人工智能辅助诊断应用或将继续
受到资本追捧。

关键词： 互联网健康医疗　投融资　人工智能

互联网医疗行业在经历了 2017 年的短暂阵痛后，2018 年伴随技术进步
和政策支持的双重助力，行业进入新的快速发展期。

首先，在 2018 年政府工作报告中，李克强总理明确提出要实施大数据
发展行动，加强新一代人工智能的研发与应用，在医疗、养老等多个领

---

* 闫鹏，MBA，长期从事智慧医疗、医疗影像、健康管理研究。

域推进"互联网 +"进程。其次，从政策层面看，国务院办公厅于 2018年 4 月发布了《关于促进"互联网 + 医疗健康"发展的意见》（以下简称《意见》）。《意见》提出要健全"互联网 + 医疗健康"服务体系，完善"互联网 + 医疗健康"支撑体系，加强行业监管和安全保障。《意见》使得互联网医院得到了官方认证，同时互联网将全面链接医疗、医药、医保服务。同年 9 月，国家卫生健康委员会和国家中医药管理局发布了《互联网诊疗管理办法（试行）》《互联网医院管理办法（试行）》《远程医疗服务管理规范（试行）》三个文件。新政策的密集出台给予了互联网医院合法身份，这也意味着互联网医疗从此进入规范发展和严监管时期。

从技术层面来看，互联网技术发展、智能终端普及、传感器技术进步、人工智能技术进步、互联网基础设施的改善都对互联网医疗行业发展起着至关重要的作用。在具体的业务领域，也发生了一系列变化。一是"在线问诊"服务逐渐成为标准化的互联网医疗服务手段，其能辅助于移动化的远程医疗和慢病管理；二是随着医疗信息化不断深入，医疗信息化和互联网医疗之间正在趋向融合，医疗机构的医疗服务迫切需要走向远程化、互联网化，这样才能最大限度地便利患者；三是互联网创新也在向医疗细分领域渗透，医、药、险、检和 AI 等细分领域逐渐开始有新玩家入局，产生了许多有想象力的新模式，AI + 智能诊断、筛查等新兴应用正逐渐被医疗机构接受并使用；四是互联网运营的精细化催生开放平台和赋能体系，很多互联网医疗企业也开始纷纷效仿。

在互联网医疗规范发展的大背景下，各路资本重燃投资热情。2018 年 5月 4 日，互联网医疗龙头企业平安好医生在香港联交所主板挂牌交易，成为互联网医疗领域发展多年来的首家上市企业，并为行业其他企业后续的上市起了很好的示范带头作用。同月 9 日，微医宣布完成 5 亿美元的 Pre-IPO 轮融资，值得关注的是，该案例成为本年度互联网医疗行业最大的一笔融资事件，微医也逐渐成为行业的标杆。这两起事件分别为 2018 年互联网医疗行业的投融资写下了浓墨重彩的一笔。

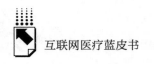

一　2018年互联网医疗行业投融资概述

（一）企业融资案例数和金额分析

2018年是互联网医联的政策大年，《国务院办公厅关于促进"互联网＋医疗健康"发展的意见》与三个互联网诊疗管理办法的相继推出，一定程度上给市场释放了良好的信号。此外，平安好医生成功上市，微医、医联、丁香园、微脉、七乐康等行业知名企业纷纷获得融资也为2018年互联网医疗投融资市场注入了新的活力，企业能够持续获得后续融资并且上市意味着资本的投入有了退出渠道，促使资本对该行业的投资热度再度升温。前几年一直被"诟病"的互联网医疗企业不够清晰的盈利模式，在2018年相继被一些企业明确并且验证，如丁香园已取得规模化营收，旗下各业务十分稳健，多年连续复合增长超过50%。虽然大部分企业目前仍处于亏损状态，但是一部分优质企业未来几年很有机会逐步走向盈利。

2018年互联网医疗行业投融资十分活跃，产生投资案例335起（每家企业获得一家投资机构的投资算一起案例，如获多家机构投资，则算多起；这里的投资案例不包括企业上市案例），创历史年份投资案例数新高，较2017年增长90.3%，一扫2017年的颓势（见图1）。在这300多起案例中，共有145家公司获得了投资机构的注资，较上年同期增长34.3%。此外，每家成功融资的企业平均获得2.3家投资机构的投资，高于上年同期的1.6家，机构对个案的争抢度略微加剧。

与案例数趋势相同的是，2018年互联网医疗行业总投资金额也迎来了回暖，全年共产生交易金额147.39亿元，较上年同期上升297.3%，高于案例数的增幅，这表明2018年企业的平均融资额大幅上升（见图2）。在披露交易金额的115家企业中，平均融资金额达到1.28亿元，突破亿元大关。平均融资额的上升一方面是由于机构的投资热情增加，另一方面是由于有数起大额融资案例产生，一定程度上拉高了平均融资额。除上文提到的微医融

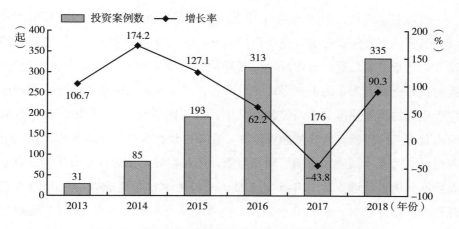

图1　2013～2018年互联网医疗行业投资案例数及增速

资5亿美元（约合35亿元），拔得头筹外，其他大额案例还包括：一体化基因研发应用和大数据赋能平台药明明码获得2亿美元C轮融资；基于医生使用的实名认证、学术社交、自由执业的移动平台医联获得10亿元D轮融资；医药电商健客融资1.3亿美元；创业18年的医疗学术社区丁香园获得1亿美元以上D轮融资；医患关系及用药管理平台妙手医生获得5亿元C轮融资等。

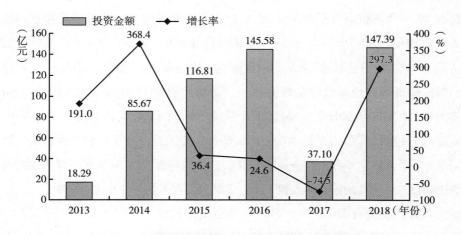

图2　2013～2018年互联网医疗行业投资金额及增速

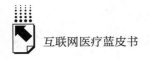

值得关注的是，2018 年共有 13 家互联网医疗企业在全年内获得两次及以上融资，占当年获得融资企业数量的 9.0%，如求臻医学、汇医慧影、23魔方、药帮忙等。这一方面反映出互联网医疗企业对资金的需求较为迫切，提前备好资金为未来的发展做好充分准备；另一方面反映出资本对互联网医疗优质标的追逐热度又重新燃起。其中，求臻医学在 5～7 月短短两个月时间内获得三次投资，这样的融资速度，在业内堪称少见。求臻医学产品覆盖肿瘤早期筛查、预防和诊断、动态监测、用药指导、预后评估及生物信息学大数据分析等领域。2018 年 5 月 2 日，求臻医学宣布完成近 1 亿元的 A 轮融资，由幂方资本、弘晖资本领投，达泰资本等跟投；5 月 11 日，求臻医学获扬子国资投资集团旗下扬子科技创业股权投资基金投资，标志着求臻医学正式迈入国家队序列，成为国家健康医疗大数据中心成员单位。2018 年 7 月，求臻医学宣布获得浙江清华长三角研究院旗下杭州水木丰华创业投资基金的战略投资，助力求臻医学在肿瘤精准医学全产业领域的布局。

（二）企业融资阶段分析

经过几年资本的扶持和企业的自身发展，2018 年互联网医疗行业多数企业已相对成熟，由前几年的天使轮、种子轮进入了 A 轮、B 轮阶段。当年共有 59 家企业获得 A 轮融资，29 家企业获得 B 轮融资，合计占当年获得融资企业数量的 60.7%（见图 3）。C 轮以后（包括 Pre-IPO 轮），企业融资数达到 20 家，合计占比 13.8%。通常来说，在互联网行业中，能跨过 B 轮拿到后续融资的企业可以说是百里挑一。而相比于 2017 年没有 C 轮以后融资案例发生，2018 年部分企业经过 2017 年融资寒冬的洗礼后，经过自身的调整，焕发出了更强的竞争力及资本吸引力。值得一提的是，种子轮和天使轮成功融资企业的数量占比不到全部企业的 15%，这也从侧面说明 2018 年互联网医疗行业中新设立的企业较前几年大幅下滑，大部分是存量的企业在进行融资。

此外，企业在 2018 年比 2017 年的融资阶段更为丰富。其中有三家新三板互联网医疗企业获得了定增融资，分别是恒康药房、派森诺、佰美基因，新三板定增在 2017 年是没有的。此外，还有一家企业获得战略融资，这起案例为七乐康于 2018 年 8 月 1 日获得新一轮战略融资，高特佳投资领投。作为专注于慢病复诊的互联网医院处方药承接龙头企业，七乐康以互联网医院为主营业务，形成了"医 + 药 + 患"的线上诊疗完整业务闭环，其平台上数十万的执业医师已为百万慢性病患者提供了上千万次便捷、优质、整合的远程慢病诊疗服务。

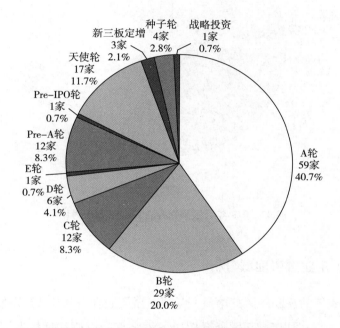

图 3　2018 年互联网医疗企业融资阶段数量对比

从融资金额来看，2018 年 B 轮的互联网医疗企业融资金额处于领先地位，涉及金额为 38.29 亿元，占总融资金额的比例为 26.0%（见图 4）。其中 B 轮融资中，金额最大的是健客于当年 9 月完成 1.3 亿美元融资。其次是禾连健康完成 7500 万美元 B 轮融资，由人工智能平台公司商汤科技 SenseTime 领投，创下当年医院场景互联网应用领域单笔最高纪录。

融资额位于次席的是 Pre-IPO 轮融资，共计 7 亿美元，为微医这家企业融资产生。除去上述两轮融资，A 轮、C 轮、D 轮这三轮融资额相对平均，分别占整体融资比例的 13.6%、16.1% 和 15.1%，融资额的结构较上年同期更加合理。

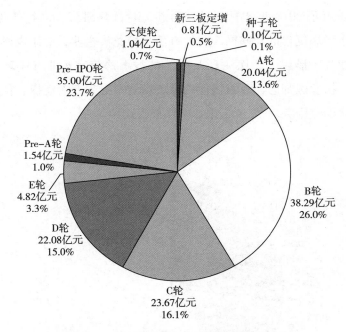

图4　2018年互联网医疗企业融资金额对比

（三）企业融资地域分析

在2018年的互联网医疗融资交易里，融资企业分布于12个省份。北京的互联网医疗企业以56起融资案例居各地之首，占所有地域融资案例数的38.6%，已连续五年保持绝对领先地位。北京聚集了大量的互联网医疗企业，不仅融资案例数领先，而且互联网医疗发展也走在全国前列。2018年9月，首家依托实体医院的互联网医院正式上线，通过掌上北京医院App，患者可以享受到北京医院医护团队的智能导诊、视频门诊等。不同于虚拟的在线问诊，北京医院互联网医院是依托实体三级甲等医疗机构建立的互联网医疗服务平台。

上海市互联网医疗企业有23家成功获得融资，位居次席。浙江省，尤其是杭州市得益于越来越好的互联网发展环境和人才聚集优势，在2018年异军突起，互联网医疗企业融资案例数排名第三。浙江省20家成功融资的互联网全部来自杭州，包括微医、丁香园、微脉、智云健康、迪英加、云呼科技等知名企业。此外，浙江省的企业中还有多家企业在当年获得了两次融资。

非互联网企业聚集地的湖南省在 2018 年有两家企业融资案例上榜，分别为医药电商企业恒康药房和基于人工智能的家庭手持辅助诊断设备生产企业伊鸿健康。其中，伊鸿健康 2018 年 8 月获得千万级 Pre-A 轮融资，由联想之星和启赋资本联合领投。公司曾于 2015 年获得了诚存投资和凯成创投联合投资的天使轮。伊鸿健康在国家大力推进分级诊疗的号召下，已推出掌中测便携式免疫胶体金移动分析仪，该分析仪共有台式机和手持设备两款，台式机供离家庭最近的诊所使用，手持设备则主要用于患者家庭自检。2018年互联网医疗企业融资地域前八位见图 5。

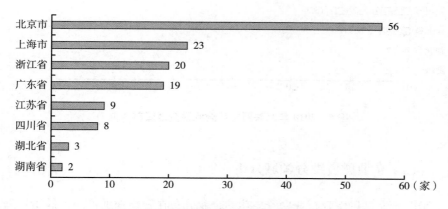

图5　2018 年互联网医疗企业融资地域前八位

从企业所在地域融资金额来看，浙江的互联网医疗企业融资额首次反超北京，居于首位，合计 52.4 亿元。除微医、丁香园等知名企业完成大额融资外，另一起具有代表性的案例是智云健康获得来自天亿投资集团的约 1 亿元 B 轮投资。智云健康即原"掌上糖医"，其主要业务包括针对医生患者的App——掌上糖医，针对医院的 SaaS 平台智云医汇，以及提供耗材、器械、药品等的电商交易平台。截至 2018 年，智云健康的 SaaS 系统已经铺设 1000余家医院，每年处理的数据量条数在 10 亿级别左右，服务用户超过了 2000万人。公司近三年完成了四轮融资，投资阵容包括 IDG、经纬、平安创新等国内顶级投资机构。公司 2018 年集团收入已达到十亿级规模，且首次实现了月度整体盈利。

北京市和上海市的企业融资额分别达到 33.03 亿元和 23.55 亿元，分列第二位和第三位，被第一位的浙江省远远甩在后面。湖北省和湖南省的互联网企业融资总额虽在 2018 年跻身前八，但均未超过 1 亿元，与传统热门融资地区北京、广东、苏浙沪地区的差距较大（见图 6）。

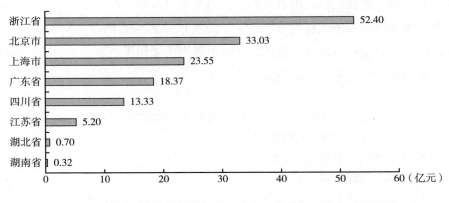

图 6　2018 年互联网医疗企业融资地域前八位

（四）企业融资细分领域分析

2018 年互联网医疗行业融资成功的企业分布在智能辅助诊断、健康管理、医疗信息服务（包括医生信息、挂号、医保、医疗信息社区）、在线问诊、智能穿戴、基因检测服务、医药电商、医疗教育、分级诊疗等九大细分领域。其中，智能辅助诊断在人工智能发展的热潮下，继续成为 2018 年互联网医疗最热门的融资领域，共有 395 家智能辅助诊断企业成功融资，占比为 26.9%。

2018 年智能辅助诊断领域具有代表性的案例是体素科技已于 9 月完成的 5000 万美元的 B 轮融资，本轮融资由鸿泰资本领投，红杉资本、清松资本、汉富资本跟投。本起案例也是智能辅助诊断领域融资额最大的一起案例。体素科技于 2016 年初成立，致力于用人工智能和云计算技术深度挖掘海量医疗影像和临床数据，辅助医生对疾病进行精准、及时、高效的分析和诊断，并根据相应的临床需求提供端到端解决方案。2016 年 9 月，体素科技获得 550 万美元天使轮融资；2017 年 5 月，获得红杉资本领投的千万美元级 A 轮融资；2017 年 9 月，获得腾讯领投、红杉资本和联创资本跟投的近亿元 A + 轮融资。

　　过去两年多的时间体素科技成功完成了四轮融资，特别是在 2017 年投资人已经非常谨慎的情况下，仍然愿意投资体素科技，主要原因一是投资人是看好这个行业的，企业的一些成绩也已经证明了这个行业不只是个概念，而是具有真正的可行性，产品在医院里面受到认可。二是在横向与其他同行企业的对比上，体素科技人数最少但是产品线的数量最多并且进度最快，同时体素科技的财务情况在横向对比上是有明显优势的。

　　除智能辅助诊断外，健康管理和在线问诊领域融资热度不减，分别有 23 家和 21 家企业成功融资（见图 7）。这两个领域之所以已持续几年被选为热门，背后蕴藏着人们对健康（特别是慢病管理）越来越重视，以及当前优质医疗资源仍然稀缺凸显出来的矛盾。未来几年上述两个领域仍有可能继续排名成功融资领域前三。

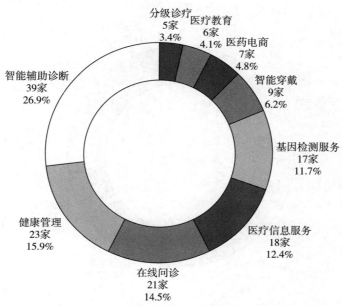

图 7　2018 年互联网医疗企业融资项目领域分布

从企业融资额来看，在线问诊因为有微医融资 5 亿美元和丁香园融资 1 亿美元，整体细分领域融资额拉高到第一位，在线问诊领域企业合计融资 50.84 亿元，占比为 34.49%，一扫 2017 年该领域的颓势（见图 8）。在线问诊领域多数企业是针对患者对一般普通病症的咨询，但 2018 年该领域融资成功的企业中有一家比较特殊，这家企业是针对整容咨询的更美。更美成立于 2013 年，旗下更美 App 是专业微整形平台，提供整形、微整形、齿科、眼科、抗衰老等消费医疗服务。更美 App 致力于帮助求美者更高效地找到合适的医生，降低消费风险，也帮助医生塑造个人品牌。截至 2018 年底，更美 App 已入驻 7000 余家正规医美机构和 15000 多名执业医生，平台上已累积 340 万份真人整形案例，覆盖全球 204 个城市、5 大海外国家和地区，用户数高达 2200 万。更美在 2018 年 7 月获得由美图公司与道合母基金领投、华兴资本跟投的 5000 万美元 D1 轮融资。这是自 2016 年后，更美再度获得的一笔融资。2016 年 8 月，更美获得 C 轮融资 3.45 亿元；2015 年 7 月，更美

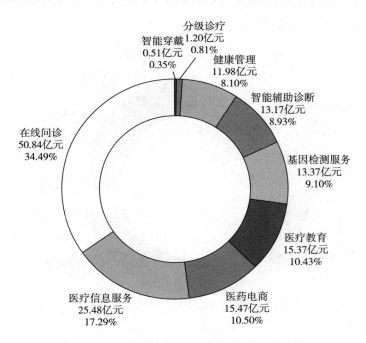

图 8　2018 年互联网医疗企业融资项目金额分布

获得 B 轮融资，本轮由美国维梧资本（VIVO Capital）领投、红杉资本跟投数千万美元。这也从侧面反映出当前国内医疗美容需求不断加大，优质的医美服务平台颇具投资价值。

医疗信息服务企业融资额达 25.48 亿元，排名各细分领域第二。这里面比较有代表性的案例包括：大规模基因组数据查询、管理、存储和共享平台药明明码获得 2 亿美元的 C 轮融资；远程医学影像云服务平台一脉阳光影像医院集团获得百度资本、高盛、新浚资本等机构 4 亿元 B 轮融资；医药研发行业价值共享和价值交易的移动平台药研社获得由经纬中国领投、元璟资本跟投的近亿元 A 轮融资；医疗数据挖掘与治理平台森亿智能获得由 GGV 纪源资本领投，红杉资本中国基金、真格基金继续跟投的 1 亿元 B 轮融资以及襄禾资本参与的 B + 轮融资。

除上述两大热门领域外，医药电商、医疗教育、基因检测服务、智能辅助诊断、健康管理等领域平分秋色，融资额均在 10 亿元以上。分级诊疗和智能穿戴行业由于刚起步不久，融资额较小，均在 1 亿元左右。

二　2018年互联网医疗投资主体概述

2018 年投资机构对互联网医疗企业的投资热情再度升温，并且投资机构对项目份额的争夺越发激烈。2018 年约有 72 家投资机构参与该领域投资，上一年参与该领域投资的机构在本年度几乎都有互联网医疗项目投资，延续了良好的投资惯性，同时还有很多新机构进场。更多资本的助力使得该行业从上一年的资本寒冬中逐渐走出，迎来一番旺盛的局面。

2018 年投资互联网医疗领域案例数最多的机构为红杉资本中国基金，共有 9 起投资案例产生，分别是药明明码、医联、妙手医生、体素科技、推想科技、森亿智能、药帮忙、格微基因、推想科技。红杉资本中国基金在 2017 年是该领域的案例数冠军，反映出该机构对互联网医疗这个赛道颇有兴趣，这两三年均在布局一些头部企业。

案例数位于第二位的是经纬中国，该机构也非常热衷于互联网医疗投

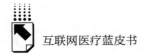
资，在 2017 年投资案例数排名第三。经纬中国在 2018 年产生 7 起互联网医疗投资案例，分别是新氧、臻和科技、微脉、药研社、23 魔方（本年度连续投资两次）、怡禾健康。

排名第三的是 IDG 资本，产生 4 起案例，分别是迪英加、术康、迪英加、思派网络。除上述三家投资机构外，其余机构的案例数均在 3 起或 3 起以下，这里面包括：君联资本、联想之星、高特佳、普华资本、百度投资部等一批连续多年投资该领域的机构。

三 2018年互联网医疗投融资交易案例

（一）重点案例介绍

案例一：平安好医生

2018 年 5 月 4 日，平安健康医疗科技有限公司（以下简称"平安好医生"）在香港联交所主板挂牌交易，这也意味着国内互联网医疗第一股正式诞生，具有开创意义。

公告显示，平安好医生每股发行价为 54.80 港元，共发行 1.6 亿股，计划融资 85.64 亿港元（约合 11 亿美元），在港股 2018 年 IPO 融资规模中排名第四位。平安好医生当日开盘价报 57.30 港元，较发行价上涨 4.6%，总市值超过 600 亿港元。

招股书显示，平安好医生此次拟将募集资金净额进行如下分配：40% 用于业务拓展；30% 用于投资、收购境内公司及与境内公司的战略合作以及海外拓展计划；20% 用于信息基础设施及人工智能助力及其他技术的发展；10% 用于营运资金及一般公司用途。

在 IPO 前，平安好医生共进行了两轮融资，2016 年 4 月底，完成 A 轮融资 5 亿美元；2017 年 12 月完成 Pre-IPO 轮融资，软银旗下的 SoftBank Vision Fund 投资了 4 亿美元。两次融资金额均创下互联网医疗领域的纪录，也使平安好医生成为中国互联网医疗领域最大的"独角兽"。

在公开招股阶段，平安好医生还引入了七名全球顶级基石投资者，分别为美国资产管理公司贝莱德基金、美国资本集团、马来西亚政府战略投资基金、新加坡主权财富基金新加坡政府投资公司、加拿大退休金计划投资委员会、正大光明控股有限公司、瑞士再保险。并且，平安好医生获超额认购654倍，冻结资金超3768亿港元，位列港股新股"冻资王"排行榜第十一位。

尽管不是互联网医疗行业成立最早的企业，但通过四年的拼搏，平安好医生已经成为该领域的"头号玩家"。从平均月活跃用户和日均在线问诊量来看，平安好医生是全国最大规模的互联网医疗平台。2018年2月，平安好医生的注册用户数成功突破了2亿大关，平均月活跃用户超过3000万，日均问诊量近40万次。作为中国最大的一站式医疗健康管理平台，平安好医生将健康管理和移动医疗并举，深耕技术创新，致力于打造一站式、全流程、O2O的医疗健康生态系统，以互联网医疗为核心，提供更广泛的标准化泛医疗产品及一站式健康管理服务。

案例二：微医

2018年5月9日，微医集团（浙江）有限公司（以下简称"微医"）宣布完成了5亿美金的Pre-IPO轮融资，由友邦保险控股有限公司和新创建集团有限公司战略领投，中投中财基金等新老股东也参与了本轮投资。据第三方机构统计，本轮融资是截至2018年5月9日国内互联网医疗行业完成的最大规模上市前融资，融资完成后微医的估值为55亿美元。

2010年成立以来，微医从挂号网起步，陆续开拓了互联网医院、全科诊所、药诊店、健康商城、微医云以及商业保险等业务线，形成了自成闭环的体系。

联合政府、医院、医生、药企及金融机构，微医正在构建面向未来的新型医疗服务体系。目前其主要拥有微医疗、微医药、微医保、微医云四大业务领域。

截至2018年底，微医已连接了全国30个省份的2700多家医院、22万名医生，为1.1亿平台实名注册用户提供了超过8.7亿人次服务，并创建了中国领先的乌镇互联网医院，在智能医疗和智能健康终端的研发和应用上也

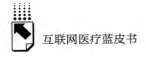

取得了快速发展。

本轮融资后微医将重点打造旗下微医新型 HMO 和智能医疗云平台"微医云"。微医新型 HMO 整合了微医 8 年来在医疗、医药、保险领域积累的资源和优势，形成了"线上＋线下、全科＋专科"的新型医疗健康服务体系，为用户提供全人、全程、全家的管理式医疗健康服务。微医云是国际首个专注智能医疗的云平台，利用互联网、大数据、人工智能技术为政府、医疗机构和医健企业提供智能医疗云和医学人工智能解决方案，提升传统医疗服务体系效能。基于微医云，微医目前开发了两款医疗人工智能产品：睿医智能医生和华佗智能医生。前者面向西医 AI，后者面向中医 AI。

借助微医的数据积累和场景连接，微医云可以为政府、医院、基层医疗机构和医疗健康企业等多类用户，提供包含互联网医院、互联网医联体、家庭医生签约、云药房、医疗 AI 辅助诊断等在内的数十种云化解决方案。不仅如此，微医云还是一个开放的智能医疗云平台，可以助力政府开展家庭医生签约服务，帮助医院、医生提升医疗诊治能力，与药企、保险企业等机构打造医疗健康产业链，完善中国基层医疗卫生服务体系，为家庭提供连续、主动、全程的家庭医疗健康服务。

案例三：药明明码

2018 年 11 月 28 日药明明码宣布完成 C 轮融资，总金额为 2 亿美元。本轮融资由爱尔兰战略投资基金（ISIF）领投 7000 万美元，其他参与方还包括药明明码现有股东淡马锡、云锋基金和红杉资本等。

药明明码是一个提供医疗健康服务的平台，专注于实现大规模基因组数据查询、管理、存储和共享，为世界各地的研究人员、临床医生、健康机构以及个人消费者等提供全面的精准医学整体解决方案，助力全球合作伙伴加速药物研发、诊断试剂开发、降低人类出生缺陷等方面的临床应用。

公司已上线的"明码云"平台，为药明康德、明码生物科技与华为联合发布的国内首个精准医学云平台。该医学云平台结合了华为公司业界领先的云计算能力及其遍布全国的网络基础设施，药明康德世界一流的医药研发能力，以及药明明码在分析、挖掘、共享基因组学及精准医学大数据方面端到端的丰富技术经验，可为中国精准医学大数据建立一个可信赖的本地化的云计算、云存储、云分享和交换的全国云服务网络平台。

案例四：健客

2018年9月5日，健客宣布完成最新一轮金额高达1.3亿美元的B轮融资，投资方包括高特佳领投、HBM、凯欣亚洲投资等基金。本轮融资后，健客将继续推进患者慢病管理的智能应用升级换代、互联网医院建设，打造"医+药"全产业链闭环。

此前，健客共募集过两次融资。最早的一笔1亿元A轮融资发生在2016年1月28日，投资方为一只美元基金凯欣亚洲投资。2017年5月15日，健客宣布获A+轮5000万美元融资，本次融资由Asia-Pac eCommerce、永柏资本、火山石资本共同完成。

成立于2006年的健客，早期从医药电商起家。2009年，健客率先获得国家食品药品监督管理局颁发的"互联网药品交易服务资格证书"C证，成为广东首家（B2C）互联网药品合法经营企业。2017年，健客全资子公司星域科技获得"互联网药品交易服务资格证书"A证，健客正式获得了为药品生产企业、药品经营企业和医疗机构之间的互联网药品交易提供平台服务的资格。

2017年开始，健客将重心集中在互联网医院上。2017年3月，健客全资收购广州白云景泰医院，打磨自己的互联网医院样板。同年6月，健客先是收购了武汉雄楚中西医结合医院，继续试水互联网医院，随后又宣布将分别在重庆和海南打造慢病管理数字医院、国际云医院。在健客的发展战略规划中，网上药店和医药电商只是前奏，互联网医院将会成为发展重心，形成"医+药"的闭环。

案例五：医联

2018年7月31日，医联宣布获得由中投中财领投，红杉资本中国基金、中电健康产业基金、华兴新经济基金等跟投的10亿元D轮融资。

医联App是一款提供给医生使用的实名认证、学术社交、自由执业移动平台。平台上的用户全部为实名认证的职业医生。医生可以进行病例分享、学术讨论、临床交流、手术出诊等。医联旗下共有三款产品：医联App

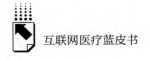
满足医生学术社交的需求；医联通 App 为连接医生和医生业务的产品，医生可以在该平台上出诊、转诊；医联云以 SaaS 模式运营 HIS 产品，连接诊所和一些小型的私立医院，帮助其做信息管理。目前医联云已经连接了超过5000 家全科诊所＋口腔诊所，这给医生多点执业提供了便利。

医联成立于 2014 年 6 月，同年 8 月获得联创策源与 PreAngel 共投的天使轮融资，2015 年 2 月获得红杉资本中国基金数百万美元的 A 轮融资，2015 年 9 月获得由腾讯领投、云锋基金跟投的 4000 万美元 B 轮融资。2017年 12 月获得中电健康产业基金战略投资，华兴新经济基金、腾讯、红杉资本中国基金参与投资的 4 亿元 C 轮系列融资。经过四年发展，医联已经构筑了集学术、执业、社交、游戏化于一体的专业实名医生平台，还将纳入财务、法务、保险、医生理财、患者分期付、医生工作室等产品，配备医生经纪人为医生定制未来的事业发展规划。

（二）互联网健康保险平台融资介绍

商业健康险被视为泛医疗健康消费行业下一个亟待开发的行业，一方面，其快速发展过程中，积累了大量客户群所带动的巨额医疗消费体量，已成为包括公立医院在内的各类医疗服务机构不可忽视的新支付方；另一方面，医疗机构试图通过与保险公司进行支付方式上的创新、服务场景的延伸等，开辟全新的盈利模式，突破既往按项目付费的传统结算方式给医院盈收带来的局限。

过去几年，商业健康险市场规模持续扩容、服务体系不断完善。2018年健康险业务原保险保费收入为 5448.13 亿元，同比增长 24.12%；2013～2018 年，健康险年新增保费复合增长率达到 35.95%。在快速发展的同时，其对保障范围与服务创新以及医疗端的风险控制等方面提出了新的管理要求。

各类健康险专业服务组织是商业健康险市场规模扩容、服务体系优化和风控管理提升的重要推手。其在医疗消费网络搭建与运营、保障责任和增值服务的演化、服务资源的组织与医疗行为管理的延伸等方面，为商业健康保险市场的良性发展发挥着不可忽视的作用。在此背景下，一批互联网健康保险平台应运而生，以下是两家代表性企业介绍。

案例一：健易保

健易保是一个用药保障服务平台，将药店、商业保险公司、服务商以及药企四方结合，通过用户提供身份证号等正规投保信息，为慢病患者提供用药保障方案，提高用户用药依从性和支付能力。健易保已与安心保险等达成合作，推出用药保障，用药补充报销，按疗效付费等基于特定药品适应症的保险产品。前两项主要面向慢病人群的用药管理，后者则针对特药消费。

具体来说，当患者使用合作药品时，出现并发症或不良反应等问题时，"用药保障"能做出赔付；用药补充报销则能帮助患者避免因费用高昂被迫放弃用药；面对某些创新类高价值特药，患者也能按疗效付费，从而让患者更乐于购买和尝试新的治疗方案。

健易保于 2018 年 11 月获得数千万元 A 轮融资，资方为 BV 百度风投，另外在 2018 年 4 月曾获得普华资本的天使轮融资。

案例二：优加健康

优加健康成立于 2017 年，专注于搭建科技驱动的价值医疗服务体系，连接保险机构、医疗机构及消费群体，构建面向商保支付的医疗健康服务体系。具体而言，其服务包括支付端和医疗端两类，前者为保险机构提供产品方案设计、医疗健康服务网络及费用风控等定制化服务，后者面向医疗机构，共同完成医疗健康服务的保险客户消费场景的产品化转换，为保险客户提供智能导诊、医疗咨询、就医安排、直付垫付、院后照护等专业化服务。

优加健康于 2018 年 11 月获得数百万美元 A 轮融资，投资方为愉悦资本。

四　2019年互联网医疗投融资发展趋势预测

1. 在线问诊平台或将受到更多资本的关注

在"互联网＋医疗健康"政策红利下，2019 年医生能力将得到较大释放，迎来他们最佳的时机。现阶段，通过互联网将医生的服务能力转移到基层，延伸到患者家中，是增加全民就医经验和减少流程的最有效途径。2018年，国家正式出台了互联网＋医疗健康新政策，鼓励医生在互联网上提供医疗服务。制度创新为"互联网＋医疗"增添了动力。它明确了国家对"互联网＋医疗"发展的鼓励和支持，同时也明确了"互联网＋医疗"的界限和第三方平台的责任。在鼓励和规范下，医生的互联网医疗服务将进入一个更加良性的发展周期。2018年在线问诊平台投融资较前几年活跃了不少，2019年或将受到更多资本的关注，融资案例数和金额或将节节攀升。

2. 人工智能辅助诊断应用或将继续受到资本追捧

据不完全统计，中国每年有80亿人次就诊，其中一半左右就诊量发生在二级和二级以下医院。基层治疗的规范性操作比例非常低，这40亿人次治疗的规范性令人担忧，而规范性、标准化正是互联网信息技术所擅长的。通过大数据分析和人工智能的手段，可以为临床诊断提供辅助决策，在医生进行诊断的时候提醒他规范操作，并给出兼顾标准化和个性化的诊断和治疗建议。2018年AI＋医疗影像行业已迎来一波投资热潮，2019年，或将有更多的AI＋医疗领域开花结果，受到资本追捧。

市 场 篇

Market Reports

B.6
互联网医院专题研究报告

微 医[*]

摘 要： 近几年来，国家出台了一系列政策，不断引导中国互联网医院向规范化、可执行、能落地的方向进化。本报告以全国首家互联网医院——乌镇互联网医院为例。分析互联网医院从互联网诊疗平台起步的发展历程，逐步打通医疗、医药、医保、医养等各环节，形成了贯穿省、市、县、乡、村的跨区域数字健康共同体；从而有效提升区域医疗水平、提高居民健康水平、降低总体医疗费用，成为贯彻落实"互联网＋医疗健康"战略，践行"健康中国行动"的重要举措。

关键词： 互联网医院 乌镇互联网医院 数字健康共同体

* 微医旗下乌镇互联网医院成立于 2015 年 12 月 7 日，致力于赋能中国医疗服务体系，建设打通医药保养的数字化健共体。

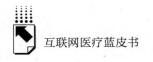
一　互联网医院的建设背景

长期以来，我国医疗行业一直存在看病难、看病贵的现实问题。药品流通环节效率不尽如人意，成本过高。优质医疗资源集中于中心城市的大型公立医院，而欠发达城市的医疗资源匮乏，城市和乡村的医疗资源配置更是呈现两极分化。医疗资源配置和医疗服务供给系统结构性失衡，影响了医疗服务的可及性，使大医院人满为患，基层卫生院却门可罗雀。

在"虹吸效应"的影响下，优质医疗机构和普通医疗机构供需不均衡的问题长期得不到解决，以大城市三甲医院为主导的格局短时间内很难改变。在深化医疗卫生体制改革，推行医生多点执业、分级诊疗、医疗保险支付比例引导等多项政策未取得实质性突破的背景下，开创新的就医模式，提升医疗体系服务效率已经成为一种新的改革范式。

信息技术的不断升级，为解决这一问题提供了新的思路，互联网企业和医院分别从自身特性出发，从两个方向进行了不同的尝试。前者主要围绕网上预约挂号、在线支付、检查检验报告查询等便捷的网络就诊服务展开探索；而后者则从医院信息化建设方向入手，在实现信息在院内局域网或广域网内共享的基础上，开发运营网络服务平台和医院 App，向公众提供门诊挂号、远程诊疗、电子处方等业务。但互联网企业受制于医疗资质问题，难以触及医疗服务的核心业务，而医院方面又是以自身为主体各自进行网络化建设，因此覆盖全行业的互联网医疗平台始终未能成功建设起来。

二　互联网医院发展历程

为实现互联网和医疗真正的融合，探索出一条能够实现"互联网"和"医疗"充分融合的新路径。国家颁布了一系列政策，由上及下鼓励"互联网＋医疗健康"创新融合，推进行业发展壮大。也正是这股契合了技术发展演进路线的春风，催生了"互联网医院"新业态萌芽。

1. 2014 ~2015年：互联网医院发展萌芽期

国家此时已经意识到互联网技术与传统医疗行业具有广阔的结合空间，在政策层面就远程医疗服务、互联网药品销售、医药电商模式等领域进行了初步探索，取得了一系列单点突破。其代表就是国家食药监局颁发的《互联网食品药品经营监督管理办法（征求意见稿）》，该文件明确允许互联网药品经营者可依据处方向消费者销售处方药，确立了互联网购药的合法地位，为日后互联网医院打通"挂号—诊疗—购药"闭环扫清了政策障碍。

2014 年 8 月，国家卫计委颁布《关于推进医疗机构远程医疗服务的意见》，鼓励各地建立远程医疗服务平台。

2015 年 5 月，国家卫计委在《中国人口健康信息化总体框架》中强调顶层设计，要求加快平台建设、推动新型信息技术应用。

2015 年 7 月，《国务院关于积极推进"互联网＋"行动的指导意见》问世，将医疗、健康、养老等领域作为推进"互联网＋"行动的重点领域。

受一系列政策利好影响，全国首家互联网医院——乌镇互联网医院正式诞生。乌镇互联网医院由此成为全国首个实现大规模在线复诊、电子病历共享、在线医嘱与在线处方流转的互联网医疗服务平台，标志着"互联网医院"这一创新业态正式问世。

2. 2016 ~2017年：互联网医院的快速发展期

在这一时期，"互联网＋"已成为国家政策热点，全国各地紧锣密鼓地展开互联网与各传统行业的深度结合。同时，《"健康中国2030"规划纲要》的颁布，标志着国家首次将医疗健康上升为国家战略。在两大国策的刺激下，"互联网＋医疗健康"行业迅速发展，成为各界关注的重点。此阶段陆续出台的国家政策，以指导意见、规划纲要、规划指南等纲领性政策为主，重在为行业探索提供政策支持，限制性内容较少，重在"鼓励""允许""发展""推动"。

2016 年 6 月，国务院办公厅颁布《关于促进和规范健康医疗大数据应用发展的指导意见》，提出探索"互联网＋医疗健康"服务新模式、培育发展新业态。

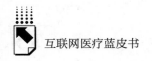

2016 年 10 月，国务院颁发《"健康中国 2030"规划纲要》，首次将医疗健康上升为国家战略，并在纲要中明确了对"互联网 + 医疗"的态度，提出将发展基于互联网的健康服务。

2017 年 7 月，《关于征求互联网诊疗管理办法（试行）》在业内流传，这是对定义互联网诊疗行为边界、规范互联网诊疗活动的一次探索。

与政策同行的，还有全国范围内的首轮互联网医院建设高潮。公开数据显示，至 2017 年 3 月，全国在线运营的互联网医院便已多达 48 家，范围覆盖 25 个省份。在线问诊、联通医患已取代传统的在线挂号、健康咨询、医疗科普等内容，成为这一时期互联网医疗企业经营的重点。同时诸如团队医疗、远程协作、线上医联体等概念也开始在行业中酝酿。

3. 2018～2019 年：互联网医院的规范发展期

2018 年必将是载入"互联网 + 医疗健康"行业纪年表的一年。4 月，国务院办公厅《关于促进"互联网 + 医疗健康"发展的意见》正式问世，文件分为健全服务体系、健全支撑体系和加强行业监管三个部分，意见的出台标志着我国"互联网 + 医疗健康"进入新的阶段。

2018 年 9 月，国家卫健委、国家中医药管理局颁布了《互联网医院管理办法（试行）》、《互联网诊疗管理办法（试行）》和《远程医疗服务管理规范（试行）》三份规范性文件，首次明确了互联网诊疗的定义，并明确界定了互联网诊疗行为的边界，是"互联网 + 医疗健康"行业迈向规范化管理的重要一步，为此前关于"互联网 + 医疗健康"行业到底"该不该做""要不要做"的讨论画上了句点，为行业的健康有序发展提供了强有力的政策支持。

同时，得益于互联网、大数据、人工智能等技术的飞速发展和不断成熟，互联网医院也在不断丰富自身的内涵与外延，慢病互联网医院、心理专科互联网医院、单病种专科互联网医院等新模式亦不断涌现。行业迎来新一轮的互联网医院建设热潮。据公开信息统计，截至 2018 年 11 月，全国落地运营的互联网医院已经扩充到约 119 家，已是 2017 年初的 4 倍。

与此同时，产业界意识到互联网医疗的最大优势在于其强大的连接能力，能够打破行业壁垒，实现优质资源的跨界融合。因此，现在的互联网医院在向着打通"医—药—险"三大领域，通过线上、线下结合的家庭医生服务实现医疗服务前置，为患者提供日常身体监测、生活作息管理、疾病防治指导等服务，真正实现向"以健康为中心"转变的目标前行。

三　互联网医院案例分析——乌镇互联网医院

乌镇互联网医院的诞生应政策要求、顺技术发展，从 2015 年成立至今，在政策和科技的双重驱动下，开始了一系列紧紧围绕"互联网"和"医疗"的深度融合探索。

1. 从"医院云化窗口"到互联网医院

在建设乌镇互联网医院之前，建设主体微医已通过为老百姓提供预约挂号、智能分诊、院内候诊、诊间支付、检查检验报告查询、诊后随访、电子健康档案等便捷就医服务的方式，逐步从上海走向全国，成为全国规模较大的"互联网＋医疗服务"平台。

随着业务发展，微医的定位逐渐由就医流程优化向通过互联网进行组织的重构和资源的合理分配演变。恰逢此时，国家陆续出台《关于积极推进"互联网＋"行动的指导意见》和《关于推进分级诊疗制度建设的指导意见》等一系列文件，提出"发展基于互联网的医疗卫生服务，充分发挥互联网、大数据等信息技术手段在分级诊疗中的作用"，这促成了微医建设全国首家真正意义上的互联网医院——乌镇互联网医院。

2. 从互联网医院到医疗服务网络

2015 年，乌镇互联网医院开业，通过互联网平台跨区域、多学科连接全国医疗资源和各地医疗需求，帮助患者做精准匹配，找到对症医生，将大城市、大专家的技术和经验下沉到基层，为患者解决医疗健康疑问。此时的乌镇互联网医院已率先实现在线诊疗、电子病历共享、在线医嘱和电子处方，开创了在线处方、在线复诊、远程会诊等融合式创新的先河，开启了全国互联网分级诊疗创新平台试点，成为互联网医疗新业态探索的样板。在随

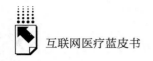

后举行的第二届世界互联网大会上，习近平总书记称其为"中国互联网创新发展的一个缩影，生动体现了全球互联网共享发展的理念"。

截至 2019 年 3 月，乌镇互联网医院已成功连接全国 30 个省份 2700 家医院、29 万名医生，日接诊量超 7 万人次，已形成全国最大的互联网诊疗平台、跨区域医疗协作平台、远程会诊平台；同时，微医继乌镇互联网医院之后，陆续在甘肃、黑龙江、广西、河南、四川、宁夏、广东等 19 个省份相继落地乌镇互联网医院分院，一举搭建起覆盖全国的数字医疗服务网络。

3. 从医疗服务网络到行业基础平台

面对市场的不断变化，乌镇互联网医院不断迭代。

在医疗方面，乌镇互联网医院从诊断、手术、用药、随访等方向入手，依托技术手段打造标准化专病诊疗体系；依托大数据、AI 技术，将大城市、大专家的宝贵诊疗经验与智慧，连同专科专病标准化体系一起输送到基层，有效提升基层机构医疗服务能力；并依托云巡诊车、智能医务室、微医通、智能辅诊系统等硬软件设备，有效缩短群众就医链条，将原本仅能出现在医院的就医场景进行了广泛拓展，大大提高了基层医疗服务的可及性。

在医药方面，以互联网医院云药房为起点，逐步形成赋能线下药品零售机构的"药诊店"升级方案；如今互联网医院云药房药品品类已超过 7 万种，支撑了 20000 余家药店的远程审方、在线配送等服务，为辉瑞、阿斯利康等 20 余家国内外知名药企提供数字化的用药管理、药品研发等服务。

在医保方面，乌镇互联网医院一方面以四川互联网医院为突破点，打响进军互联网诊疗入医保的"第一枪"，随后在浙江桐乡等地实现重要的政策突破；另一方面与友邦保险等商业保险公司积极合作，在商保直付、健康险创新等领域密切合作，与友邦保险陆续发布行业首创的多个单病种保险服务便为个中典型。

4. 从行业基础平台到落实"健康中国"行动的基础设施

如今的乌镇互联网医院打通了医疗、医药、医保、医养等各环节，形成了贯穿省、市、县、乡、村的跨区域数字健康共同体，有效提升了区域医疗水平、提高了居民健康水平、降低了总体医疗费用。目前基于乌镇互联网医院建设并深度运营的数字健康共同体已在宁夏银川、河南平顶山、湖北黄冈和福建龙岩等地相继落地，正在形成行业性基础设施平台。

与此同时，建设主体微医开始积极布局专科医疗服务（辅助生殖、医疗美容、肝病等）、中西医人工智能系统、创新医疗器械、基因检测、医学教育、新药研发等上下游领域优质企业项目，打造良性互动的健康医疗产业生态圈。这些优质资源，将集中反哺包括乌镇互联网医院在内的微医各条业务线，为成功打造数字化健康共同体贡献力量。

四　互联网医院发展趋势展望

1. 互联网医院将迎来新的建设高潮

互联网医院的发展是社会需求、技术创新、政策推动等多重因素共同作用的结果，国家为互联网医院的申请、建设、运营、在线医师的医疗服务评价等各个方面都做出了详细的规定和指导，互联网医院的建设已经进入规范化的发展阶段，为行业进入者提供了详细的建设标准和运营规范，2019 年将是各地补足互联网医院监管细则，完善省级监管平台的真空时期，预计2019 年下半年至 2020 年互联网医院将迎来新的建设高潮。

2. 健康管理或成为互联网医院的重要模式

互联网医疗的优势在于其强大的连接能力，能够打破行业壁垒，实现优质资源的跨界融合，互联网医院能够打通"医—药—险"三大领域，通过家庭医生服务实现医疗服务前置，为患者提供日常身体监测、生活作息管理、疾病防治指导等，真正实现治未病的目标。互联网医院将实现双向发展，线上向健康管理方向、线下向加强疾病诊疗方向发展。

3. 互联网医院将成为医药商业领域重要的处方源

处方外流是近年来医药行业的热点议题，即原来在医院完成就诊、开具处方、获得药品，现在不再限制处方自由流动，药品由社会药店提供，就诊和药品分离。处方外流产生的原因是"破除以药养医"机制，让医院回归医疗本质，弱化对处方的"独占性"。药品零加成打破医院与药品的利益绑定，政策持续助推处方外流，如禁止医院限制处方外流，患者可自主选择在医院门诊药房或凭处方到零售药店购药；试行零售药店分级管理，鼓励连锁药店发展，探索医疗机构处方信息、医保结算信息与药品零售消费信息互联互通、实时共享等。

处方审核流转平台将成为互联网医院业务体系的重要组成部分，将在线医师开具的电子处方经过药师审核且在患者同意的前提下，向医药电商或实体药房流转，最后由它们完成药品的配送，患者可以享受送药上门服务，从而实现"医＋药"的闭环服务。因此，互联网医院将成为医药服务商的新流量入口。

4. 互联网医院将提高数据应用的智能化水平

2018 年 9 月，国家卫健委印发了《国家健康医疗大数据标准、安全和服务管理办法（试行）》，对医疗健康大数据行业从规范管理和开发利用的角度出发进行规范，从医疗大数据标准、医疗大数据安全、医疗大数据服务、医疗大数据监督四个方面提出指导意见。而互联网医院要求诊疗过程全程留痕，必然会沉淀大量与诊疗相关的数据，包括患者病历数据、问诊数据、检查检验数据、治疗方案数据、处方数据等。那么，做好数据的管理自然就成为互联网医院建设的重点。

做好数据的管理，即在保证数据安全的前提下将数据的价值最大化。通过对相关数据的采集、存储、清洗与分析，实现数据的结构化、可视化，为 AI 进行深度学习奠定基础。提升数据价值的关键在于如何将 AI 运营到互联网医疗服务的各个环节，需要将 AI 技术与医疗服务场景进行深度融合，实现智能导诊、智能语音互答、AI 医学影像筛查、AI 辅助诊断、AI 辅助手术等，最终实现数据化向智能化的价值提升。

B.7
远程医疗发展报告

心医国际*

摘　要： 近年来，为推动医疗服务持续健康发展，优化医疗资源配置，实现优质医疗资源下沉，国家在远程医疗方面不断出台相关政策，行业呈快速发展态势。同时，行业各方正在以智慧升级实现创新与突破，致力于为患者提供完善、便捷、一体化的诊疗服务。本报告以国内多个典型案例为主要研究对象，分析了在互联网医疗时代、多"云"时代背景下，远程医疗实现应用场景多样化实践的现状，以及随着国家政策不断完善，对远程医疗、互联网医院等服务内容在实体医疗机构内将实现的规范、整合应用的趋势进行探讨。

关键词： 远程医疗　应用场景　互联网医院

一　远程医疗服务发展及市场需求

（一）远程医疗行业发展概述

1. 远程医疗服务定义及发展阶段

我国在远程医疗领域起步较晚，受限于信息传输技术应用发展水平，同

---

* 心医国际是一家医疗云应用解决方案提供商，以全景化解决方案体系，支持分级诊疗和智慧医疗建设。

时由于医疗资源分布不均，疑难复杂性疾病的诊疗规范执行不同质等，相关综合因素影响远程医疗行业的发展。直到20世纪80年代末，我国才开始进行研究性远程医疗试验探索，90年代中期开始进行实用性远程医疗系统建设与应用。进入21世纪，远程医疗在经历萌芽阶段、快速发展阶段、扩张阶段后，得益于政策高度重视及推动，我国远程医疗应用建设呈高速发展态势。

2014年《国家卫生计生委关于推进医疗机构远程医疗服务的意见》指出，远程医疗服务项目包括：远程病理诊断、远程医学影像（含影像、超声、核医学、心电图、肌电图、脑电图等）诊断、远程监护、远程会诊、远程门诊、远程病例讨论及省级以上卫生计生行政部门规定的其他项目。

近年来，随着群众对医疗服务保障需求的不断提升，为实现基层医疗水平的均质化，改善就医服务体验，以实体医院为主体的互联网+医疗进入高速发展阶段。结合远程医疗、互联网诊疗及互联网医院的整合服务，可实现线上咨询、诊前预约、远程门诊、便捷支付、双向转诊、协同检查检验、部分常见病慢病的互联网处方、第三方药物配送、远程教育、远程手术会诊和技术指导等线上线下相结合的患者全生命周期互联网+服务，打通了服务基层患者、医生的"最后一公里"。采用互联网技术的远程医疗服务、互联网诊疗服务将互为补充，在实体医疗机构实现融合发展。

2. 远程医疗服务发展受政策技术双效驱动

近年来，为推动远程医疗服务持续健康发展，优化医疗资源配置，实现优质医疗资源下沉，国家在远程医疗方面不断出台相关政策，从2009年的《中共中央 国务院关于深化医药卫生体制改革的意见》，到2018年4月的《国务院办公厅关于促进"互联网+医疗健康"发展的意见》，7月由国家卫生健委、国家中医药管理局联合印发的《远程医疗服务管理规范（试行）》，再到2019年两会政府工作报告中首提远程医疗，可以看出我国政府对远程医疗事业的重视。

与此同时，相关技术的快速发展也助力远程医疗服务创新。

（1）医院信息化技术

医院的信息化水平发展不均，各个医院的信息化标准不一，医院的

"信息孤岛"是长期存在的问题,近年来,国家投入大量的资金进行信息化建设,提升基层卫生服务机构的信息化水平,同时构建信息数据标准,力图打破医院间的"信息孤岛",为远程医疗的应用奠定了良好的基础。

（2）通信技术

远程医疗对图像传输有着特殊的要求,过低的视频质量及图片质量可能导致医生难以辨清病情,这对网络的质量提出了很高的要求。现行情况中,绝大部分医院使用公共网络进行远程会诊,这种情况下的视频质量差,容易造成误诊。

5G 技术加快了数据传输的速度,带给远程医疗更加广阔的想象空间。5G 网络将带来更快的用户体验速率,实际下载速度可达 1.25G/s;未来将建成大量小基站,偏远地区也可覆盖网络。在 5G 技术上,中外差距较小,中国已经建成全球最大的 5G 试验网,政策上对 5G 发展非常支持,制定了 2020 年商用的目标。三大运营商都已经出台方案进行战略部署。

（3）传感技术

传感技术在医疗领域的应用主要是可穿戴设备,能够给远程监测服务带来更大的发展,国际上已经在血糖、血压和心电监测方面有了许多应用。国内传感器行业整体缺乏更具竞争力的产品,特别是在敏感元件核心技术及生产工艺方面的差距较大。

（4）人工智能和大数据

目前,科研院校、医院、互联网医疗企业、医疗信息化企业纷纷布局医疗大数据,并且促进医学人工智能的发展。从未来的发展来看,医学人工智能将成为医生诊疗非常重要的辅助工具,将有利于远程医疗服务。

（二）远程医疗行业市场需求

1. 远程医疗发展的必然性及重要性

人口结构上,中国正朝着深度老龄化的社会迈进,根据《国家人口发展规划（2016—2030 年)》,2015 年我国 60 岁以上的人口占比达到 16.1%,根据测算,60 岁以上人口的数量超过 2.2 亿人。各类慢性病和肿瘤等疾病

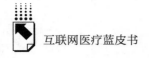
的患病率也在呈不断上升的趋势，人们对于更加优质和便携的医疗服务需求愈加旺盛。

远程医疗服务的意义在于增强边远地区的医疗服务可及性，降低医疗开支，提升医疗服务能力，满足更多人的医疗保健需求。不同的利益相关者，对远程医疗服务的诉求不一样。

对患者而言，不同地区的患者对远程医疗的需求不一样。对于边远地区的患者而言，最大的需求是医疗服务的可及性；而对于城市地区的患者来说，其需求表现为便携性和优质医疗资源的可及性。就现阶段的远程医疗而言，并不能直接降低医疗费用，因为当前的费用支出主要在于药品和检查费用，随着医改政策的推行这一现象可能会发生改变。能够间接降低医疗费用，包括交通、食宿和误工费用等。

对医务人员而言，基层的医务人员希望通过远程医疗提升自身技术水平，高层级医院医生则可以通过远程医疗服务扩大自身的影响力。

对医院而言，不同层级医院的需求不一样。基层医院希望将病人留在基层，同时提升自己的医疗服务能力；地市级的三甲医院则希望通过远程医疗，接诊更多的病人；国家级和省级的三甲医院则希望提高自身的知名度，并且获取一部分疑难病例。

对政府而言，中国整体仍面临着医疗资源不足的现状，特别是优质医疗资源的不足，因此，分级诊疗成为未来较长时间内的发展战略。短期内，分级诊疗的实施面临基层服务能力不足的挑战，从而需要通过医联体、医共体、专科联盟和远程医疗等方式予以撬动。无论是远程会诊，还是远程医学教育等，皆有利于短期内提高基层服务能力和吸引力，也有利于从业务上建立不同级别的医疗机构联系。

当然最本质的还是患者需求，因为患者是远程医疗服务的实际使用方。因此，满足患者需求的远程医疗模式具备较高的发展潜力。同时，国家希望通过推行远程医疗，来优化资源配置，提升基层服务能力，从而实现分级诊疗的目标。因此，只有结合国家分级诊疗目标发展的远程医疗模式才能实现持续发展。

（三）远程医疗实现效能突破的关键

在引入创新实践模式方面，各地也进行了一系列大胆的探索，其中与第三方运营机构合作成为实现远程医疗效能提升的有效手段。

比如，广西规定：根据需要实行公开竞争方式引进第三方运营机构，在自治区内建立远程医疗服务运营管理平台，与相关医疗机构合作开展远程医疗服务和远程教育培训等工作，并提供平台内远程医疗系统的技术支持、运行维护等服务，构建基于第三方的市场化远程医疗服务运营模式和管理机制。

贵州规定：建立健全基于第三方的远程医疗服务运维模式和管理机制，实现远程医疗服务的常态化运营，确保远程医疗服务的可持续发展。建立健全第三方参与远程医疗、互联网健康服务及其他运用通信、计算机及网络技术提供远程医疗服务的监管体系，引导和规范第三方运营行为，保障由第三方参与的远程医疗和互联网健康服务市场健康有序发展，省卫生计生委明确省卫生信息中心负责承担第三方市场运营监管工作。

云南规定：医疗机构通过第三方服务机构开展远程医疗服务的，第三方服务机构应按照《云南省远程医疗第三方服务机构管理办法（试行）》有关规定执行。第三方服务机构依法提供的远程医疗服务支持受法律、法规的保护，任何个人或单位不得强迫第三方服务机构提供远程医疗服务。

二 远程医疗应用场景分析

（一）创新模式不断出现

根据远程医疗目前的建设及运营模式，主要有以下几种模式。

第一，政府主导的远程医疗平台建设，包括省级的远程医疗平台和城市及县乡医联体的远程医疗协作网络。这种模式也是当前各地开展远程医疗服务的主要模式。

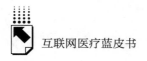

第二，医院主导的远程医疗平台建设，主要是大型三甲医院的国家级远程医疗平台建设，包括中日友好医院的远程医疗平台、郑州大学附属第一医院的远程医疗平台等。

第三，第三方机构建立的远程医疗平台，包括心医国际、东软熙康等建立的远程医疗平台等。

近年来，随着需求的不断发展，各地出现了创新实践模式。2019年5月，央视《焦点访谈》栏目专题聚焦了"安康模式"，认为远程助力医改，可让医疗服务效率提升25%以上。安康市在国家卫健委指导下，引入第三方机构心医国际参与远程医疗平台建设与运营，建立"政府主导、医院实施、第三方服务"的多模态、全方位、一体化的远程医学平台。

借助"互联网＋医疗"远程医疗平台，安康市建成了以安康市中医医院为中心，上联北上广和西安等大型医院，下联21家二级医院、131家镇卫生院、15家村卫生室的远程会诊中心、远程影像会诊中心、远程心电会诊中心、远程门诊，打造了一个以远程医疗技术为手段、上级医院为支撑、县区医院为骨干、镇社区医院为基础、村卫生室为网底的"国家省市县镇村六级一体化"远程诊疗网络，为患者节省直接去大城市就诊的费用，让群众享受到更加高效、便捷的医疗服务。远程医疗服务每年为安康全市乡镇患者节省支出360万元，成为群众及各级政府和有关部门的关注热点。

得益于第三方服务机构的参与，安康市远程医疗平台建立健全了以下运行保障机制，从综合医院、中医院到重点专科，各自发挥体制机制优势，延伸了医院服务的能力和空间。

第一，建立保障机制。市卫健委成立心医国际远程医疗平台领导小组及办公室；医院成立远程医疗办公室，配备工作人员，出台了《安康市中医院远程医疗服务管理办法》。

第二，建立医联体内部管理机制。制定医联体远程医疗工作制度，明确会诊规范流程，统一基层医院远程医疗标识标牌、会诊病人登记册，建立微信工作群。

第三，建立会诊通报机制。定期通报平台运行情况及各成员医院会诊数据。

第四，建立政策绩效机制。市卫健委和物价局联合出台安康市远程医疗收费标准，将远程医疗纳入新农合报销范围，解决患者看病难的问题。

第五，制订完善的远程工作推进计划。召开安康市远程医疗全覆盖推进会，要求2018年实现全覆盖。市卫健委正式下发《关于进一步加强远程医疗工作的通知》。

第六，制定医联体激励机制。安康市制定"以奖代补"方案，市卫健委确定激励机制，奖励优先完成远程医疗服务建设的县域。

在常规化开展规范化培训工作方面，安康市中医医院采用"点对点"的帮建，对多家医院多个学科进行援建。同时线上线下手段并举，积极运用远程教育手段提高培训效率，使村卫生室村医也可第一时间接受同质的互动帮教服务，实现人才培养的纵向到底。目前通过安康市心医国际远程医疗平台已持续开展了慢阻肺防治、流感防治、手足口病诊治等多个专题培训。

截至2019年5月底，安康市中医医院心医国际远程医疗平台、云PACS平台、心电网络三大远程平台总共完成会诊48459例（其中贫困户12350例），培训人数16125人次。

（二）应用场景多样化趋势

2019年国务院政府工作报告提到，要促进新兴产业加快发展。深化大数据、人工智能等研发应用，培育新一代信息技术、高端装备、生物医药、新能源汽车、新材料等新兴产业集群，壮大数字经济。其中重点指出要开展城市千兆宽带入户示范，改造提升远程教育、远程医疗网络，推动移动网络基站扩容升级，让用户切实感受到网速更快更稳定。

随着互联网医疗时代、多"云"时代的到来，医疗服务的大趋势是走上"云"端，医院的应用迭代速度同样在加快。在技术变革驱动下，云应用实现场景突破并呈多样化发展趋势。

1. 省级远程医疗综合服务平台应用与实践

由政府主导的省级远程医疗平台的建设，具有代表性的是贵州省级远程综合业务管理平台推进了分级诊疗的落地。由贵州省政府进行资源投入和政

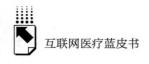

策支持，医疗信息公司提供远程医疗系统解决方案，通常还引入第三方服务机构作为运营方。

"贵州远程医疗大数据监管平台"已接入全省199家县级医院和1543家乡镇卫生院，目前远程平台全面应用了远程会诊、远程门诊、区域远程诊断、远程紧急救治、远程手术示教、远程教学培训、远程教学查房等多元功能。全省坚持以信息化为抓手，打破医疗资源区域局限性，推动优质医疗资源借"网"下沉，确保医患"零距离"，使患者真正体会"足不出院"的医疗服务。以2018年为例，全年已开展远程医疗会诊服务23.6万例，极大地改善了百姓就医问题。

数据显示，截至2018年11月30日，贵州全省县级公立医院及乡镇卫生院诊疗人次为6017.9万人次，较上年同期增长14.95%。2018年1~9月，全省新农合参合病人在乡级就诊人次为2091.3万人次，较上年同期增长19.51%。

2. 远程医疗服务推动人口健康信息平台应用与实践

为全力推进全民健康信息化建设，胶州市以智慧健康项目建设为着力点，打造创新、惠民、助医、辅政的"智慧健康"信息化服务品牌，以互联网深度融合全民健康信息平台，全面实施"全生命周期、健康全过程"信息化便民惠民服务，提升健康服务能力。

在整体规划下，胶州市卫生健康局以人民群众健康需求为导向，使区域远程医疗服务成为胶州市推进市、镇、村医疗服务一体化，提升基层医疗机构服务能力，落实分级诊疗政策的"互联网+医疗健康"便民惠民重要亮点举措。目前全面打造的市、镇、村三级"连心"服务平台，可有效实现区域远程医疗全覆盖，实现优质资源"一沉到底"，让本地患者看病变得更简单、更便捷。

2018年，胶州市、镇、村三级"连心"服务平台，为镇卫生院、社区卫生服务中心和村卫生室增配125台数字心电图机，群众就近到镇卫生院或村卫生室进行放射、心电检查，影像、心电图实时上传至城区医院，可享受上级专家诊断服务。此外，通过远程视频会诊平台，专家可调阅群众在区域内医疗机构的历史诊疗记录及健康档案等，客观连续把握患者病情发展状况，为基层就诊患者提供个性化精准健康服务。

3. 远程服务推动医联体龙头医院智慧转型

千佛山医院医联体协同平台于 2018 年 9 月投入使用，目前已实现了医联体内上下级医院之间的远程会诊、远程教育、远程培训等业务功能，千佛山医院心内科、神经内科等多位知名专家都参与了平台的相关工作。截至 2019 年 6 月医院通过远程平台已开展远程教育和远程培训 32 场次，累计 320 余家医院参与，上线 1500 余次。

随着千佛山医院智慧医疗的不断更新和完善，为了进一步满足群众多层次的健康医疗需求，千佛山医院升级智慧医疗系统，建立"山东省千佛山医院"微信公众号，为患者提供在线问诊服务。

医院还将探索在线复诊、在线处方，通过为患者进行送药到家等服务，不断创新服务模式，优化服务流程，改善患者就医体验，让群众享受更加高效、便捷的医疗健康服务。

4. 远程区域影像应用与实践

自 2012 年，克拉玛依市人民政府就投资建设了覆盖全市医疗机构的远程医学网络系统及远程医学平台。然而由于远程影像会诊业务数据量较大，需要异地传输大量的数据，会诊的效率会受限于互联网传输带宽和基层医院影像系统。这也使当地急需建立区域性影像会诊中心，以满足全市对远程影像会诊的医学业务开展需求，提升临床远程会诊的效率及精准度，使群众享受便捷、高效的创新医疗服务。

2016 年，克拉玛依市在原有远程医疗平台上，建立了以克拉玛依市中心医院为核心的区域云影像平台。克拉玛依市中心医院公开数据表示，目前区域云影像平台已加入 6 家合作单位，医院可为周边地区兄弟医院提供心电、病理、CT、核磁诊断服务，实现了区域内一体化的远程影像诊断新模式。通过搭建区域云影像平台、开创"点对点"远程医学模式，克拉玛依市中心医院年远程会诊量高达 3500 例，成为全国市级单位会诊量名列前茅的城市。

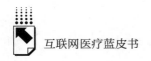

克拉玛依远程云影像平台的正式启用打破了区域限制，使医患不局限于就诊时间与地点，影像实现共享调阅。同时，医疗影像的无胶片化加速了信息资源整合，节省医疗成本，有利于环境保护。医疗有效结合互联网，是进一步实现区域内医学影像数据无障碍传输和诊断，解决政府医疗建设投入中专业技术人才缺乏、医疗建设重复、设备使用频率低等问题的有效保障。

此外，随着云计算技术在行业中的应用不断安全、成熟，医疗行业同样在迎接"云"时代，现阶段已有很多医院开始尝试云端备份存储，或将患者的历史数据存储在云端。

2019年，克拉玛依远程云影像平台依托云服务开始进行升级，实现开放的基于互联网模式下的云影像分级诊疗平台的升级，建立起省—市—县—乡影像分级诊疗体系，为区域内各级医疗机构提供互联互通、数据共享、业务协同的信息化平台，实现各医疗机构影像数据共享、检查结果互认、影像分级诊断和报告分级审核。

这是依托多种云服务的创新模式，涵盖从影像数据存储到有效应用的全流程连续服务，对推动医疗影像信息资源的统一整合、成本降低，有着良好示范价值，成为全面运用创新技术产出成熟行业案例的示范样板。

5. 远程多学科诊疗（MDT）应用实践

防治重大疾病一直是推进健康中国建设的重要任务。近年来，在推进癌症、罕见病等重大疾病防治攻关上，国家一直给予极大的支持，不断增进人民健康福祉。以肿瘤多学科诊疗为例，2018年8月，国家卫生健康委员会印发《关于开展肿瘤多学科诊疗试点工作的通知》，决定于2018～2020年在全国范围内开展肿瘤多学科诊疗（MDT）试点工作，旨在指导各地科学建立推广多学科诊疗模式，进一步提高国内肿瘤等疑难复杂疾病的规范化诊疗水平，保障医疗质量和安全。

受国家政策引导，同年10月，北京医学奖励基金会肿瘤MDT专委会牵头成立肿瘤MDT专科医联体，包含中国医学科学院肿瘤医院、北大肿瘤医院、协和医院、海军总医院等国家级医院在内的专委会成员，协同专联体内各区域协作单位，面向全国基层医疗机构提供专家资源、诊疗技术、医疗资源、管理模型、科研教学等服务。

截至 2018 年底，肿瘤 MDT 专科医联体已面向全国开展系列"远程肿瘤医生培训项目"，全面推进肺癌、乳腺癌、肿瘤防治宣传周等专题培训工作，完成 11 场专题远程教育活动，对全国 100 余家医院的数千名骨干医生进行系统培训。

6. 专科医联体内的远程医疗协作建设

国家《"十三五"全国卫生计生人才发展规划》中指出，我国卫生计生人才发展的一些结构性、制度性矛盾仍然突出，人才结构和分布尚不合理，基层人才、公共卫生人才以及健康服务人才短缺，人才发展的政策环境还有待完善，需要加强体制机制创新，进一步增强人才活力。

在陕西省卫计委、西安市卫计委的指导下，西安市红会医院牵头成立陕西省骨科医疗集团远程会诊中心，建立了以红会医院为主体的陕西省首个骨科医疗联合体。依托医院在全国三大骨科中心之一的骨科专科资源优势，成功打造了具有地域优势的全国性骨科会诊平台。

2018 年开始，西安市红会医院远程医疗会诊中心携手心医国际共同打造"骨经论道·源远流传"远程医疗系列讲座，涵盖了包括脊柱、关节、创伤、小儿骨科、运动损伤、足踝外科、骨显微修复及手外科等专业内容，以远程平台参与学习的创新服务模式，积极开展了面向西部乃至全国的卫生健康人才队伍建设工作，持续对来自陕西、山西、甘肃、青海、河北、黑龙江、福建、广西、贵州等多地的 50 余家二级以上综合/专科医院的 1000 多名骨科医务人员进行了专业培训，助力当地建造了规模适宜的学科人员队伍。

此外，精准脱贫攻坚战全面展开，山西省政府积极落实相关工作，在大病集中救治、慢病签约服务、重病兜底保障等方面采取了一系列措施。在大病集中救治方面，山西大病救治的病种数已达 31 种，与消化科密切相关的食道癌、结直肠癌以及儿童白血病、终末期肾病等都纳入了集中救治范围。作为大同市的龙头医院，山西省大同市第三人民医院创新推动该地区消化内镜手术治疗水平提升，与全国顶尖医院南京鼓楼医院、北医三院、北京 301 医院密切联系，开展了四期"消化道早癌早诊早治规范化培训"，线上线下

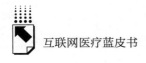

培训基层专业人才超 3000 名，实现精准帮扶，方便偏远地区患者就近接受优质医疗服务。

7. 云科室模式建设与实践

对医院而言，培养学科带头人以及中坚人才，推动学科人才队伍适宜规模化、规范化发展，设立、规范学科发展方向，可推动医院品牌学科树立。以机构重点学科建设为切入点和突破口，强化区域内上级医疗机构精准帮扶措施，自上而下标准化培养和扶持适合基层医疗卫生机构开展的特色服务项目，通过品牌科室建设带动医疗技术的发展，提高医疗服务水平，是增强医院竞争力，打造特色医院的关键。

来自 Gartner 的数据显示，目前云计算已经成为增长最快的科技领域，整体增速为 25%，同时 Gartner 的研究表明，虽然仍有大量资金花在服务器、基础设施和网络设备等 IT 硬件上，但这些支出最终都会转移到云计算上。在云计算时代，探索数字化技术部署与应用于全新的医疗业务场景已成为行业发展的必然，同样，实现核心技术的互联网化、数据化和智能化，并提供上云的多种路径和工具，帮助更多医院科室登上云端，享受到更好的云服务，也成为必然。

在新疆，以新疆维吾尔自治区人民医院风湿免疫科为中心构建的"云科室"已覆盖区域内 14 个市/州 38 家医院，通过轻量化、专业化、多元化的专属专科云平台，全面开展医疗服务、教育服务、科研服务、管理服务、患者服务等多维度云服务。目前"云科室"已开展远程会诊服务 278 次、远程教育服务 70 余次，600 余名专业临床医护人员受益，实现上端科室全套知识体系更系统、更高效地下沉，推动科室"无边界"。

三 远程医疗总结与展望

（一）从 B2B 到 B2C，远程医疗服务仍将依托实体医疗机构开展

国务院办公厅在 2018 年 4 月印发的《关于促进"互联网 + 医疗健康"

发展的意见》中指出，要进一步规范互联网诊疗行为，发挥远程医疗服务的积极作用，提高医疗服务效率，保证医疗质量和医疗安全。为贯彻相关精神，国家卫生健康委员会和国家中医药管理局制定并在同年发布《互联网诊疗管理办法（试行）》《互联网医院管理办法（试行）》《远程医疗服务管理规范（试行）》，其中《远程医疗服务管理规范（试行）》明确规定了远程医疗服务开展的范围、开展的条件及参与各方的责任，以确保患者接受远程医疗服务的质量和安全。

远程医疗服务企业的发展需要契合国家分级诊疗和医联体的政策规划，这也对企业的业务模式提出了要求，不仅要了解医疗机构的临床服务需求，提供完善的系统解决方案，还需要有良好的远程医疗服务运营能力，通过运营来保证远程医疗服务在各类医疗场景下的良好运转，提升基层的医疗服务能力，实现分级诊疗。同时，国家应该通过医保支付政策来支持及体现第三方运营价值，引导市场良性发展。

（二）远程医疗服务应用场景将不断拓宽创新

我国互联网医疗领域纲领性文件《国务院办公厅关于促进"互联网＋医疗健康"发展的意见》，明确了互联网医疗诊疗模式，即互联网医院和第三方的互联网信息平台，须依托实体医疗机构，允许在线开展部分常见病、慢性病复诊。医师掌握患者病历资料后，允许在线开具部分常见病、慢性病处方。从远程医疗方面来说，这实际上明确了开展B2C 端的远程医疗服务的要求和诊疗范围，即依托实体医院，开展常见病和慢性病的复诊。

实体医院正在转变思维，实现全面创新与突破，运用互联网信息技术，改造优化诊疗流程，形成医疗＋互联网的业务模式，提升自身诊疗服务效率，致力于为患者提供完善、便捷、一体化的诊疗服务。

同时，5G 技术的出现也将促进远程医疗服务的发展，也就决定了医疗的创新应用场景将不断拓宽。5G 技术即为第五代移动通信系统，相对于4G，5G 意味着更快的传输速度、更低的端对端时延、更全面的网络覆盖。

5G 技术给远程医疗带来了更多的应用模式，远程医疗将走向移动化，包括移动会诊和移动问诊，医生通过移动通信设备就能够提供远程医疗服务，服务将更加便捷；5G 技术带来的广覆盖和低延时，将极大促进远程应急救灾的发展；5G 技术也将促进远程疾病监控的发展。5G 的典型应用场景为远程手术，由于 5G 具有低延时的特点，计算机在网络上响应指令所需的时间短，医生穿戴头戴型显示器和触控反馈的特殊手套，远程操控机器手臂，进行远程手术。

此外，充分发挥第三方运营服务机构作用，可承载更多业务场景探索及服务升级工作。第三方运营服务机构对远程医疗、互联网医院等服务内容的整合，可推动远程医疗服务在以实体医院为中心建设的互联网医院得以延伸，实现对患者服务的应用拓展。

而第三方运营服务机构联合商业保险机构，构建以远程医疗和商业保险为核心的针对 C 端的服务产品，同样会实现远程医疗场景对患者服务的应用拓展。对于保险而言，其核心是数据，而不仅是简单的产品销售。可探讨的趋势是，借助远程医疗平台，运用数据去判断和实现更合理的诊疗路径，从而实现医保控费，并在此基础上设计更有针对性的保险产品。美国的 PBM 是值得借鉴的模式。

（三）中国远程医疗发展需要政策持续支持

从上述成功案例所处地区的远程医疗服务构建过程来看，基本遵循中央财政转移支付助力构建远程医疗基础设施，地方政府配套资金助力其运行。远程医疗确实是一项前期投资较大的系统工程，需要政府主导才能够开展下去。同时，我国的远程医疗实际上还处于探索当中，在各地的落地需要当地政府的政策支持。我国在通信技术等方面具备了较好的软硬件条件，为其与医疗的结合打下了较好的基础，试点地区通过国家的大量投入提升了医院的信息化水平，建立了远程医疗的基础设施。

但是，远程医疗不仅需要实现省市内部的医疗资源流通，还需要与国家级的优质医疗资源进行对接，国家层面的政策显得尤为重要，特别是远程医疗的规范诊疗流程、定价体系政策、医保支付政策等，当前远程会诊的价格高昂也是阻碍远程医疗进一步发展的重要因素。另外，当前许多医院还存在信息接口不同的情况，需要国家制定统一标准，部分地区的基层医疗机构的信息化程度依旧较低，需要持续的投入改善。

B.8
跨境医疗发展报告

高瑞芬*

摘　要： 在移动互联网时代的浪潮下，跨境医疗不再局限于出国看病，其外延不断拓宽，国际远程互联网医疗也被包含在内，包括全球各领域医学专家的第二医学诊断意见、中外专家根据患者病情进行的远程会诊、中外专家远程共同大查房等。本报告从跨境医疗的背景、现状以及面临的机遇和挑战等角度详细分析了跨境医疗行业的发展历程，综合政策、社会、行业、市场等各种因素，重点分析了国际远程会诊、重症治疗、海外体验、医美整形等商业模式，认为跨境医疗行业前景广阔。

关键词： 跨境医疗　中外医疗　远程互联网医疗

　　从传统意义上来讲，医疗是一项本土化的服务，而随着全球化、信息化进程的加快，医疗服务开始彰显出国际化的特征。近年来，跨境医疗经历了从起步到快速扩张、成熟的发展历程，开辟了医疗服务的新渠道、新领域，成为传统医疗模式的一个有力补充。

　　跨境医疗，通俗地解释，就是患者享受国际专家的医疗服务。而从广义上来讲，中外远程互联网医疗也属于跨境医疗的范畴，因为其实现必须借助境外的国际医疗资源。

---

* 高瑞芬，MORE Health 爱医传递资深文案经理。

一　背景情况

近年来，我国跨境医疗发展势头迅猛。有市场分析预测，未来十年中国的跨境医疗市场潜力有可能超过数百亿美元。[①] 在市场快速扩张的背后，是中外医疗的现实差距、中国高净值人群的崛起和中国跨境医疗政策的不断完善。

（一）中外医疗的现实差距

尽管当前我国医学的发展取得了举世瞩目的成就，但与美国、日本等发达国家相比仍有较大差距。以癌症治疗为例：从治疗效果上来看，目前中国癌症患者 5 年相对生存率达到 40.5%，与 10 年前相比，提高了约 10 个百分点。[②] 即便是这样，仍远远落后于美国 67% 的癌症 5 年生存率。从药物使用上看，以肺癌为例，截至目前，在美国上市的靶向药有 19 款，而在中国上市的靶向药只有 10 款；从药物临床研究上来看，截至 2019 年 2 月 27 日，美国癌症相关临床试验共 33367 项，中国癌症相关临床试验共 5060 项，仅为美国的 1/6（相关数据由美国顶级医疗服务机构 MORE Health 爱医传递联合创始人 Dr. Marc Shuman 搜集整理）；从医生的培养上来讲，美国的医生培养漫长且严格，学生从中学毕业起，需要 13～15 年才能成长为一名医生，而相比之下，中国医生的培养周期比美国要短 6 年左右；从医疗理念上来讲，美国崇尚多学科会诊，各相关科室医生组成一个多学科协作团队，共同商讨治疗方案，因而患者的治疗是连贯的、成体系的，而中国的多学科会诊刚刚起步，不同科室间的医生尚未形成较为密切的合作，患者一个阶段的治疗完成后，对于下一步该怎么治疗常常会比较困惑；从医疗服务上来讲，美

[①] 《2017 年中国跨境医疗（海外医疗）行业市场需求及 2018 年行业发展趋势分析》，中国产业信息网，2018 年 7 月 6 日，http://www.chyxx.com/industry/201807/656225.html。

[②] 《2019～2025 年中国海外医疗中介服务市场行情动态及未来发展趋势报告》，中国产业信息网，http://www.chyxx.com/research/201810/682861.html。

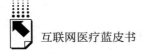

国的服务更为人性化，人文关怀气息浓厚，而中国的医疗服务很大程度上还停留在"生物医疗"阶段，人文关怀不足。中国的医疗与发达国家之间的种种差距是跨境医疗兴起和存在的根本原因。

（二）中国富裕阶层的崛起

受多种因素影响，跨境医疗的费用普遍要高于本土医疗费用，根据目的国和病种的不同，可数倍甚至数十倍于本土医疗费用。而与此相对的一个社会现实是，我国富裕阶层的崛起和扩容。胡润最新的财富报告出炉，2018年中国大陆及港澳台地区，资产达到600万元的家庭有488万个，在大陆拥有超过千万元资产的高净值家庭数量为161万个，拥有超过亿万元资产的超高净值家庭数量达到了11万个。而与高收入呈正相关关系的是消费的升级，高净值人群更有实力，也更有意识地去享受高端医疗服务，包括高端体检、高端的诊疗技术和健康管理等，因而跨境医疗逐渐成为高净值人群的"新宠"，他们期望跨出国门，寻找更先进的医疗技术和服务。

（三）跨境医疗政策不断完善

随着跨境医疗市场的不断扩张、需求的日益扩大，相应的国家政策渐趋完善，监督管理的力度渐趋增强，政府出台了一系列政策来放宽市场准入条件、加强规划布局和用地保障、优化投融资引导政策，为跨境医疗市场的有序发展提供了政策支持。

2010年，国家发改委等部委发布《关于进一步鼓励和引导社会资本举办医疗机构的意见》，提出"进一步扩大医疗机构对外开放"，允许境外资本举办医疗机构；2013年国务院《关于促进健康服务业发展的若干意见》中指出，发展健康文化和旅游。鼓励有条件的地区面向国际国内市场，发展养生、体育和医疗健康旅游。2016年，《国务院关于印发"十三五"卫生与健康规划的通知》中指出，医疗产业要积极发展新业态，推动健康医疗旅游发展，提升医疗服务的国际化水平。上述政策被看作国家鼓励发展跨境医疗的信号。

此外，在远程互联网医疗领域，市场也不断迎来政策利好。2018 年是互联网医疗政策密集发布的一年，行业迎来政策红利推动的高速增长期。4 月 28 日，《国务院办公厅关于促进"互联网＋医疗健康"发展的意见》出台，明确指出："允许依托医疗机构发展互联网医院。医疗机构可以使用互联网医院作为第二名称，在实体医院基础上，运用互联网技术提供安全适宜的医疗服务。"9 月 12 日，国家卫生健康委员会、国家中医药管理局联合发布《关于印发互联网诊疗管理办法（试行）等 3 个文件的通知》，对互联网医疗、互联网医院和远程医疗做了明确的规范和指引。跨境互联网医疗作为互联网医疗的一个组成部分，上述文件为其健康发展提供了政策保障，起到了积极的引导、规范和促进作用。

二 现状分析

（一）市场规模

2017 年 9 月在上海召开的"第十届高端医疗服务与建设国际研讨会"数据显示，全球每年跨境医疗人次超过 1200 万，国际旅游医疗年均增幅为 15%～25%。在庞大的跨境医疗群体中，中国患者成为不可忽视的"中坚力量"。据统计，2017 年全球医疗旅游产业总值已达到 7000 亿美元，而中国是全球医疗旅游的主要客源国。

此外，据业内人士分析，2020 年我国跨境医疗的市场规模将达到 581 亿元，年预期增长率可达 50%。有市场分析预测，未来十年中国的跨境医疗市场潜力有可能超过数百亿美元。各类数据充分表明，跨境医疗产业已然站在风口之上。

（二）投融资情况

近年来，跨境医疗领域逐渐成为资本逐鹿的热点，不少跨境医疗服务厂商获得资本青睐。CVSource 投中数据显示，截至目前，MORE Health 爱医传递、惠美、携康长荣、春雨国际、好医友等数十家知名跨境医疗公司获得融资，从美国最大的风险投资基金 NEA，长岭资本、高瓴资本、鼎晖投资，再到复星、百度以及红杉，已有多家顶级风投机构砸下数十亿元在跨境医疗赛道。其中，MORE Health 爱医传递获得融资的最多，高达数千万美元，成为投融资市场中的超级"宠儿"。

（三）需求分析

从市场需求角度分析，跨境医疗产品大致可分为重症医疗产品和大健康产品。前者是主要围绕癌症等重大疾病的诊疗服务，后者则包括精密体检、辅助生殖、医疗整形等服务项目。

以下四项是跨境医疗最主要的组成部分，重症治疗、体检、医美整形和辅助生殖分别占 39.7%、22.4%、15.4% 和 13.5%。[①] 其中，癌症等重症治疗是目前国内跨境医疗需求最大的。2017 年国内跨境医疗企业的重病治疗项目销售占比在 40% 左右，而体检项目占比排在第二位，占比为 28%。[②]来自跨境医疗服务机构 MORE Health 爱医传递的联合创始人 Dr. Marc Shuman 给我们提供的近八年来的服务数据显示，肿瘤的诊疗占比在 85% 以上。究其原因，癌症等重大疾病对患者健康和生命的影响、威胁最大，因此这一需求相比其他需求具有刚性、迫切性更强的特点。跨境医疗之于这类重大疾病来讲属于"雪中送炭"，而相比之下，之于体检、整形等大健康领域的需求，则属于"锦上添花"。因而癌症等重大疾病的治疗在跨境医疗中占比最高。

（四）供应情况

目前，从世界范围内看，跨境医疗的目的地相对集中，而且都有自己的

---

① 《2017 年中国跨境医疗（海外医疗）行业市场需求及 2018 年行业发展趋势分析》，中国产业信息网，2018 年 7 月 6 日，http：//www.chyxx.com/industry/201807/656225.html。
② 《2017 年中国跨境医疗（海外医疗）行业市场需求及 2018 年行业发展趋势分析》，中国产业信息网，2018 年 7 月 6 日，http：//www.chyxx.com/industry/201807/656225.html。

特色和优势。患者不同的医疗需求，往往有与之对应的跨境医疗目的地以供选择。中国跨境医疗市场上，医疗服务目的地主要有美国、日本、韩国、新加坡、泰国、德国、印度等国家。美国是癌症等重症转诊的主要目的地，全球最新和最丰富的药品、先进的治疗技术和设备、权威的专家、人性化的照护支撑起了美国在重症治疗领域首屈一指的国际地位；而在精密体检方面，美国和日本较有优势；医美抗衰领域最热门的则是韩国。

三　商业模式

国内跨境医疗服务机构的商业模式大致包括以下三类：传统的中介型跨境医疗服务机构、国外医院的中国办事机构、互联网跨境医疗平台。

传统的中介型跨境医疗服务机构起步最早，它们通过与国外医院国际部达成合作协议（有时甚至不需要协议），将国内患者介绍到合作医院。这类机构最主要的业务是为患者提供信息服务和咨询服务，多数机构在此基础上向更为具象的服务领域延伸，包括向患者推荐海外医院、联系国际部注册病人、翻译病历、办理签证机票，甚至提供境外保姆式陪诊等服务，通过向客户收取高额中介服务费来实现盈利。由于门槛较低，近年来类似的机构多达上百个，竞争异常激烈。近年来，随着国际互联网远程医疗的蓬勃发展，这些机构为了紧跟市场的需求，在不断优化线下服务的同时，也开始着手搭建线上平台。

国外医院的中国办事机构是指国外知名医院或医疗集团设立在国内的办事处，为中国患者提供海外转诊服务或者与国内医院建立转诊通道，方便快捷地将国内患者转诊至对接医院。这类国外医疗机构一般都是大型的、实力雄厚的，它们将医疗、管理、咨询、培训结合起来，依托国内医院资源和国外医院技术，占据了精准的获客途径。这种商业模式一方面使国内患者得到了更好的治疗，另一方面也有利于国内外医界的交流融合。

互联网跨境医疗平台是跨境医疗市场需求猛增以及互联网科技发展的结果，也是互联网向医疗领域渗透的必然产物，其服务模式是建立在线服务平台，实现线上跨境就医。这种模式可以让患者快速便捷地了解到国外的医疗

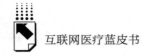

情况以及国内国外的具体差异，在初步了解跨境医疗的预计效果前提下再进行选择，避免了盲目跨境。可以说，互联网跨境医疗是跨境医疗的一种模式，也应视作其中一个重要的组成部分。近年来，互联网平台逐渐成为客流汇集的重要渠道，并深刻影响跨境医疗行业竞争格局。

互联网跨境医疗平台根据其经营主体的注册地，又可分为国内互联网跨境医疗平台和海外互联网跨境医疗平台，主要的服务内容均为整合、连接国外优质医疗资源，为国内患者提供远程第二诊疗意见、远程多学科会诊、远程单学科会诊等服务。但单纯发展在线服务模式的互联网跨境医疗平台并不多见，为了满足用户多元化的需求，这类服务机构都会不同程度地涉及海外转诊、海外体检、辅助生育等境外就医服务。目前在中国市场的此类机构中，规模最大、行业领先的跨境医疗服务机构就是美国的 MORE Health 爱医传递，与传统的医疗中介不同，MORE Health 爱医传递作为美国的医疗服务提供商，具备跟美国医院一样提供医疗服务的资质。在同时符合国家卫健委发布的远程医疗文件相关要求的前提下，为国内患者提供中美顶尖医疗机构间的远程会诊服务。

四　应用场景

（一）国际远程会诊/远程第二诊疗意见

当全球步入移动互联网时代，跨境医疗不再局限于高净值人群的出国看病，其外延被拓宽，通过互联网实现不出国门享受国外医生诊疗服务也被包含在内，包括全球各领域医学专家的第二医学诊断意见、中外专家根据患者的病情进行的在线会诊，这样实际上可以帮助更多有需要的人。

国际远程会诊/远程第二诊疗意见等医疗服务的实现得益于移动互联网、大数据、云计算、人工智能等多领域技术的融合，在此基础上，传统面对面的诊疗模式发生了深刻的变化，中国的患者可以在家门口得到远在大洋彼岸的医生的诊疗意见，这在很大程度上可以避免患者盲目出国。

远程会诊的门槛看似较低，在实际操作中却是非常高的。以中美之间的远程医疗为例，不仅需要远程医疗公司有美国的医疗/医院资质，这样才能和美国各大顶尖医院的医生建立联系，而且需要提供能够覆盖全世界 180 个管辖地给美国医生的医疗事故保险。远程医疗所使用的平台需要获得美国 FDA 医疗器械的认证。在办理各种手续并获得各类证书后，还需要和美国的顶级医生集团签订医生集团的服务合同。这样下来，能够合规且大规模开展远程医疗业务的公司就非常有限了。

截至 2018 年，我国互联网医疗总规模已达 300 亿元，用户数量近 2 亿。① 互联网跨境医疗作为互联网医疗的一个组成部分，其发展在政策的引导下，也将更为健康有序。

（二）重症治疗

重症治疗是跨境医疗最主要的需求方向，其中美国是重症治疗的主要目的地。以癌症为例，2019 年 1 月，国家癌症中心在《中华肿瘤杂志》发布了最新完成的统计数据：2015 年我国各类恶性肿瘤发病约 392.9 万人，死亡约 233.8 万人。平均每天超过 1 万人被确诊为癌症，每分钟有 7.5 个人被确诊为癌症。而且近 10 多年来，恶性肿瘤发病率每年保持约 3.9% 的增幅，死亡率每年保持 2.5% 的增幅。由此可见，我国肿瘤形势日益严峻。

而另外一个现实是中美医疗之间存在较大差距，中国癌症患者的 5 年生存率大幅低于美国。因而很多有一定经济能力的中国癌症患者将目光投向美国等发达国家，一般来讲，这类患者的需求包括：明确诊断、调整现有治疗方案、寻求国内还未上市的新药特药、寻求更优质的医疗环境和医疗服务等。

我国每年赴美就医的人数达到几千人，甚至上万人，而且这个数字正在持续上升。在这些患者中，近 70% 的患者为癌症患者。在世界顶级的癌症治疗中心——例如美国斯隆·凯瑟琳癌症中心，来自中国的患者从 2017 年起就占国际患者总数的前三位。

---

① 凯度咨询：《互联网＋医疗健康白皮书》，2018。

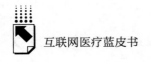

（三）海外体检

海外体检是跨境医疗的第二大需求。近年来，美国、日本等发达国家凭借高精的技术和优质的服务成为中国高净值人群体检的首选目的地。其中，日本的精密体检最受中国客户的青睐。

携程2015年首次在主题游频道上线健康医疗项目，在其最受关注的十大医疗旅游线路中，有四条提供日本的体检套餐项目服务。2015年山水旅行开发了一批短线体检项目，包括日本、新加坡、中国台湾等国家和地区，其中选择去日本的客户最多。报价从两万元到七八万元不等，城市的"中产阶级"是这一产品的主要目标客户，复购率在60%左右。

（四）医美整形

受人均可支配收入增加、消费理念改变等因素影响，大众对美的追求越来越强烈，这促进了医美行业的快速发展，医疗美容行业发展前景大好。从目前的趋势来看，全球医疗美容的市场规模实现了稳步增长，年复合增长率达到7%，预计到2020年将超过133亿美元规模。[①]

目前韩国是全球医美渗透率最高的国家，医美行业已经成为本国经济发展的重要支柱。由于韩国审美观念不断深入人心，整形技术的不断创新与应用，医疗观光产业的应运而生等因素，韩国的医美产业链不断完善和成熟。相比韩国，中国医美产业起步较晚，韩国利用相对低廉的价格、系统化的医美疗程和优质人性化的消费体验吸引了一大批中国消费者。

（五）生殖服务

随着我国社会经济不断发展，传统观念不断更新，日渐扩大的不孕不育群体、二胎政策的开放以及晚婚晚育的现代婚恋观等因素使得国民对冷冻卵子以及人工代孕等辅助生殖需求日渐刚性化。

---

① VC SaaS：《最新医疗美容行业数据报告》，2018。

而受制于国家政策，很多辅助生殖项目只能在国外进行；除政策支持外，国外辅助生殖行业技术相较国内也更为成熟。这些是中国相应群体选择境外生殖服务的重要原因。据多籽生殖首席医疗官 Dr. Jan Rydfors 提供的资料，近年来海外辅助生殖市场规模逐年扩大。2016 年，辅助生殖跨境医疗市场规模达到 74 亿元，跨境辅助生殖周期总量上涨到 38 万例，增速达18.75%，跨境试管婴儿取卵周期量达到 20 万例，同比增长 25%。① 海外辅助生殖成为重症治疗、海外体检、医疗美容之后第四大海外医疗产品。

五　前景与展望

（一）跨境医疗发展的前景

近年来，国家不断鼓励社会办医疗发展，跨境医疗市场成为社会办的重要组成部分之一。随着盈利模式的探索和市场规模的扩张，跨境医疗行业预计在2019 年步入启动期。在市场启动期，伴随着政策监管不断完善、市场逐渐下沉、平台化趋势加强、市场更为细分，跨境医疗将迎来更为广阔的发展前景。

其一，政策利好。在过去的一段时间里，跨境医疗领域的政策不甚明朗，政府监管缺失，市场在一定程度上存在各种乱象。而近年来，关于跨境医疗领域的政策逐渐清晰完善，对行业的发展起到了指导和规范的作用。这一政策利好起源于互联网医疗领域。从 2018 年开始，互联网医疗领域政策不断出台，提出运用"互联网＋"优化现有医疗服务，丰富服务供给，促进互联网与医疗健康的融合创新、规范发展。行业将迎来政策红利推动的高速增长期。而作为互联网医疗的重要组成部分，跨境互联网医疗也得到了国家政策明确经营规范下的大力支持，未来跨境互联网医疗机构将依托实体医疗机构综合运用，两者业务相互结合，形成服务闭环，商业模式创新空间广阔。

① 前瞻产业研究院：《辅助生殖跨境医疗服务公司商业模式创新与投资机会深度研究分析报告》，2018。

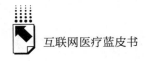
其二，市场下沉。伴随着中国富裕阶层的日益崛起，去美国、日本等地医疗旅游、看病治病将成为更为普遍的社会现象。而与此同时，有业内人士表示，尽管跨境医疗还属于小众消费领域，但随着中国经济水平和人民生活水平的整体提高，更多的国人可以走出国门，未来十年甚至更长时间，这个产业市场将不断下沉，或将走出小众消费领域。

其三，产品升级。传统的跨境医疗产品是由中介式企业主导的分散点状产品，而随着需求的增长和科技的进步，在线医疗厂商搭建起互联网平台对国内外医疗资源进行整合重组，跨境医疗产品正在向在线医疗厂商引导的系统化产品方向升级。

其四，资本认可。近年来，资本持续收缩。尽管如此，对投融资事件数量进行统计，医疗健康领域仅次于硬件及企业服务领域排名第三。随着跨境医疗产业的不断发展完善和市场需求的日益扩张，主要的跨境医疗厂商逐步受到资本方的肯定。据统计，部分兼具跨境医疗业务的综合型移动医疗厂商融资顺利，已经进入 D 轮以上；垂直型在线跨境医疗厂商也得到资本市场的极大关注。

其五，智慧医疗。伴随着跨境医疗行业的持续发展和互联网、云计算、大数据处理技术的日臻完善，大量的跨境医疗基础数据将借助数据挖掘分析、深度学习等技术在疾病诊疗领域有着越来越多的应用，有限的医疗资源将实现更广阔的共享。

（二）跨境医疗发展的挑战

1. 技术门槛高

远程医疗对于数字技术的要求非常高。影像资料的传输是跨境互联网医疗中的重要环节，传输中的"差之毫厘"，就可导致诊断结果的"谬以千里"。因此，出于医学的严谨，影像资料的传输必须做到绝对的高保真，这对于图像识别、数字技术有着非常高的要求。

2. 医生资源门槛高

跨境互联网医疗通常为重大、疑难及罕见疾病提供精准治疗和治疗方案。这要求跨境医疗机构拥有最顶尖、最权威的医生资源。以 MORE Health

爱医传递的多学科会诊为例，通常根据患者病情实际情况，为其安排适合患者疾病领域的来自美国知名医院的顶级权威专家，组成多中心顶级医疗团队，给出共同的诊断及专业诊疗意见。

3. 资料整理和实时翻译的门槛高

很多患者都担心在跨境互联网医疗中因语言不同而造成沟通不顺畅。跨境物联网医疗机构首先会收集患者的病理资料，由专业医学博士为患者制作双语电子病历。而且由于医疗术语的专业性和特殊性，在患者与医生交流过程之中，必须由专业医学翻译提供实时翻译，并且翻译也需要由相关的医疗事故保险覆盖，否则美国医生和美国医院也不会参与。

4. 国际化医疗事故保险门槛高

美国医生在治疗过程中发生医疗事故时，一切责任由医生承担，由医生投保的医疗事故保险公司全权处理。通常在得到法院认可之后，医疗事故受害人会得到相当高额的医疗事故赔偿，因此美国医生的医疗事故保险购买费用非常高。而远程医疗涉及不同的法律管辖地，不同的法律，在处理医疗纠纷时就更为复杂。有国际覆盖的医疗保险成为一个不可或缺的环节，但因为需要给美国专家购买医疗事故保险，很少有保险公司愿意给非美国之外的公司提供覆盖全球的医疗事故保险。

5. 运营门槛高

与本土医疗相比，跨境医疗的门槛相对要高一些，特别是对于选择出境的患者来说，这里所说的门槛包括经济状况、身体情况、时间精力等各个方面。跨境医疗面向的群体是身体情况尚可、可以承受长途飞行且有一定经济实力的患者。这就决定了跨境医疗的目标客户较为局限，不易精准捕捉。同时由于医疗行业的特殊性，利用第三方平台进行的一些付费市场推广会受到很大的限制。

6. 沟通成本较高

虽然跨境互联网医疗的花费要远远低于传统出国就医的费用，但互联网医疗不像传统医疗那样，医患双方可以面对面对话，因此沟通成本相对更高一些。对于出国就医的患者来说，回国后在随访、复查、咨询等后续医疗行为中，沟通成本也很高。与此同时，医患关系也很难如本土医疗那样稳固

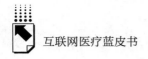

长久。

如果不出所料，在谨慎、探索、规范、突破等若干个循环之后，以信息共享为宗旨，以视频、病理、影像等互联网远程技术为基本手段的远程会诊，必将成为跨境医疗率先应用的宠儿。因为跨境远程医疗直接带给患者巨大的好处：节约时间成本、节约经济成本且大部分的患者可以在当地的医院就医，并且得到美国专家的治疗意见。特别是中国医院和中国医生都非常欢迎类似的合作。跨境互联网医疗的适用范围、责任归属、保险支付、政府监管将日渐成熟。最后，在医生多点执业浪潮和互联网无国界跨时空的资源共享需求下，跨境互联网医疗服务机构会逐渐代替其他各类传统跨境医疗，但由于医疗的重要性和特殊性，其对监管、安全、规范的要求必将十分严格，而政府对于其准入门槛、资质要求等方面的苛求，使得优秀的跨境互联网医疗服务机构数量稀少。

参考文献

《2017 年中国跨境医疗（海外医疗）行业市场需求及 2018 年行业发展趋势分析》，中国产业信息网，2018 年 7 月 6 日，http：//www.chyxx.com/industry/201807/656225.html。

《2019～2025 年中国海外医疗中介服务市场行情动态及未来发展趋势报告》，中国产业信息网，http：//www.chyxx.com/research/201810/682861.html。

凯度咨询：《互联网＋医疗健康白皮书》，2018。

VC SaaS：《最新医疗美容行业数据报告》，2018。

前瞻产业研究院：《辅助生殖跨境医疗服务公司商业模式创新与投资机会深度研究分析报告》，2018。

技 术 篇

Technology Reports

B.9
"5G＋医疗健康"发展报告

中国电信股份有限公司战略与创新研究院*

摘　要： 随着5G技术的应用及完善，利用其高带宽、低时延等特性，结合物联网、大数据、人工智能、云计算、VR/AR等信息技术手段，充分应用于各类诊疗过程，助力医疗卫生信息化建设，加速行业数字化转型，打破地域限制，促进跨地域、跨机构信息共享，促进医疗资源纵向流动，降低医疗开支，提高医疗水平，提升优质医疗资源可及性和医疗服务整体效率。本报告阐述了5G为医疗行业带来的数字化变革，涵盖诊断指导、远程操控、采集监测和医院管理等多类场景及其子场景。

关键词： 5G　远程医疗　医疗数字化

＊　中国电信集团有限公司是国有特大型通信骨干企业。中国电信股份有限公司战略与创新研究院是中国电信集团的企业决策智库、技术创新引擎和产品创新孵化器。

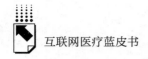

目前，我国各地医疗水平发展不均衡，偏远地区医疗资源匮乏。通过5G通信技术，结合物联网、大数据、人工智能、云计算、VR/AR等技术，可以加速医疗数字化转型，打破地域限制，提高医疗水平、降低医疗开支。

一 国内市场情况

人口增长、寿命延长以及人们收入水平的提高，是推动医疗行业市场发展的主要动力。

我国是世界上人口最多的国家，人口保持相对稳定的增长。2018年末，总人口达到13.95亿人（见图1）。

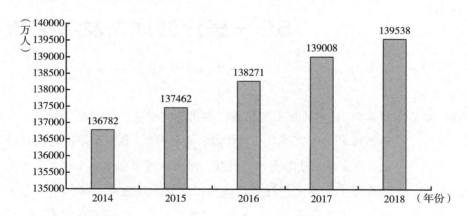

图1 2014～2018年中国总人口

资料来源：国家统计局。

人均寿命持续增长，人口老龄化趋势显现（见图2）。据《"十三五"国家老龄事业发展和养老体系建设规划》① 预计，到2020年，全国60岁以

---

① 《国务院印发〈"十三五"国家老龄事业发展和养老体系建设规划〉》，国家发改委官网，2017年3月16日，http://www.ndrc.gov.cn/gzdt/201703/t20170316_841165.html。

上老年人口将增加到 2.55 亿人左右，占总人口比重提升到 17.8% 左右；高龄老年人将增加到 2900 万人左右，独居和空巢老年人将增加到 1.18 亿人左右，老年抚养比将提高到 28% 左右。

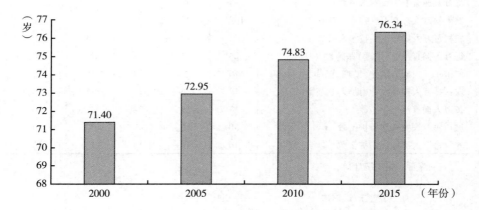

图 2　2000～2015 年平均预期寿命

资料来源：国家统计局。

我国人均收入持续增长，卫生支出占比增大。其中，2018 年，城镇居民人均医疗保健消费支出占比为 7.84%，农村居民人均医疗保健消费支出占比为 10.23%。

我国目前医疗供需结构失衡。2017 年每万人拥有卫生技术人员 65 人（见表 1）（其中，城市每万人拥有卫生技术人员 109 人，农村每万人拥有卫生技术人员 43 人）、每万人拥有执业（助理）医师 24 人［其中，城市每万人拥有执业（助理）医师 40 人，农村每万人拥有执业（助理）医师 17 人］、每万人拥有注册护士 27 人（其中，城市每万人拥有注册护士 50 人，农村每万人拥有注册护士 16 人）。医疗资源结构失衡，2017 年总诊疗人次中，医院为 34.39 亿人次（占比为 42.04%），基层医疗卫生机构为 44.29 亿人次（占比为 54.14%）。而我国有医院 31056 个（占比为 3.16%）、基层医疗卫生机构 933024 个（占比为 94.82%）（见图 3）。

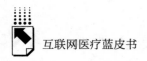

表1　2013～2017年每万人口卫生技术人员数

单位：人

指标	2017年	2016年	2015年	2014年	2013年
每万人拥有卫生技术人员数	65	61	58	56	53
城市每万人拥有卫生技术人员数	109	108	102	97	92
农村每万人拥有卫生技术人员数	43	40	39	38	36
每万人拥有执业（助理）医师数	24	23	22	21	20
城市每万人拥有执业（助理）医师数	40	39	37	35	34
农村每万人拥有执业（助理）医师数	17	16	16	15	15
每万人拥有注册护士数	27	25	24	22	20
城市每万人拥有注册护士数	50	49	46	43	40
农村每万人拥有注册护士数	16	15	14	13	12

资料来源：国家统计局。

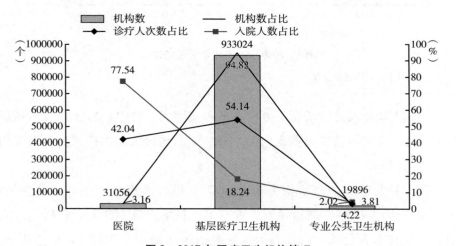

图3　2017年医疗卫生机构情况

资料来源：国家统计局。

随着我国人口不断增长、老龄化趋势进一步显现以及人们收入水平的提高，预计未来我国年人均医疗保健消费支出将保持较高的增速，医疗行业有广阔的市场空间。随着老龄化问题的日益严重，远程医疗监护也将成为普遍需求。医疗保障是老龄化社会的重要保障之一，而我国医疗供需结构失衡、医疗资源发展失衡，无法充分满足人们对医疗资源的需求。

二 行业趋势分析

传统就医模式使得患者集中在三级医院，导致医生负荷过重、就医体验较差、优质医疗资源浪费严重。在推进分级诊疗制度建设的过程中，存在各个医疗机构之间的信息共享问题，以及优质医生多集中在顶级医院的问题。除了医疗技术和体制的制约，落后的医疗通信手段也制约了医疗资源的充分利用。通过改善通信方式，采用 5G 技术进行通信，5G 的高带宽、低时延特性，助力医疗卫生信息化建设的推进，可充分发挥通信技术、大数据等信息技术手段在诊疗中的作用，促进跨地域、跨机构就诊信息共享，利用信息化手段促进医疗资源纵向流动，提高优质医疗资源可及性和医疗服务整体效率，[①] 促进二、三级医院向基层医疗卫生机构提供远程会诊、远程诊断、远程手术、远程培训等服务，有利于医疗精准扶贫，有利于提高基层医疗水平，实现优质医疗资源下沉，提高优质医疗资源可及性和医疗服务整体效率。

1. 医疗数据互联互通，优化医疗流程

云医疗信息系统不仅能够通过云端帮助医疗机构实现传统门诊、住院、检验、治疗等全流程信息化运营，还有助于医疗数据的互联互通，为医院和患者带来便利。利用信息化数据和模拟医学进行模拟检查和模拟手术，用于术前讨论及教学，可以帮助提升医院的医疗水平，降低医疗风险。

2. 医疗资源下沉，扩大服务范围

通过高清视频、医疗设备的联网和数据的共享，远程完成会诊和病理/影像/心电图诊断、心理治疗、远程监护、远程查房、远程 B 超、远程手术、无线输液，消除空间障碍，促进医疗资源下沉。通过远程将救护车上的

---

① 《国务院办公厅关于推进分级诊疗制度建设的指导意见》，中国政府网，http://www. gov. cn/gongbao/content/2015/content_ 2937321. htm。

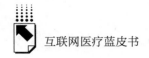

患者数据和现场视频实时回传至医院，专家可以提前完成患者数据的采集和病历的阅读，缩短患者的院前抢救时间。

3. 院区管理数字化，提升业务效率

医疗物资管理、后勤管理、安防管理的数字化有助于业务效率的提升。

三 国内5G建设

5G已成为我国国家战略，是建设网络强国的新动能之一，是数字经济发展的内在要求。国家已印发5G相关信息化规划，各省份已发布关于加快推进5G网络建设的规划、方案、意见和通知。

2015年，国务院发布的《中国制造2025》，① 是中国政府实施制造强国战略的第一个十年行动纲领，其中提出，要全面突破第五代移动通信（5G）技术。

2016年7月，中共中央办公厅、国务院办公厅印发《国家信息化发展战略纲要》。② 该《纲要》中明确指出：积极开展第五代移动通信（5G）技术的研发、标准和产业化布局。到2020年，第五代移动通信（5G）技术研发和标准取得突破性进展，信息化成为驱动现代化建设的先导力量。

2016年12月，国务院印发《"十三五"国家信息化规划》。③ 该《规划》中明确要求：开展5G研发试验和商用，主导形成5G全球统一标准，加快推进5G技术研究和产业化。统筹国内产学研用力量，推进5G关键技术研发、技术试验和标准制定，提升5G组网能力、业务应用创新能力。着

---

① 《国务院关于印发〈中国制造2025〉的通知》，中国政府网，http://www. gov. cn/zhengce/content/2015－05/19/content_ 9784. htm? from = gro。

② 《中共中央办公厅、国务院办公厅印发〈国家信息化发展战略纲要〉》，中国政府网，2016年7月28日，http://www. mohrss. gov. cn/SYrlzyhshbzb/dongtaixinwen/shizhengyaowen/201607/t20160728_ 244389. html。

③ 《国务院关于印发"十三五"国家信息化规划的通知》，中国政府网，http://www. gov. cn/gongbao/content/2017/content_ 5160221. htm。

眼于5G技术和业务长期发展需求,统筹优化5G频谱资源配置,加强无线电频谱管理。适时启动5G商用,支持企业发展面向移动互联网、物联网的5G创新应用,积极拓展5G业务应用领域。到2020年,5G完成技术研发测试并商用部署,互联网全面演进升级至IPv6,未来网络架构和关键技术取得重大突破。5G研发步入全球领先梯队。

2018年6月,在2018年世界移动大会上海站,工业和信息化部副部长陈肇雄在致辞中表示,全球5G已经进入了产业全面冲刺阶段,产业界应携手共赢。[①] 不断加快创新步伐,全面参与5G国际标准的制定,努力推进关键创新技术研发,构建国际化5G实验平台,加快拓展5G应用,加强面向5G的全球产业交流与合作。对于5G下一阶段的发展,陈肇雄提了三点倡议:协同推进技术创新、协同推进融合应用、协同构建共赢生态。

2018年12月,中央经济工作会议在北京举行。[②] 中共中央总书记、国家主席、中央军委主席习近平发表重要讲话。讲话中指出,要促进形成强大国内市场,加快5G商用步伐,加强人工智能、工业互联网、物联网等新型基础设施建设。

2019年6月6日,工业和信息化部发放5G商用牌照,标志着我国正式进入5G商用元年。

(一)核心技术

随着5G技术的应用和完善,依托于物联网、大数据、人工智能、云计算、VR/AR等技术的发展,更先进的医疗方式应运而生。智慧治疗为医疗行业带来数字化的变革,覆盖院内、院外多场景,功能涵盖诊断指导、远程操控、采集监测、医院管理等多个方面,使得传统医疗行业加速现代化、数字化转型。

---

① 《陈肇雄:5G进入全面冲刺阶段 业界应携手共赢》,新华网,2018年6月27日,http://www.xinhuanet.com/info/2018－06/27/c_137284943.htm.

② 《中央经济工作会议在北京举行》,新浪网,2018年12月22日,http://news.sina.com.cn/c/2018－12－22/doc－ihmutuee1536028.shtml。

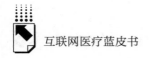
这两年医疗信息化围绕惠政、惠医、惠民全方位展开，政府全力推进医联体和远程医疗建设，推动优质医疗资源下沉。在众多医疗上云项目中，传统电路组网灵活性差且存在骨干带宽瓶颈、现有机房已无法通过扩容方式上云、医疗大数据应用不足等问题已成为医疗信息化发展的桎梏，同时扁平化组网、医疗专属云建设、医疗大数据智能分析等需求日趋旺盛。

5G 医疗云网服务，助力医院更好地解决老百姓"看病难、看病贵"的民生问题。

1.5G 的核心技术①

（1）毫米波

如今的无线网络正面临用户多、数据量大而频谱有限的情况，毫米波则采用全新的频段，目前正处于试验阶段。它的波长为 1～10mm，到目前为止，只有卫星和雷达系统使用毫米波。毫米波有一个主要的缺点，就是很难穿越障碍，而且还会被树叶和雨水吸收。这就是为什么 5G 网络需要采用 Small Cell 技术来增强覆盖。

Small Cell 是便携式微型基站，功耗低，可以每隔 250 米左右安装一个，形成一个密集的网络，类似中继，避免信号衰落。

（2）大规模 MIMO

5G 基站可支持上百个端口，意味着一个阵列可以容纳更多的天线。基站可以同时发送和接收更多用户的信号，将移动网络的容量提高 22 倍以上，这种技术被称为大规模 MIMO。MIMO 代表多输入多输出，表示使用 2 个或者多个收发机来同时收发多路数据。大规模 MIMO 将这一概念提升到一个新高度。大规模 MIMO 技术对 5G 来说非常关键。但是如此多的天线也会带来干扰，因此需要采用波束赋形技术。

（3）波束赋形（Beam Forming）

通过采用波束赋形，基站可以为特定用户确定最有效的数据传输路径，并

①　Everything You Need to Know About 5G, https：//spectrum. ieee. org/video/telecom/wireless/everything – you – need – to – know – about –5g.

减少对附近用户的干扰。根据具体情况和技术，5G 网络有几种实现方法。

波束赋形可以帮助大规模 MIMO 阵列更有效地利用周围的频谱。大规模 MIMO 的主要挑战是在同时采用多个天线时减少干扰。在大规模 MIMO 基站上，信号处理算法为每个用户绘制出最优空口传输路径。然后在向不同方向发送数据时，对数据包的运动和到达时间进行编排，控制信号传送通路。

波束赋形可以帮助毫米波解决易被阻挡和路径衰减较快问题。波束赋形有助于将信号集中在指向用户方向的波束中，而不是同时向多个方向广播。这种方法可以增加信号完整到达的机会，并减少对其他人的干扰。

（4）切片

5G 网络切片是提供特定网络能力和特性的逻辑网络，通过网络切片技术，可以实现业务需求和网络资源的灵活匹配，虚拟出多张满足不同业务应用场景差异化需求的 5G 切片网络，并能充分共享物理网络资源。5G 是医院数字化的关键基础设施，通过 5G 网络切片，可以提供高可靠、低时延的服务，基于切片间的隔离保障数据的安全，以最小的建网投资快速实现数字化转型。

2.5G 与新技术结合赋能医疗行业

（1）5G＋云＋MEC

通过云资源、MEC 等提高医疗监管和远程医疗等业务平台的部署能力。

5G 的核心网采用云化部署方式，将云基础设施、边缘机房、丰富的光纤传输、AI 解决方案等能力资源优势同 5G 深度融合，为医疗行业数字化转型提供全面的端到端的一体化解决方案。

边缘计算是 5G 的一种特色能力，运营商依托广泛分布全国的边缘机房和综合接入机房的资源优势，将业务应用和数据部署在医院边缘侧，满足医院高安全、低时延、高可靠等业务需求。在该方案下，敏感业务数据只保留在医院侧，可最大限度地保障医院业务数据安全。应用部署在边缘侧，处理结果直接通过边缘节点反馈给最终用户，可以实现超低时延；基于边缘计算还可以帮助医院构建虚拟专网，同时依托 MEC 与云基础设施的一体化协同可为医院提供超高可靠的云化及网络基础设施。

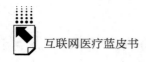

（2）5G＋光网

端到端的5G云网一定离不开固定网络的衔接，通过5G和光网将各级卫健委、医疗机构、医疗平台等进行扁平化联网，可以按需组建省、地市、区县不同层级的与互联网隔离的医疗专用网络，保障医疗数据的传送安全。

（3）5G＋AI

基于大数据及AI提供大规模医疗影像云存储和医疗大数据智能分析。

（4）5G＋VR/AR

将VR/AR技术与传统医疗方式结合，可通过计算机建模还原患者身体情况，可录制直播视频，从而进行远程专家指导、远程培训教育、模拟手术训练、沉浸式心理治疗等工作。5G可为VR/AR应用提供足够的带宽（＞100Mbps）和超低时延（＜10ms）（见表2）。

表2　VR/AR网络需求

业务	场景	数据速率	时延
VR业务	典型体验	≥40Mbps	＜40ms
	挑战体验	≥100Mbps	＜20ms
	极致体验	≥1000Mbps	＜2ms
AR业务	典型体验	≥20Mbps	＜100ms
	挑战体验	≥40Mbps	＜50ms
	极致体验	≥200Mbps	＜5ms

（5）5G＋超高清直播

随着网络通信水平的发展，直播的设备从普通摄像头发展到360°全景摄像头，分辨率从480p发展到8K，可支持多视角、实时视频数据分析，用于远程专家指导、远程示教、远程会诊、远程急救等多种场景。4K视频需要大于30Mbps的速率，8K视频需要大于100Mbps的速率，[①] 5G可为超高清直播提供足够的带宽和超低时延。

---

① 传送网与接入网技术工作委员会传送网工作组：《4K视频传送需求研究》，中国通信标准化协会，2016。

（二）应用场景

相对于4G，5G的峰值速率和用户速率提升了10倍以上，时延降低了10倍左右，每平方公里连接终端数提高了100倍，移动性提升了1.5倍，频谱效率和网络效能都有很大的提高。

国际电信联盟（ITU）明确了5G三大应用场景。

eMBB（增强型移动宽带）：满足需要高峰值速率、高速移动中接入、密集区域接入通信网络业务场景需求。

mMTC（海量物联）：满足需要低成本、低功耗、小流量通信网络业务场景需求。

uRLLC（高可靠、低时延连接）：满足需要超高可靠、超低时延通信网络业务场景需求。

根据相关标准的进展，5G研究初期以eMBB为主，mMTC和uRLLC仍需等待相关标准的明确和发布。

医疗设备及应用对移动性以及网络传输速率、安全性、稳定性，都有着较高的要求。传统的4G网络无法满足医院对于大带宽、低时延的要求；而传统的Wi-Fi通信方式，又存在易干扰、切换和覆盖能力不足的问题。

5G的大带宽、低时延、大连接的特性，能够支撑更全面的医疗行业应用发展，满足日益增长的医疗需求。

大带宽特性支持医疗影像、音视频等大数据的高速传输。传统4G网络仅能支持1080p的远程会诊，5G的到来可以支持4K/8K高清视频的传输，以及VR视频的传输，为医生提供更清晰的视频数据，更好地支撑远程医疗应用。同时，医疗影像的数据量非常大，使用传统4G网络对数据进行调取的效率较低，特别是对于远程急救等应用场景，5G的到来可为患者争取宝贵的时间。

低时延特性支持远程操控等对时延要求高的业务开展。5G网络可提供超低时延、超高可靠的网络环境，打破传统4G网络下的时延限制，为远程操控类应用提供更优质的网络通信保障。

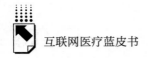
大连接特性支持检测与护理类应用的发展。5G 网络可支持大量的传感器、监测设备的连接，便于发展无线输液、远程监护等采集监测应用。同时，可对患者及医疗设备进行定位，以便更好地为患者提供服务和保管贵重医疗设备。

1. 诊断指导

基层医疗机构医生资源匮乏，医生水平不足，不同医疗机构之间的数据不互通，阻碍着诊疗效率的提升。资深专家的精力有限，频繁出差进行指导、示教效率较低。手术室内空间有限、设备多，传统现场学习的方式限制了参与观摩学习的医护人员数量，并对手术操作者带来一定影响，同时增加了患者感染的风险，而且无法反复学习观摩。手术素材的珍贵，也使得基层医生没有很好的实验条件和环境。

通过 5G 技术，远程进行会诊、示教、指导、查房、急救，能够有效突破地域限制，解决危重病患者异地就医的困难，为患者赢得抢救时间，降低医疗费用，减轻患者负担。实现优质医疗资源下沉，建立区域协同救治体系，提高优质医疗资源可及性和医疗服务整体效率。同时，依赖于 5G 大带宽特性的 VR/AR 应用可为会诊、治疗、培训过程提供网络通信保障，低成本提供沉浸式体验。

（1）远程专家指导

通过 5G 网络远程将手术、诊疗现场的视频（包括术野画面）、音频及其他数据信息反馈到专家侧，专家侧可通过高清显示屏、VR 眼镜等设备远程观察手术、诊疗情况，并指导现场进行手术、诊疗，使专家的工作可以突破地域的限制，提高工作效率。

对于正在进行手术操作或诊疗的医生，可通过 AR 眼镜获得一定的指导，专家可在现场医生的视野内圈定标注以便于双方沟通。也可用于帮助基层的医生完成异地实习工作。传统的专家指导仅能通过读片、文字描述进行，而 5G 可让专家更全面地掌握现场情况，进行手把手的指导。

（2）远程示教

通过 5G 网络，对临床诊断或者手术现场的手术示范画面影像进行 360°

全景、多角度的全程实时记录和远程传输，可用于远程 AR 手术教学、VR 医疗直播，为医护人员提供浸入交互式医疗培训服务。学习者可以反复观看，沉浸式地从手术窗口、手术台等多个角度进行观察，同时可帮助学习者远程学习。这样的学习方式可以反复观摩，而且对于学习者的人数、地理位置没有限制，有助于对基层医生进行远程培训，缩小水平差距，提升教学质量。

（3）模拟手术

培养优秀医生的成本很高，需要经过反复的练习，而手术素材有限且珍贵。将 5G 网络和 VR 技术相结合，可以帮助学习者利用虚拟手术素材进行模拟手术，可以反复练习，节省成本，强化记忆，提升教学质量。

同时，模拟手术也可用于术前 3D 建模规划，通过 VR/AR 设备，观看医疗 3D 模型，运用手势旋转、缩放来标注重要部位和手术路径。

（4）远程会诊

通过 5G 的大带宽，在不同的医疗机构、院区、科室之间通过 5G 进行 4K/8K 高清视频多方远程会诊，实时调用患者病历数据，实现对基层医院的指导，协助基层医院进行诊断和治疗，提高诊断的准确率和效率。

（5）远程诊断

远程诊断包括远程影像（含影像、超声、核医学、心电图、肌电图、脑电图等）诊断、远程病理诊断、远程心电图诊断等内容。基层医生上传患者数据，在不同医疗机构之间一定程度上共享患者临床资料、病理资料、放射影像资料、B 超影像资料以及视频资料、动态心电监护资料等数据信息，通过 5G 网络进行传输，医疗专家可以远程调用数据并进行诊断，实现医疗数据的互联互通。同时，可结合具有自学习功能的 AI 系统来快速分析数据和病理图片，自动书写出结构化的诊断报告，提供智能化诊疗决策支持，智能筛查、辅助诊断，提高诊疗效率。

（6）心理治疗

通过 VR 技术可以为心理疾病的患者提供沉浸式的心理治疗，患者可以在虚拟环境中反复练习，克服心理障碍，比传统的治疗方式效果显著。还可

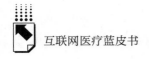

以利用 VR 技术模拟真实场景，通过诱发戒毒人员的毒瘾，再逐渐使其对毒品产生厌恶的方式来帮助戒毒人员摆脱对毒品的依赖。通过 5G，为 VR 提供网络传输通道，保障传输速率，同时通过云端渲染技术，减小 VR 设备尺寸，降低成本。

（7）查房机器人

医生可以远程通过手机、PC 将通过 5G 联网的查房机器人移动到指定病床，与患者进行 4K/8K 超高清视频通话交互，同时可以采集患者的体温、血压等生命体征数据，辅助医生进行判断。查房机器人还可以通过 Wi – Fi 获取病房内其他监护设备（如心电图机）的数据并回传。

远程查房可以用于放射性、传染病房患者的查房和护理，可为患者提供更人性化的监护、远程视频咨询服务及药品配送服务，同时减少医护人员由于感染、辐射造成的职业伤害。此外，远程查房还可用于医疗专家对在不同院区或基层医疗机构就诊的患者的查房和指导，提升院区间的查房效率，实现优质医疗资源的下沉。

（8）远程急救

通过 5G 网络，可规划急救车的最优急救路线，现场路况实时回传至医院指挥中心，与交管指挥中心联动。通过车辆实时路况的采集，交管指挥中心进行临时交通管制，确保危重患者的及时转运。

车内医疗人员可以通过移动终端调取患者电子病历，通过车载监护仪持续监护患者生命体征数据，利用车载设备如心电监护仪、车载 CT 等对患者进行检查，并将救护车上的现场 4K/8K 高清视频以及患者的各项检查数据直接传输到医院进行辅助诊断。远程专家可以提前完成对患者病历的阅读和生命体征数据的掌握，与车上的医护人员进行远程会诊，还可开具对应的检查单使患者到了医院可以直接进行相关检查，以及远程指导在救护车上的医护人员完成急救，把握黄金救护时间。

加强院前急救体系建设，既可满足医院对急救现场远程监护的需求，又可满足急救现场或转运途中医生接受远程指导的需求，争分夺秒，提升医疗服务保障。诊断指导类场景需求见表 3。

表3　诊断指导类场景需求

场景	上行速率	下行速率	单向时延	移动性	连接数	覆盖范围	网络切片
远程专家指导	≥100Mbps	≥100Mbps	<10ms	NA	NA	医院	是
远程示教	≥100Mbps	≥100Mbps	<10ms	NA	NA	医院	是
模拟手术	≥100Mbps	≥100Mbps	<10ms	NA	NA	医院、学校	是
远程会诊	≥100Mbps	≥100Mbps	<10ms	NA	NA	医院	是
远程诊断	≥13Mbps	≥13Mbps	<500ms	NA	NA	医院	否
心理治疗	≥100Mbps	≥100Mbps	<10ms	NA	NA	医院等	是
查房机器人	≥20Mbps	≥20Mbps	<40ms	<10km/h	$<10^6/km^2$	医院	否
远程急救	≥100Mbps	≥100Mbps	<10ms	<300km/h	NA	全覆盖	是

2. 远程操控

基层医疗机构,特别是偏远地区的医疗机构,医护人员的数量和水平有限,且患者到大医院就诊的路途远、成本高。就医的困难导致很多患者检查不及时,延误病情。

远程超声波、远程内窥镜、远程手术这样的应用依赖于设备终端与患者的交互,触觉反馈的敏感性决定了只有具备低延时特性的5G网络才能满足需求。可以有效突破地域限制,解决危重病患者异地就医的困难,为患者赢得抢救时间,降低医疗费用,减轻患者负担。

（1）远程超声波

远程超声波系统用于优秀影像科医生缺乏的基层医疗机构,通过5G技术,将医生端设备与患者端的设备连接起来,使得上级医院专家可以通过结合AI视觉辅助和触觉反馈,远程操作千里之外的机械臂,控制机械臂上探头的移动和旋转,为基层患者进行检查和诊疗,高清超声影像和触感反馈通过5G回传,医生与患者也可进行音视频交互。

同时,基层医疗机构医护人员可以观摩学习,获得上级医院专家的指导。有助于实现优质医疗资源下沉、医疗精准扶贫、提高医护人员的工作效率、提高基层诊疗水平。

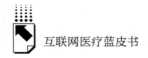

（2）远程内窥镜

远程内窥镜系统用于优秀影像科医生缺乏的基层医疗机构，使得上级医院专家可以借助 5G 技术、360°4K 高清全景视频和触感反馈系统，远程对在基层医疗机构就诊的患者进行内窥镜检查和诊疗，便于患者远程就诊、复诊。有助于实现优质医疗资源下沉，提高优质医疗资源可及性和医疗服务整体效率。

（3）远程手术

通过 5G 高带宽、超低时延、超高可靠特性将远程现场 360°全景视频、多路高清视频、音频、触感等信号反馈到专家侧，专家远程操控手术现场机械臂实施手术。

然而，手术的容错率是非常低的，任何手术都具备一定的风险，尤其是利用网络进行的远程手术，对于网络通信的要求非常高。

医疗机构之间运用信息化技术，在一方医疗机构使用相关设备，精确控制另一方医疗机构的仪器设备（如手术机器人）直接为患者进行实时的检查、诊断、治疗、手术、监护等医疗活动，其管理办法和相关标准规范由国家卫健委制定。国家卫健委 2019 年发布关于成立手术机器人临床应用管理专家委员会的通知，[1] 相关的管理办法和标准规范暂不明确。

达芬奇手术机器人是最早研发出来的一种微创手术系统，由外科医生控制台、床旁机械臂系统、成像系统三部分组成。外科医生控制台由无菌区外的主刀医生操作，用于控制器械臂和摄像臂；床旁机械臂系统为器械臂和摄像臂提供支撑，在无菌区内，由助手医生在旁协助，为确保患者安全，助手医生比主刀医生有更高优先控制权；成像系统位于无菌区外，为主刀医生提供三维立体高清影像。达芬奇手术机器人最初研发的目的是为宇航员、空间站的人进行远程手术，而现在应用于手术室内。远程手术的发展仍需要基于

---

① 《国家卫生健康委办公厅关于成立手术机器人临床应用管理专家委员会的通知》，中国政府网，2019 年 1 月 31 日，http：//www. gov. cn：8080/xinwen/2019 – 01/31/content_ 5362764. htm。

5G技术发展和医学科学规律进行科学谨慎的探索。诊断指导类场景需求见表4。

表4　诊断指导类场景需求

场景	上行速率	下行速率	单向时延	移动性	连接数	覆盖范围	网络切片
远程超声波	≥25 Mbps	≥25 Mbps	<10 ms	NA	NA	医院	是
远程内窥镜	≥50 Mbps	≥50 Mbps	<5 ms	NA	NA	医院	是
远程手术	≥100 Mbps	≥100 Mbps	≤1 ms	NA	NA	医院等	是

3. 采集监测

静脉输液是最常见的临床治疗方式之一。在输液过程中，患者需要随时留意输液瓶的状况并呼叫护士来帮忙处理。频繁关注输液情况会使患者在治疗过程中不能得到较好的休息，而且护士的工作量过大，容易忙不过来。同时，目前医疗数据互通性较差，个人可穿戴设备的信息没有很好地利用起来，为个人提供保护。

依赖于5G的大连接特性，院内监护设备、个人可穿戴设备都可以实时独立联网，真正做到可持续监控，为医生的诊疗起到服务作用，为患者提供不间断的医疗保护。

（1）无线输液

通过无线输液终端的传感器对输液进度、滴速等输液情况进行实时监控，记录输液全过程，在输液即将结束或遇到异常情况时通过5G使用无线报警器自动呼叫护士。护士可通过手机、PC等设备实时掌握整个病区的情况。

无线输液可有效降低护士人工监测工作量，提升输液监测安全管理水平，减少医患纠纷。

（2）无线监护

医院的床边监护仪、便携式监护仪等医学设备通过5G网络实时上传采集生命体征信息。通过医院的数字化管理平台，对这些医学设备进行统一管理，处理分析实时采集上报的数据，得出可以辅助医生诊断的结果。医护人员可通过手机、PC实时查看负责的病人或整个病区的情况，也可将采集参

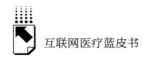

数设置，以及诊断和指导发回监护仪，指导患者的监护和治疗。

如果出现患者离开病床的时间过长等特殊情况，医护人员也会接到报警信息，结合患者的定位信息，一定程度上可以及时处理患者出现的晕倒、摔伤等异常情况，以及婴儿被盗、老人走失事件。

同时，可以获取医学设备的定位信息，用作贵重资产的跟踪。

（3）远程监护

可面向养老院、企业、个人提供基于医疗业务平台的健康监测与管理产品，以高血压、糖尿病等为重点，加强老年慢性病在线服务管理。利用可穿戴设备获取生命体征数据，实时采集血压、血糖、心电、位置信息，通过5G 网络上传至平台，通过 AI 系统进行分析，可及时捕捉发病先兆和预警，获取患者定位信息，当遇到突发情况时自动通知家属和附近医疗机构，对于紧急救援具有重要意义。

通过上述对患者连续的生理数据的监控，以及在各方允许的情况下，数据可在安全环境中进行共享，推动居民电子健康档案在线查询和规范使用，实现诊疗过程的协同，解决医疗资源分配不均衡的问题。缩短了医生和患者之间的距离，使得医护人员可通过调取患者数据，更快速、全面地了解患者情况，全程监护患者的病程，做出更有效的诊断，给予必要的指导和及时处理。诊断指导类场景需求见表5。

表5　诊断指导类场景需求

场景	上行速率	下行速率	单向时延	移动性	连接数	覆盖范围	网络切片
无线输液	≥3Mbps	≥3Mbps	<500ms	<10km/h	<10^6/km²	医院	否
无线监护	≥3Mbps	≥3Mbps	<500ms	<10km/h	<10^6/km²	医院	否
远程监护	≥3Mbps	≥3Mbps	<500ms	<500km/h	<10^6/km²	全覆盖	否

4. 医院管理

传统的物资配送、消毒、患者引导由人工的方式进行，耗费大量人力，医院工作人员任务繁重。部分场景如放射、传染病区的物资配送和消毒工作安全风险较大，容易对工作人员造成职业伤害。

通过5G的覆盖，采用机器人完成物资配送、消毒、患者引导工作，可以有效节省人力、保障安全。

（1）物资配送机器人

医院的物流涵盖了病历、处方、检验报告单、收费单据等医院文书档案的运送，药品、药械器材、无菌医用材料、手术器械等医院物资的运送，化验标本、病历标本等医用标本的运送，以及采购、装卸搬运、储存等后勤保障工作。使用通过5G联网的机器人进行医疗物资自动配送，可有效减少医护人员的工作量，使他们尽可能地节省体力和时间去做更重要的事情。同时，对于安全风险较高的区域（如放射、传染病区），以及运送安全风险较高的物品时，使用机器人进行配送可以有效减少医护人员的职业伤害。

利用5G的高带宽、低时延的优势，可以为机器人增加图像识别/人脸识别功能，可通过对人面部的识别，登记物品实际取用情况，并针对物品的运输情况、耗材使用情况等数据进行统计。

（2）消毒机器人

使用通过5G联网的消毒机器人，能够根据设定的路线自动、高效、精准地对室内进行消毒防疫，以内置消毒系统产生消毒气体并快速在室内扩散，有效、无死角地杀灭空气中的致病微生物。可对传染病房、医疗设备、器械进行消毒，减少医护人员工作量，解决传统消毒方式的有死角、成本高、浓度不可控的问题，杜绝二次污染。

（3）引导机器人

使用通过5G联网的引导机器人，可为患者提供咨询和引导服务，通过显示屏、高清摄像头、麦克风、扬声器、卡片感应识别装置与患者进行互动，通过卡片/人脸识别确认患者身份，通过点击或语音控制自动挂号、打印凭条，以及借助高精度定位功能移动和引导患者就诊。同时，可将运算需求转移到云端，减轻依托于机器人本体的离线分析和运算压力，使机器人的体积、重量、功耗、成本及价格都因此而降低。诊断指导类场景需求见表6。

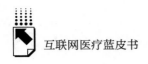

表6 诊断指导类场景需求

场景	上行速率	下行速率	单向时延	移动性	连接数	覆盖范围	网络切片
物资配送机器人	≥3Mbps	≥3Mbps	<500ms	<10km/h	$<10^6/km^2$	医院	否
消毒机器人	≥3Mbps	≥3Mbps	<500ms	<10km/h	$<10^6/km^2$	医院	否
引导机器人	≥20Mbps	≥20Mbps	<40ms	<10km/h	$<10^6/km^2$	医院	否

四 国内外发展现状

世界主要国家和地区纷纷加快5G建设应用进程，统一标准，形成共识，频谱规划陆续发布，融合应用全面展开。[①] 国内外对于5G技术都非常重视，我国以及韩国、英国、美国、德国等国家发布了5G相关国家战略，我国以及韩国、芬兰、英国、美国、日本、德国等国家均启动了基于5G网络环境的医疗试验项目。

5G技术的特性，可在医疗转型中发挥关键作用，各国的5G医疗相关实践和探索应用包括远程诊疗、心理治疗、移动急救、全息病人探视系统、院内AR导航、人工智能病房控制音箱、人脸识别门禁、3D打印绷带等领域。

1. Verizon：第一场物理治疗试验[②]

2018年10月，Verizon联合哥伦比亚大学计算机图形和用户界面实验室，基于5G进行了远程物理治疗试验。通过Verizon的5G网络，理疗师可以帮助病人在手术后进行远程物理治疗。学生可以实时远程观看学习，几乎没有延迟。

2. 中国联通：全球首例5G远程外科手术成功[③]

2019年1月，华为联合中国联通福建分公司、福建医科大学孟超肝胆

---

① 《陈肇雄：5G进入全面冲刺阶段 业界应携手共赢》，新华网，2018年6月27日，http://www.xinhuanet.com/info/2018-06/27/c_137284943.htm。

② How 5G can Transform Healthcare，https://www.verizon.com/about/our-company/5g/how-5g-can-transform-healthcare.

③ 《全球首例5G远程外科手术成功 什么是5G？5G智慧医疗前景如何？》，中商情报网，2019年1月18日，http://www.askci.com/news/chanye/20190118/1409411140506.shtml。

医院、北京301医院、苏州康多机器人有限公司等成功实施了5G远程外科手术动物实验，据悉这是全球首例5G远程外科手术。这例5G远程外科手术测试在福州长乐区中国联通东南研究院内进行，由北京301医院肝胆胰肿瘤外科主任刘荣主刀，基于高清视频画面，通过5G技术实时传输操作信号，远程控制50公里外机器人的手术钳及电刀，对福建医科大学孟超肝胆医院内的一只小猪进行肝小叶切除手术，手术成功。

3. 中国移动：完成全国首例5G远程人体手术①

2019年3月16日，全国首例基于5G的远程人体手术——帕金森病"脑起搏器"植入手术成功完成。据悉，本次手术由中国移动、华为公司助力中国人民解放军总医院完成，通过5G网络，跨越近3000公里，实现了位于北京的中国人民解放军总医院第一医学中心与海南医院间的帕金森病"脑起搏器"植入手术，实现5G远程手术操控。

4. 中国电信：广东完成首次5G＋4K远程手术指导及示教②

广东省第二人民医院利用5G技术对阳山县人民医院进行远程手术示教和远程手术指导，这是广东省5G技术在手术室应用的"头啖汤"。两场广州医生与阳山医生之间的直播，呈现在广东省第二人民医院指挥中心的两块大屏幕上，其传播速度之快，手术细节之清晰，让现场的见证者看得畅快淋漓。由于有了高速率、多连接、低时延的5G技术的加持，整个手术直播过程音视频流畅、画面高清稳定、无明显卡顿和时延（见图4）。

5. 中国电信：国内首台"5G移动ICU"合肥亮相③

2019年4月，中国电信与中国科大附一院安徽省立医院成功改造国内

---

① 《中国移动助力中国人民解放军总医院成功完成全国首例5G远程人体手术》，中国移动官网，2019年3月19日，http：//www. 10086. cn/aboutus/csr/zrjj/zrsd/mhsh/index＿ detail＿ 14781. html？ id＝14781。

② 《广东完成首次5G＋4K远程手术》，新浪网，2019年4月2日，http：//finance. sina. com. cn/roll/2019－04－02/doc－ihtxyzsm2449086. shtml。

③ 《国内首台"5G移动ICU"合肥亮相》，搜狐网，2019年5月7日，http：//www. sohu. com/a/312463431＿ 3914021。

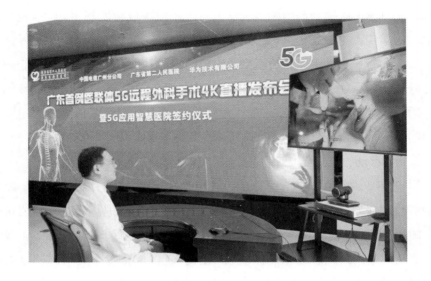

图 4　广东省第二人民医院远程示教

首台基于 5G 网络的移动 ICU（见图 5）。车内搭载呼吸机、心电监护仪、定位仪、床旁监测仪，利用 5G 高带宽、低时延的特性，将现场的救治情况、心电图采集图像信息、病人体征、设备信息、全景视频、车辆方位及路况传给后方指挥中心，真正完成前方医护团队和后方医院大本营之间的无缝对接，指导前方采取合适的治疗，最大限度提高患者生存率。在重大突发事件的医疗救援和危重症患者的转运救治中，运送是最薄弱的环节。依托 5G 在移动 ICU 中的这一场景应用，只要少量的医护人员，就可以在车内进行

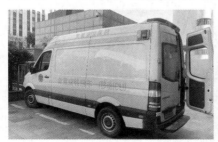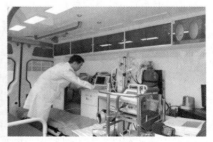

图 5　中国科大附一院安徽省立医院移动 ICU

麻醉科、内科、骨科等专业治疗和护理，极大地提升了急救机动性和急救能力，为抢救生命争取了更多宝贵时间。

五 总结与展望

现阶段，增强移动宽带（eMBB）标准已经成熟，相应的需要支持实时高清音视频的远程会诊、远程专家指导、远程示教、模拟手术、远程超声波、远程内窥镜、心理治疗应用，需要支持大量数据高速传输的远程诊断应用，以及无线输液、无线监护、医疗机器人等其他无线应用。

随着 5G 基站的规模部署，远程急救应用、远程监护应用会逐步发展。随着海量机器类通信（mMTC）和超可靠低时延通信（uRLLC）标准的成熟，以及相关国家政策和规范的明确，对时延敏感、对可靠性要求高的远程手术应用会逐步发展。同时，将带动产业链合作伙伴共同参与医疗行业的数字化转型。医疗行业应用发展预测及医疗设备配比预测见图6、表7。

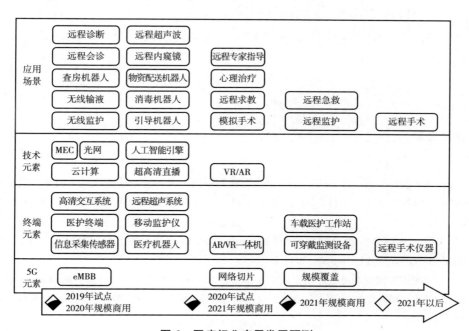

图6 医疗行业应用发展预测

表7 医疗设备配比预测

设备	场景	设备配比	价值
车载急救设备	远程急救	1台/5万人,全国约2.5万台,约70%联网	提高急救诊疗水平,把握黄金救护时间
查房机器人	查房机器人	2~3台/楼层,30~80台/三甲医院	提升效率,降低医护人员感染/辐射概率,实现优质医疗资源下沉
远程B超机	远程急救 远程超声波	2台/二级医院,1台/一级医院,全国约2.8万台;未来每个社区/乡镇也可配置1台,预计2020年到10+万台	实现优质医疗资源下沉,医疗精准扶贫
远程手术机器人	远程手术 远程急救	1台/一、二级医院,全国约1.9万台	实现优质医疗资源下沉,医疗精准扶贫
无线监测应用	无线输液	1台/床,500~1000台/三甲医院	降低护士人工监测工作量,提升输液监测安全管理水平
无线采集应用	无线监护 远程监护	1台/床,3000~5000台/三甲医院	提高采集效率,提升医疗效率

　　5G将为医疗数字化建设提供支持,促进医疗行业发展,提升远程医疗服务能力,促进医疗资源纵向流动,提高优质医疗资源可及性和整体效率。

参考文献

　　《国务院印发〈"十三五"国家老龄事业发展和养老体系建设规划〉》,国家发改委官网,2017年3月16日,http://www.ndrc.gov.cn/gzdt/201703/t20170316_ 841165.html。

　　《关于推进分级诊疗制度建设的指导意见》,中国政府网,http://www.gov.cn/gongbao/content/2015/content_ 2937321.htm。

　　《国家卫生健康委办公厅关于成立手术机器人临床应用管理专家委员会的通知》,中国政府网,2019年1月31日,http://www.gov.cn:8080/xinwen/2019-01-31/content_ 5362764.htm。

　　How 5G can Transform Healthcare,https://www.verizon.com/about/our-company/5g/

how – 5g – can – transform – healthcare.

《全球首例5G远程外科手术成功 什么是5G？5G 智慧医疗前景如何?》，中商情报网，2019 年 1 月 18 日，http：//www. askci. com/news/chanye/20190118/1409411140506. shtml。

《中国移动助力中国人民解放军总医院成功完成全国首例5G远程人体手术》，中国移动官网，2019 年 3 月 19 日，http：//www. 10086. cn/aboutus/csr/zrjj/zrsd/mhsh/index_ detail_ 14781. html？id = 14781。

《广东完成首次 5G + 4K 远程手术》，新浪网，2019 年 4 月 2 日，http：//finance. sina. com. cn/roll/2019 – 04 – 02/doc – ihtxyzsm2449086. shtml。

《国内首台"5G 移动 ICU"合肥亮相》，搜狐网，2019 年 5 月 7 日，http：//www. sohu. com/a/312463431_ 3914021。

《中共中央办公厅、国务院办公厅印发〈国家信息化发展战略纲要〉》，中国政府网，2016 年 7 月 28 日，http：//www. mohrss. gov. cn/SYrlzyhshbzb/dongtaixinwen/ shizhengyaowen/201607/t20160728_ 244389. html。

《国务院关于印发"十三五"国家信息化规划的通知》，中国政府网，http：//www. gov. cn/gongbao/content/2017/content_ 5160221. htm。

《国务院关于印发〈中国制造 2025〉的通知》，中国政府网，http：//www. gov. cn/zhengce/content/2015 – 05 – 19/content_ 9784. htm？from = gro。

《陈肇雄：5G 进入全面冲刺阶段 业界应携手共赢》，新华网，2018 年 6 月 27 日，http：//www. xinhuanet. com//info/2018 – 06/27/c_ 137284943. htm。

《中央经济工作会议在北京举行》，新浪网，2018 年 12 月 22 日，http：//news. sina. com. cn/c/2018 – 12 – 22/doc – ihmutuee1536028. shtml。

Everything You Need to Know About 5G，https：//spectrum. ieee. org/video/telecom/wireless/everything – you – need – to – know – about – 5g.

传送网与接入网技术工作委员会传送网工作组：《4K 视频传送需求研究》，中国通信标准化协会，2016。

B.10
智能可穿戴医疗保健设备发展报告

合心医疗*

摘　要： 随着科技的发展，在未来将会有更多更复杂的人体健康数据被更加智能的可穿戴设备采集，成为我们掌握自身健康状况的密码。本报告分析了智能穿戴设备的核心技术、行业案例以及应用场景。当前智能可穿戴医疗保健设备还只是处于产业的初级发展阶段，产品功能主要集中在大众健康领域的基础生理和运动监测方面，在医疗健康领域有待进行深度的功能挖掘。

关键词： 互联网医疗　智能可穿戴　物联网

一　背景情况

近年来，物联网、智能穿戴技术的快速发展为医疗器械产业的发展提供了动力。新技术的应用一方面为患者与医疗服务机构提高了效率，节约了费用；另一方面，让医疗器械在预防、诊断、治疗和护理等各方面得到了更广泛的应用。医疗器械的智能化、可穿戴化正成为未来发展趋势。

从资源配置角度，医疗机构可以通过可穿戴设备为患者提供更便捷的医疗服务，便于更好地整合医疗资源，降低医患双方的治疗成本。同时可穿戴

---

* 合心医疗科技（深圳）有限公司是一家专注于以智能穿戴为载体，以医疗级专业服务为支撑的科技型医疗器械创新企业。

设备等智能医疗器械将能更好地对患者进行健康管理，实现对患者疾病预防、慢病筛查、辅助诊断、疗效评估等全周期的数据监测，形成一套系统化的临床、预防、管控相结合的健康管理体系，提升全民的医疗和保健水平。

目前国内家用医疗器械尤其是可穿戴设备发展迅速，近年来以手环为代表的智能穿戴设备已被大众熟悉并接受。可穿戴设备也不断向专业医疗领域发展，在整个医药健康行业中扮演着重要角色。可穿戴设备可以实时监测患者生理数据，传输数据实现分析与回顾、打通医患间实时沟通的渠道。医生可以通过可穿戴医疗设备远程监测患者健康状况并提供反馈意见给患者，减少患者跑腿就诊次数。目前在心血管疾病等领域的应用正快速发展，为基层诊疗、慢病管理提供了更多便利。目前个人健康管理手段多为手机 App、手环、血压仪等软硬件提供的健康监测、运动辅助、健康资讯、健康提醒等初级功能。

为推动医疗产业的信息化变革，国家相关部委从政策、资金、人才、技术等各个方面一直给予大力支持。2018 年 4 月 28 日，国务院办公厅发布了《关于促进"互联网＋医疗健康"发展的意见》，鼓励医疗联合体内上级医疗机构借助人工智能等技术手段，面向基层提供远程会诊、远程心电诊断、远程影像诊断等服务；鼓励利用可穿戴设备获取生命体征数据，开展基于人工智能技术、医疗健康智能设备的移动医疗示范，实现个人健康实时监测与评估、疾病预警、慢病筛查、主动干预。[1]

我国"三高"等慢病管理形势极为严峻，以心血管病为例，心血管病患病率处于持续上升阶段。《中国心血管病报告 2018》指出，心血管病患病人数为 2.9 亿人，心血管病死亡率仍居首位，高于肿瘤及其他疾病，每 5 例死亡病例中就有 2 例死于心血管病，且农村高于城市。2016 年农村心血管病死亡率为 309.33/10 万，其中心脏病死亡率为 151.18/10 万；城市心血管病死亡率为 265.11/10 万，其中心脏病死亡率为 138.70/10 万。近几年来，农村心血管病死亡率持续高于城市，2016 年农村因心血管病死亡

---

① 《国务院办公厅关于促进"互联网＋医疗健康"发展的意见》（国办发〔2018〕26 号）。

的人数占全部死亡人数的比重为 45.50%，城市因心血管病死亡的人数占全部死亡人数的比重为 43.16%。2016 年，中国医院心脑血管病患者出院总人数为 2002.19 万人次，占同期出院总人数的 12.57%；1980~2016 年，中国心脑血管病患者出院人数年均增速为 9.85%，高于同期出院总人数的年均增速（6.33%）。心脑血管病住院总费用也在快速增加，2004 年至今，年均增速远高于国民生产总值增速。[1]

心血管疾病最需要监测的是患者的心电数据，动态心电图是其最常用的检查手段之一。动态心电图又称 Holter 或 Holter 检查，是一种评价各种心脏病患者心电图异常的简便、高效、准确、安全的无创检查，广泛应用于心律失常的相关症状评价、心肌缺血的诊断、心脏病患者的预后和日常生活能力评估、药物疗效评价、起搏器等埋藏式心脏电治疗装置监测等领域，[2] 是临床心血管疾病诊断的重要手段。

常规动态心电记录仪的使用一般在医院进行，患者需要多次到医院各个相关科室，经过心内科初诊、动态心电图室预约、佩戴设备完成动态心电监测、动态心电图室归还设备、获取动态心电监测报告、心内科复诊等多个环节，才能最终完成整个诊治流程。此外，常规动态心电记录仪需要使用多个导线及电极，由此会导致经常出现不符合症状的日志和事件标记，频繁的电极脱落，皮肤黏附物、导线缠结等引起的信号质量差等一系列技术问题，并且部分患者对电极导线系统的接受度较差。[3]

常规动态心电记录仪从就诊体验及使用体验上而言，对医患双方都不够友好。患者长期佩戴设备不舒适，就诊流程复杂；而医生也无法及时方便地管理患者。因此开发一款能让患者舒适的可供长期佩戴的心电监测设备，并通过云端数据平台让医患更好地沟通，就成为动态心电监测技术发展的必由

---

① 胡盛寿、高润霖、刘力生等：《〈中国心血管病报告 2018〉概要》，《中国循环杂志》2019 年第 3 期。

② 李洁、崔俊玉：《动态心电图临床操作标准化方法》，《临床荟萃》2018 年第 12 期。

③ Steinberg JS、Varma N、Cygankiewicz I、高洁、张炜鑫、王新康、卢喜烈、薛求真：《2017 ISHNE/HRS 动态心电图和体外心电监测/远程监测专家共识（1）：动态心电监测方法》，《实用心电学杂志》2019 年第 3 期。

之路。

而动态心电监测作为心血管疾病诊断最常用的方法之一，目前临床使用的传统动态心电监测设备受限于操作不便、价格高昂、使用场景有限等问题，很难为心血管疾病患者提供持续而有效的健康管理和疾病预防，迫切需要创新性的低成本、智能化且患者易接受的可穿戴心电监测设备。目前可穿戴心电监测设备以手环类和心电贴为主，但是受限于产品形态，只能用于单导心电图的采集。如能突破这一限制，实现多导联心电监测，就可以为临床提供更有价值的心电数据，更广泛地应用于冠心病等疾病。

二 核心技术

目前的智能可穿戴手环等产品主要采用 ECG 和 PPG 两种信号收集方式，ECG 是通过生物电进行检测，通过捕捉生物电信号再经过数字化处理，转化为心电数据；而 PPG 指的是光电容积脉搏波描记法，其基本原理是人体血液反射红光吸收绿光，通过检测特定时间手腕处流通的血液量，从而获取心率信息。除了采集信号方式外，还有一种分类方法则是根据导联数量和性质区别。标准心电图有 12 个导联，而大部分动态心电监测产品是模拟导联，以 Apple Watch 的心电图为例，它只有 1 个导联，还不是采用标准方法采集的标准导联，而是采集到信号后经过数据处理的模拟导联。

随着柔性传感器等技术的不断发展，智能服装有望突破现有心电贴等产品的局限。如何通过服装采集高质量的心电图数据，在满足医疗器械安全性、有效性的同时兼备舒适性和易用性，我们还面临很多技术挑战。这涉及柔性传感器的设计与实现、柔性传感器与服装整合制造工艺、生物电信号（心电、呼吸）采集和实时处理等核心技术难点。目前国内外在智能心电服装这个领域进行探索的公司还比较少，以色列 HealthWatch 公司研发的可穿戴式心电监护衣能够输出达到重症监护质量的心电图，并且是全球首个获得美国 FDA 及欧盟 CE 认证的 12 导联可穿戴式心电监护衣，

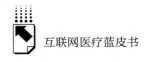

国内的合心医疗科技（深圳）有限公司（以下简称"合心医疗"）也在可穿戴式心电监护衣方面进行了深入的探索。

三　行业案例

合心医疗在可穿戴式心电监护衣方面走在行业前列，率先发布了基于柔性传感器的可穿戴式心电监护衣，实现了 ECG 的实时采集和 24 小时连续存储。在研发和产品化的过程中，合心医疗整合不同行业资源，解决了多个技术难题，实现了可穿戴式心电监护衣的大规模量产。接下来，详细介绍一下具体的技术实现。

1. 柔性传感器的设计与实现

（1）技术挑战

柔性传感器面临的挑战有以下几点：生物兼容性、信号质量、合理的成本、可靠的层级结构、可拉伸、耐腐蚀、耐水洗。

（2）核心技术实现

面对以上挑战，研发团队从材料入手，解决生物兼容性问题；同时对传感器的设计进行多次调整，通过多层结构的分层设计，结合多种浆料的特性，最终在 0.1mm 的 TPU 薄膜上面成功打造出了柔性传感器，并大大降低了成本，实现了大规模生产制造。

2. 柔性传感器与服装整合制造工艺

（1）技术挑战

由于面料的特性，柔性传感器与服装的面料整合遇到诸多挑战：柔性传感器的一次性精确定位、面料与柔性传感器模组的贴合、柔性传感器模组与硬件在服装上面实现信号对接、信号转接位置的防水处理等。

（2）核心技术实现

研发团队和供应链伙伴一起验证了整个服装生产的 SOP 工艺过程，证明制造工艺适合大规模生产的要求，从而降低了制造成本。核心工序环节全部实现自动化机器生产，减少了手工加工对产能和良品率的影响。

3. 生物电信号（心电、呼吸）采集和实时处理

（1）技术挑战

目前绝大部分的心率产品测量静态心率数据比较准确，但在运动状态下测得的心率不是非常准确，主要原因有两个：①采集到的原始信号质量不稳定；②数字信号处理算法不够完善。心电、呼吸是微弱生物电信号，挑战在于日常复杂的使用环境下解调出高质量的微弱电信号，同时兼顾设备的功耗和体积。

（2）核心技术实现

针对以上几点，研发团队从原始信号采集入手，改进传感器的设计，提高和皮肤的有效接触、改良传感器与硬件之间导线的性能，选用医疗级心电采集芯片。此外，对原始信号的处理采用陷波滤波器、带通滤波器、查找极小值、判定心电波形的有效性、小波算法等方式对原始波形进行处理。自主设计开发信号的前端放大、解调、滤波模组，开发心电、呼吸算法，可实现心电的 15 种常见心律不齐的诊断。

四　应用场景

互联网从各方面深刻地改变了我们的生活，让我们的生活更加方便舒适。而健康医疗行业与我们的生活息息相关，互联网也必将在健康医疗领域掀起一场革命。传统医疗行业基本局限在医院这一场景中，而互联网将场景无限扩展，部分人体数据的实时监控已经从科幻小说中走入现实。现在的健康手环已经可以进行计步、血压、血糖、心律、睡眠和皮电反应等基础生命体态特征的监测，而未来更多更复杂的数据也将被采集起来，成为我们掌握自身健康状况的密码。

心电信号是医疗领域最重要的数据之一，通过心电图机我们已经可以非常精确地采集短时间内的心电数据，但很多心血管疾病需要 24 小时甚至更长时间的数据才能做出更加准确的诊断。而可穿戴式心电监护衣，可实现长周期实时准确的心电监测，可贯穿心血管疾病的预防及诊疗的整个管理周

期。以房颤为例，房颤作为一类最常见的心律失常，目前大部分研究多采用12 导联心电图或 24 小时动态心电图，容易遗漏无症状性复发的房颤患者，而可穿戴式心电监护衣可长期穿戴，便于收集患者长期心电原始数据，为远程心电大数据诊断提供数据依据，同时基于个人数据建立的长期大数据库，也可以提高针对个体的诊断准确率。

可穿戴式心电监护衣可实现大规模人群的房颤筛查，使更多的房颤患者能够及时发现、尽早治疗。而不管是药物治疗还是手术治疗，可穿戴式心电监护衣都能提供及时全面的心电信息，帮助医生根据患者的病情变化及时调整治疗方案，更加便捷地对患者进行远程随访管理。

以往在使用门诊药物治疗阵发性房颤时，患者服用药物后一般需要至少3~7 天，自身感知疗效后才能将具体情况反馈给医生，医生根据病人反馈再调整药物剂量或方案。而远程心电监测，可以实现实时动态心电监测，所有持续性数据被实时采集，为医生提供准确持续的症状信息，医生可以利用这些数据信息客观地评价手术效果，指导、调整药物类型和剂量。在手术治疗方面，阵发性房颤患者单次射频消融手术成功率约 70%，持续性或持久性房颤患者单次手术成功率约 60%，第二次或第三次手术后累计成功率可达 90%。远程心电监测可以及时发现术后房颤或房扑的复发，早发现早治疗，为患者争取治疗时间。

可穿戴式心电监护衣在心电监测方面还有一大优势，就是可突破手环等产品形态限制，实现多导联心电监测，可以为临床提供更有价值的心电数据，未来有希望应用于心肌缺血及心肌梗死等疾病的预防和诊疗。

已有研究显示，无症状性心肌缺血占心肌缺血的 70.3% ~ 87.5%，占不稳定性心绞痛的 84%，远程心电监测是当前诊断冠心病心肌缺血的一项重要的无创性检查方法之一。远程心电监测能及时获取患者心电数据、记录心脏疾病发生时刻的心电图改变，为远程诊断、及时治疗提供数据依据，减少了猝死的危险。

近年来，有不少公众人物因心肌梗死去世，其中不少人还不到 50 岁：百视通 COO、凤凰网前总编辑吴征，年仅 39 岁；浙江电台主持人郭梦秋，年仅 25 岁；小马奔腾董事长李明，年仅 47 岁；春雨掌上医生创始人张锐，年仅 44 岁；大特保创始人周磊，年仅 45 岁。他们的突然离世给人们一次次敲响了心血管病预防的警钟。急性心肌梗死关键在于早期发现、早期诊断、早期治疗。远程心电监测可及时发现疑似急性心肌梗死的心电信息，使患者得到早期诊断和及时处理，提高抢救的成功率，使心脏病院前急救进入一个新阶段。Chen 等研究显示，通过将远程心电图对急诊患者进行分诊与到医院开始扩张血管（Door – to – balloon Time，D2BT）的时间进行比较和小于 90 分钟进行再灌注治疗的比例，此研究证实通过远程心电图进行分诊的患者 D2BT 时间明显缩短，且大部分（76%）患者达到指南推荐标准。[1]

五 国内外发展现状

无论国内国外，可穿戴智能心电设备主要的两种形态是心电贴和智能手环（或手表）。采用这两种产品形态的公司也最多。美国的 iRhythm 公司开创了贴片式 ECG 监测产品，其核心产品是贴片式的动态心电图仪器 Zio，从 2009 产品获得 FDA 许可之后，至今服务了 50 万用户，积累了 1.25 亿小时的心电数据，收入主要来自保险公司，市值已突破 10 亿美元；而苹果公司于 2018 年发布了具有 FDA 认证的 ECG 检测功能的 iWatch，成为令整个动态心电监测市场再次沸腾的里程碑事件。在中国，华米的 AMAZFIT 于 2018 ~ 2019 年陆续推出手环、心电贴双模式的可穿戴动态心电记录仪以及可进行 7×24 小时不间断精准心率监测的手表。据不完全统计，目前已通过 FDA 或 CFDA 审批的相关产品有 30 余款，尚无智能心电监测服饰类产品。

中国移动医疗产业仍处在初级发展阶段，在政策和法律层面仍需要完

---

① Chen, K. C., Yen, D. H., Chen, C. D., et al. "Effect of Emergency Department In-hospital tele-electrocardiographic Triage and Interventional Cardiologist Activation of the Infarct Team on Door-to-balloon Times in ST-segment-elevation Acute Myocardial Infarction," *The American Journal of Cardiology Volume* 107（2011）.

善，有待相应配套规范文件出台。而美国已经有了较健全的法律法规，有利于促进移动医疗发展。此外，美国企业在医疗市场的各环节上已有充分的涉入和广泛布局，如美国大量商业保险公司已经通过移动医疗应用实现医疗控费，降低医疗费用；而中国的保险公司针对移动医疗领域的发展创新还在探索之中。

六　总结与展望

尽管已经经历了多年发展，对于可穿戴设备而言，目前还只是处于产业的初级发展阶段，从产品形态方面来看，也主要集中在智能手表、手环方面；从技术层面来看，基本上是围绕运动，以及相关一些比较基础的生命健康指标，也就是对计步、血压、血糖、心律、睡眠和皮电反应等基础生命体态特征的监测；产品功能主要集中在大众健康领域的基础生理和运动监测，还没有在医疗健康领域进行深度的功能挖掘。衣服在产品形态上有其他可穿戴产品不可比拟的优势，可实现多种人体信息的精确采集及反馈，而随着物联网、柔性材料等相关技术的不断发展，可穿戴式心电监护衣作为一个平台级的载体，其功能将会日渐强大。未来的可穿戴式心电监护衣将成为人体健康监测的"航空母舰"，针对不同人群不同需求可搭载不同的"舰载机"。也许在不远的将来，可穿戴式心电监护衣成为每个人必不可少的健康伴侣。

参考文献

《国务院办公厅关于促进"互联网＋医疗健康"发展的意见》（国办发〔2018〕26号）。

胡盛寿、高润霖、刘力生等：《〈中国心血管病报告2018〉概要》，《中国循环杂志》2019年第3期。

李洁、崔俊玉：《动态心电图临床操作标准化方法》，《临床荟萃》2018年第12期。

Steinberg JS、Varma N、Cygankiewicz I、高洁、张炜鑫、王新康、卢喜烈、薛求真：

《2017 ISHNE/HRS 动态心电图和体外心电监测/远程监测专家共识（1）：动态心电监测方法》，《实用心电学杂志》2019 年第 3 期。

Chen, K. C. , Yen, D. H. , Chen, C. D. , et al. "Effect of Emergency Department In-hospital tele-electrocardiographic Triage and Interventional Cardiologist Activation of the Infarct Team on Door-to-balloon Times in ST-segment-elevation Acute Myocardial Infarction," *The American Journal of Cardiology Volume* 107（2011）.

B.11
健康医疗人工智能发展报告

依图医疗 *

摘　要： 医疗人工智能行业在 2018 年快速发展，从三甲医院到县市级市场，医生群体针对医疗人工智能的认知教育已基本完成。伴随落地案例的增多，医疗 AI 已经成为不少临床医师的好帮手与"第二大脑"。然而，在行业整体稳步前进的同时，日趋开放的基础算法，参差不齐的训练数据，纷繁复杂的临床需求，又无时无刻不考验着医疗人工智能弄潮儿们的技术实力，对于临床需求的理解能力，数据的采集与治理能力，乃至资金储备。未来，医疗人工智能行业市场将呈爆发式增长。

关键词： 医疗人工智能　依图医疗　临床应用

一　背景情况

（一）医疗人工智能的定义与内涵

人工智能（Artificial Intelligence，AI）是计算机科学的一个分支，专门研究如何制造机械或系统模拟人类智能活动，从而研究、开发、模拟、延伸、扩展人类智慧的相关理论及方法。

---

* 依图医疗是一家医疗人工智能解决方案提供商，依托自然语言处理、计算机视觉、语音识别和自建知识图谱等技术面向多科室提供临床智能诊断和智能管理。

对于人工智能行业从业者而言，根据学习方法、应用场景等多个方面可以有多种分类方法。根据方法分类，可以分为基于规则推理的人工智能和基于机器学习的人工智能。其中机器学习方法通常被分为传统机器学习、深度学习、强化学习等；其学习策略可以分为监督学习、半监督学习、非监督学习等；其学习模式可分为在线学习和离线学习等；从应用领域分类可以分为智能图像处理、自然语言处理、语音处理、机器人技术等。

自 20 世纪 50 年代 "人工智能" 概念被定义并广泛传播以来，寻求人工智能在医疗领域应用价值的尝试就从未停止，其终极目标是以人工智能技术赋能诊疗全链路，成为临床医生的强大工具及 "第二大脑"。目前，医疗健康人工智能发展迅速，产业格局风起云涌。人工智能在医学影像、临床决策支持、语音识别、药物挖掘、健康管理、病理学等众多医疗领域中的应用已经非常广泛。

（二）医疗人工智能行业价值分析

医疗人工智能对于医疗行业的赋能是全方位的，且随着医疗 AI 应用在临床上应用范围的逐渐拓展，医疗 AI 的想象空间在飞速增长。

1. 劳动效率及精度提升

医疗 AI 首要价值在于对人类劳动能力的补充及拓展，即工业革命时代 "机械是人类手臂的延长" 理念在新科技革命中的再次验证。AI 时代，医疗 AI 就是医生的好帮手与 "第二大脑"。

以目前应用最为广泛的医学影像 AI 为例。依图医疗曾在广州某知名三甲医院呼吸科进行临床性能试验，以 care. ai ⓒ胸部 CT 智能 4D 影像系统为平台，在 200 余份胸部 CT 影像的判读中，AI 系统在不同肺叶、不同密度的结节检出能力均与高年资医生相当，并能够显著提升低年资医生检出能力，在磨玻璃结节、4mm 以下小结节等方面提升尤为明显；而在检出时间方面，AI 系统的阅片效率是人工组的 10 倍以上；与此同时，"AI + 医生" 的阅片模式在低年资医生组中也可以节省近 30% 的阅片时间，实现效率与精度的

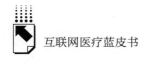

双重提升。

2. 丰富医疗服务供给，推动医疗供给侧改革

长期以来，医疗服务及健康管理的载体均为人类医师，而培养人类医师正在耗费越来越多的时间与资源，且人类医师成长速度缓慢，数量有限，优质医疗资源短缺现象日益严重。随着医疗 AI 技术的发展，AI 系统正在成为人类医师的"第二大脑"及第二双手，成为部分医疗服务的有效供给者，缓解社会总体医疗资源供给不足及分布不均的难题。

3. 临床及管理决策智能化

依托于先进传感器、数据治理及大数据分析，AI 能够显著提升人类医师及管理者的风险预警能力以及决策智能化水平，在重疾早筛、公共卫生预警、肿瘤 MDT 诊疗、慢病管理、靶区规划等诸多决策领域发挥重要作用，全面推动决策自动化及智能化。

（三）中国人工智能行业发展趋势

1. 市场规模爆发式增长

数据显示，全球人工智能风险投资已经从 2012 年的 5.89 亿美元，增至 2016 年的 50 多亿美元。① 预计到 2025 年，人工智能应用市场总值将达到 1270 亿美元，其中，医疗人工智能行业将占市场规模的 1/5。我国人工智能医疗发展虽然起步稍晚，但是热度不减。数据显示，2017 年中国人工智能医疗市场规模超过 130 亿元，2018 年达到 200 亿元，增长势头迅猛。②

2. 贯穿诊疗全流程

医疗健康人工智能的应用场景从最初在 20 世纪 70 年代仅用于辅助诊断方面到如今在医疗机器人、智能药物研发、智能健康管理、智能影像识别、

---

① 《安托金融：国内外巨头纷纷布局医疗人工智能》，搜狐网，2018 年 8 月 7 日，http：//www. sohu. com/a/245649450_ 100135510。

② 《中国人工智能医疗市场规模 2018 年或达 200 亿》，红周刊网，2018 年 8 月 7 日，http：//news. hongzhoukan. com/18/0807/zhangjing141606. html。

智能医学大数据、智能诊疗流程优化等方面均有了突破性进展，应用涵盖医院诊疗、科研、行政管理的各个环节，唯有能够与临床工作流实现深度融合的医疗人工智能应用，才能被称为真正意义上的医疗人工智能。

3. 从单点任务向单病种、单科室解决方案进阶

国内医疗人工智能独角兽依图医疗于 2018 年提出著名的"AI 三段论"，即医疗 AI 的发展要经过"单点任务阶段"、"单病种、单科室解决方案阶段"及"以病人为核心的智慧医疗阶段"三个阶段。典型的单点任务阶段如肺结节 AI，而类似于可检出绝大部分胸部 CT 影像所见的 care. ai ©胸部 CT 智能 4D 影像系统则是业内少有的"单病种、单科室解决方案"，验证了依图医疗在 AI 技术领域的雄厚积累及对于临床医学的深刻理解。

4. 软硬一体化趋势日趋明显

在可预见的时期内，"软硬一体"将成为医疗人工智能行业的必然选择，定制化"软硬一体"智能解决方案将医疗人工智能落地临床必然面临的"软硬融合"难题提前至研发阶段解决，帮助临床医师一次性解决临床痛点，同时完成软硬件智能化升级，让医疗人工智能应用落地更为高效，更省心。

以依图医疗为例，其在 2018 年 7 月在国内率先推出儿童生长发育测评智能一站式解决方案，该解决方案在业内率先实现了人工智能技术与硬件设备"软硬一体"，仅需 5～10 分钟即可完成"拍片—阅片—报告"全流程，其中智能骨龄判读、智能生长发育测评仅需秒级即可完成，其硬件部分具备先进的人机工程学设计、一键式操作、超低辐射、便捷可移动等诸多特点，让高水准的生长发育智能测评能够方便快捷地推广至更多医疗机构。

二 核心技术

（一）三大人工智能核心技术

1. 计算机视觉技术

计算机视觉技术是当前最为火热的 AI 领域之一，该技术旨在以 AI 技

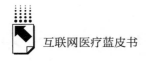
术代替人眼对图像、视频进行识别、跟踪及测量,并从图像中或多维数据中提取信息,用于智能决策。目前,计算机视觉技术已经在智能物体识别、安防监控、人脸识别、自动驾驶、医学影像 AI 等各个领域实现了落地。

在医疗领域,利用计算机视觉技术可以对 MRI、CT、X 射线、超声、PET、病理、光学显微镜等不同种类的医学图像进行分析,从数据中自动归纳出高维特征,而非传统阅片工作中那样根据领域特定知识手工去发现和设计特征,不仅大大提高了速度,也逐步提高了精度。

具体到病种上,目前基于计算机视觉技术的医学影像 AI 已经在眼底疾病检测、胸部 CT 影像判读、器官分割、靶区勾画、骨骼疾病诊断、乳腺疾病、病理等多个领域开展广泛应用。

2. 自然语音识别技术

自然语音识别技术是指将一段语音转换成相对应的文本信息的计算机技术,该系统主要包含特征提取、声学模型、语言模型以及字典与解码四大部分。

自然语音识别技术从音频的采集及预处理开始,AI 需要对所采集到的声音信号进行滤波、分帧等工作,将需要分析的音频信号从原始信号中合适地提取出来;特征提取工作将声音信号从时域转换到频域,为声学模型提供合适的特征向量。声学模型根据声学特性计算每一个特征向量在声学特征上的得分,通过声学知识对特征向量进行进一步处理。语言模型则根据语言学相关的理论,计算该声音信号对应可能词组序列的概率;最后根据已有的字典,对词组序列进行解码,得到最后可能的文本表示。

当前的主流语音识别算法主要有 DNN、RNN/LSTM、FFDNN 以及 DFCNN 等,在 AI 的三大核心技术中,自然语音识别技术相对成熟,在非医疗领域内已有广泛应用,如学校课堂语音记录、法院庭审语音记录、AI 写稿、智能客服、法律咨询、智能家居音箱等。

目前医疗领域中该技术也已有广泛应用,如电子语音病历、小依导诊、小依预问诊等工具中均深度植入了自然语音识别技术，实际工作中，该技术常常与自然文本处理技术搭配出现。

3. 自然文本处理技术

自然语言处理（Natural Language Processing，NLP）是人工智能和语言学领域的交叉学科。此领域探讨如何通过计算机和人工智能技术处理及运用自然语言。自然语言处理包括语言认知、理解、生成等部分，其主要处理的范畴有文本朗读/语音合成、语音识别、中文自动分词、自然语言生成、文本分类、信息检索、信息抽取、问答系统、机器翻译、自动摘要等。

医疗领域，基于自然文本处理技术的应用比比皆是。如医学影像 AI 的结构化报告功能、基于电子病历的儿科智能辅助诊断等，其中又以多学科儿童智能辅助诊断系统相对成熟。该系统由依图医疗研发，已在广州妇女儿童医学中心、上海儿童医学中心等国内多家顶级三甲儿科医院落地。

（二）算法进展

1. 算法发展趋势（小样本、分布式、多模态）

（1）小样本

深度学习（Deep Learning）已广泛应用于医疗 AI 的各个领域，在病灶检出、征象提取、长短径测量等多个领域发挥了巨大作用，但由于其严重依赖原始数据的特性，深度学习技术需要海量、优质、严格标注过的数据作为学习对象才能够不断提高精度。在肺癌、眼底疾病等发病率较高的病种上，优质医疗数据获取相对容易，发展也较快。

但是，医疗领域内样本量过小的情况比比皆是，或者获取高质量医疗数据的成本过高，如儿科罕见疾病的医学影像资料、病理领域的细分病种亚型，没有海量数据意味着无法完成 AI 模型训练，或者训练精度不够导致效果不够理想，这样的问题被称为小样本难题，而解决小样本难题的算法被称为 Fewshot Learning。

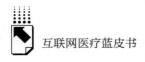

目前，小样本学习的研究成果主要基于把已知类别的一些信息迁移到新的类别上，而利用无监督学习或半监督学习等方法也是未来可能的发展方向。

（2）分布式

理论上构建一个优秀的医学 AI 诊断模型需要足够多的优质多维医疗数据进行训练，尤其是需要来自不同层级医疗机构、不同品牌设备的数据进行训练，然而现实工作中仅有不到3%的医院实现了数据互通。如何在这种情况训练出优质的 AI 模型？一种有效的解决方案是数据分布式训练。

目前，数据分布式训练主要有三种方法，优化模型集成、优化层面，或者两者兼而有之，在不需要频繁地在多中心之间交换模型的情况下，能够达到接近数据共享模型的精度。

（3）多模态

医学 AI 模型的诊断精度除数据质量之外，数据维度的丰富程度同样重要。以肺癌的 MDT 诊断为例，就包含人口学信息、就诊记录、主诉、现病史、家族史、体格检查、专科检查、实验室检验、影像学检查、病理检查等20余个维度的相关信息，具体到影像学检查，中间还存在 CT、MRI、DR 等多种模态的影像数据，可谓极大丰富。只有充分整合利用多模态的数据，AI 系统的诊断效能及精度才能够最大限度地提升。

具体到医学影像领域，多模态数据的处理主要采取信息融合的方式来提升效果，包含 Early Fusion 和 Late Fusion 两种方式。以识别任务为例，Early Fusion 是指不同模态的数据分别提取特征，然后将特征进行融合后再经过分类器进行判别。特征既可以是形态学特征，也可以是深层的隐性特征。Late Fusion 是指每种模态的数据单独训练一个分类器，然后再将不同分类器的结果进行融合，这种方法属于集成学习（Ensemble Learning），融合方式包括取平均值、最大值以及进行投票等，也可以利用加权平均来自适应地决定不同分类器对结果的影响。

（三）数据

中国拥有全球体量最为庞大的医疗数据资源，但由于数据标准、质量、存储方式不一，数据孤岛现象常年存在，且由于医疗数据的特殊性，对于医疗数据的贡献利用一直相对落后，在医疗数据的定义、脱敏、研究、分享等领域进展缓慢，一定程度上阻碍了医疗人工智能行业的发展。

首先，由于医疗数据较强的异源异构性，数据治理方面困难重重。医疗大数据涉及的数据类型多样，数据覆盖面广，服务用户多样，很难构建同时满足病人、医生、医院和政府等不同用户的数据治理体系，进而提供定制化的数据视图和分析结果。不同来源的数据质量参差不齐，数据分散、数据规模大。并且存在大量文本、图像等非结构化数据，又缺乏统一的行业标准，以上种种原因造成数据难以重复利用，难以沉淀及共享。而目前传统的信息化手段进行数据采集、存储、清洗仍需要耗费大量的人力物力，极易造成效率低并且性能不稳定。

其次，要挖掘医疗大数据的价值，需要跨学科的人才团队和多维数据的处理技术，而这两者都是极其稀缺的。跨学科的人才团队，应该包含临床医学、检验医学、影像医学方面的医学专家，以及云计算、大数据和人工智能等技术专家，而这样的团队在国内是非常罕见的。目前大多数的技术团队，只能提供处理单一结构化数据的解决方案，无法应对全维度、全周期、多模态数据，无法应对自由文本、医学影像等非结构化数据。

依图医疗在医疗 AI 产品开发及落地试用上具有丰富的经验，其 care. ai 系列 AI 产品已落地全国 300 余家三甲医院，并在部分省市完成了县市级区域医疗中心的覆盖。在 AI 产品的研发中，依图医疗所坚持的标准是"数据不出院"原则，通过服务器的本地化部署，以及严格的伦理审批、数据脱敏、本地化存储和研究，确保数据与外部环境的物理隔离，确保患者数据安全。

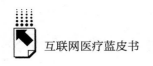
三　应用场景

（一）智能诊疗决策

1. 医学影像 AI

医学影像数据是诊疗决策的重要依据，临床上超过 70％ 的临床数据都是影像数据，而我国高水平阅片医生稀缺，工作压力普遍较大。智能影像辅助诊断技术可以通过计算机视觉技术对医疗影像进行快速读片和智能诊断，目前，智能影像辅助诊断技术已经在病灶检出、智能靶区勾画、智能病理等多个领域得到广泛应用。

中华医学会放射学分会候任主任委员、中国医学影像 AI 产学研用创新联盟理事长、上海长征医院影像医学与核医学科主任刘士远教授曾表示：医学影像 AI 技术的迅猛发展正在改变放射学科的工作模式、业务边界及发展方向。借助于先进的医学影像 AI 工具，影像医师正在摆脱诊疗决策流程中单纯的信息提供者身份，回归诊疗决策核心，成为诊疗意见的制定者与诊疗流程的参与者，医学影像 AI 前进的步伐已经不可阻挡。

根据中国医学影像 AI 产学研用创新联盟统计，当前中国 AI 相关企业已经超过 1500 家，涉及医学影像的 AI 企业也已经达到 122 家，最为火热的肺结节检出领域企业已经超过 20 家，而糖网筛查相关企业也超过了 10 家。

典型案例可见 care. ai ©胸部 CT 智能 4D 影像系统。

依图医疗于 2018 年北美放射年会（RSNA）上发布全球首款能够进行全部位诊断的 AI 解决方案——care. ai™胸部 CT 智能 4D 影像系统。

该系统是 AI 医疗领域的重大突破，在市面上绝大多数 AI 医疗产品功能仅局限于肺结节病灶检出时，首次突破结节检测，病灶检出能力涵盖结节、斑片影、条索影、囊状影以及纵隔淋巴结、胸腔病变、骨折等绝大部分胸部 CT 影像所见；能够进行性状描述、良恶性鉴别、历史影像对比等诸多功能，并生成结构化报告供医生采纳。

该产品已经落地全国数百家三甲医院，并与临床工作流实现深度融合，全面赋能医教研管各个层面。

2. 智能辅助诊断（基于 NLP 技术的智能辅诊）

智能辅助诊断是主要依托电子病历信息对于疾病的确诊、诊疗建议、随访等方面提出诊疗建议、提升诊疗精准度、减少误诊漏诊概率的 AI 应用。

2019 年 2 月，国际知名医学科研期刊《自然医学》在线刊登了广州市妇女儿童医学中心与依图医疗联合完成的《使用人工智能评估和准确诊断儿科疾病》（*Evaluation and Accurate Diagnoses of Pediatric Diseases Using Artificial Intelligence*），这是全球首次在顶级医学杂志发表有关自然语言处理（NLP）技术基于中文文本型电子病历（EMR）进行临床智能诊断的研究成果。

为了实现对电子病历信息的高效治理及分析利用，并以此为基础构建 AI 辅诊模型，依图医疗的科学家们与广州妇儿专家团队提出并测试了一个专门对电子医学病例进行数据挖掘的系统框架，将医学知识和数据驱动模型结合在一起。该模型先通过 NLP 对电子病历进行标注，利用逻辑回归来建立层次诊断，从而实现对常见儿童疾病的 AI 辅诊。

辅诊模型共训练了 567498 个门诊病人的 1362559 次问诊电子病历，抽取覆盖初始诊断包括儿科 55 种病例学中常见疾病的 1.016 亿个数据点。

性能测试中，科研团队抽取了 1.2 万电子病历，并召集 20 位临床医师与之进行性能对照。结果显示，这套基于智能病种库搭建的 AI 辅诊模型对 55 种儿科常见病的诊断准确率已经接近 90%，部分疾病如急性上呼吸道感染，其诊断准确率已达到 95%，其性能超过低年资儿科医生，接近高年资儿科医生。

目前，基于该项成果的儿科智能辅助诊断系统已在广州市妇女儿童医学中心得到广泛应用，2019 年 1 月仅用 20 天时间其实际调用次数就已超过 3 万次，相当于一位儿科副主任医师一年的门诊工作量。

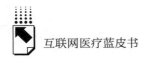

（二）医疗大数据智能

医疗大数据智能是指利用 AI 技术进行数据采集、清洗、研究的一系列研究过程，在医疗质量管理及临床科研工作中均有广泛应用，产品形态中以智能病种库最为常见。

第一，推动科研智能化，将临床数据转换为科研数据。医疗大数据领域的代表性应用——智能病种库能够实现临床文本、影像、基因、病理等多维数据的结构化处理，实现自动化的科研数据制备，大幅提升科研数据制备速度，提升制备效率，打通数据孤岛，实现数据的互联互通，同时拓宽了数据源；建立相关疾病模型，对数据进行标准化处理，便于统计和分析，让科研成果触手可及。

第二，有效提高多中心研究效率及促进区域数据中心建立。通过云计算、大数据、人工智能技术的综合应用，可以对多个医疗机构积累的海量数据进行深度分析，从而产生更为重磅的科研成果，影响诊疗指南或行业标准的制定。

第三，基于智能病种库开发医疗 AI 应用。智能病种库是医疗 AI 的土壤，基于海量真实病历的深入分析，融汇计算机视觉、自然语音识别、自然文本处理、知识图谱等 AI 技术，能够开发出各类面向临床医生的医疗 AI 应用，反哺临床。

例如：华西医院与依图医疗深度合作建设了国内首个肺癌临床科研智能病种库，该智能病种库通过打通 HIS（医院信息系统）、LIS（实验室数据处理系统）、PACS（医学影像存档与通信系统）、RIS（放射信息系统）等系统，在肺癌领域实现了单个病种以患者为中心的多模态、全周期的数据（从风险因素到就诊过程，从实验室检验到影像检查再到病理，从诊疗方案到预后信息）在一个科研数据库中实现集成，打破原有信息化系统的界限，让科研项目可以低成本使用到全维度数据。

同时，抛弃了"先有科研项目后做数据抽取"的传统思路，前置进行临床数据的精细化提取，充分挖掘临床数据的信息（例如仅肺癌病理报告可以挖掘出 50 多个数据提取点），彻底优化科研项目对临床数据的获取链路，实现了科研数据制备的精细化前置。由于引入人工智能算法，对文本数据和影像数据构建了人工智能信息提取模型以替代人工数据提取，万量级患者的全维度提取工作量从年级别压缩到月级别。特别是对于影像类高维数据通过人工智能算法进行结构化信息提取，使得人工难以实现的工作量变得可控且高效，实现了科研数据制备效率的全面跃升。按照传统的方法建立数据库，一个病人的 200 个信息采集需要耗时 60 分钟，而利用人工智能技术提取信息仅需 2~3 分钟，时间大为节省，准确率在 90% 以上。

（三）智能流程优化

智能流程优化是指融合多项 AI 技术，以智能导诊、辅诊等多种形式优化现有医疗机构内的就诊流程及诊疗工作流，达到缩短排队时间、减少排队次数、便捷获取报告、提升诊疗质量等多种形式的 AI 应用。

例如：2019 年 5 月 30 日，中央电视台现场报道了由依图医疗打造的智慧儿童医院解决方案在国家儿童医学中心、上海交通大学医学院附属上海儿童医学中心落地的新闻。该套智慧儿童医院解决方案以依图医疗先进的人工智能技术为基础，将小依导诊、小依诊前检验、小依预问诊、儿童多学科智能诊断系统等多个 AI 应用融入诊疗全流程，与临床工作流程无缝衔接，全面提升儿科就诊体验，让儿科就诊更便捷、更高效、更安心。

在传统的诊疗流程中，预约挂号、缴费、排队候诊、就诊、缴费、化验、检查、二次排队就诊、确诊、拿药、输液等一系列动作令家长烦不胜烦，等待 1~2 个小时才能见到医生很常见，还要至少排队 3~5 次，就医体验较差。应用该套解决方案后，单次诊疗至少节省 1.5 个小时。

在导诊与分诊环节，患者只需要对系统说话或者输入一段话，AI 就能够精准识别患者就医意图，精准匹配，科学导流，即使在家也能完成，这样就提升了医疗体系的运行效率，减少拥堵，提升患者就医体验。

其一，小依诊前检验——现有儿科诊疗流程"挂号—就诊—开检查单检查—回诊室—补充检查检验—回诊室—确诊"流程漫长，患儿及家长在一次诊疗过程中需重复排队，智能诊前检验依托 AI 技术，实现以疾病为导

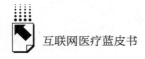

向的诊前检验项目的智能推荐，将部分必要检查检验项目提前至面诊之前，从而大幅度缩短患者在门诊的反复排队等候时间（人均约80分钟），进一步提升患者满意度，优化院内诊疗路径。

其二，小依预问诊——能够以智能问答的方式帮助医生在面诊前全面搜集梳理病情，定位核心病症，避免症状遗漏，提升诊疗精准度，将来下沉基层时，能够提升基层的问诊能力，保持儿联体内就医的一致性。

其三，儿童多学科智能诊断系统——在医生完成病历的书写后，能够自动从医生所书写的病历中提取信息、输入算法并推荐几个可能的诊断结论。目前已经能够涵盖超过90%的儿科常见病，诊断精度超过94%，能够显著提升基层医疗机构的儿科诊疗水平，让基层和偏远地区民众也能享受到优质的儿科诊疗服务。

（四）智能药物研发

德勤发布的一份报告显示，随着技术的发展与重磅药物的陆续发现，成功上市一个新药的成本越来越高，从2010年的11.88亿美元，已经上涨到如今的20亿美元，且上市周期大大增加，回报率降低，如何利用人工智能辅助药物开发，缩短药物开发周期，降低药物开发成本，减少试错次数，成为摆在各大医药巨头眼前最为迫切的渴望。

目前，医疗AI应用于智能药物研发主要集中在靶点筛选、药物挖掘、患者招募、药物晶型预测等领域。

1. 靶点筛选

针对EGFR、HER2等靶点所研发的抗肿瘤药物已经获得了空前的成功，全球年销售额超过10亿美元。在诸多药物的研发中，合理选择靶点成为决定药物研发成功与否的核心要素，传统的靶点筛选过程极为漫长，试错过程极为痛苦，尤其是某种疾病往往与多个靶点相关。如何快速筛出可供产业化的靶点？AI有望加速这一过程。

实践过程中，AI可以从海量医学文献，患者既有病历、论文、专利、临床试验信息等非结构化数据中寻找到可用的信息，并提取生物学知识，进行生物化学预测。据预测，该方法有望将药物研发时间和成本各缩短约 50%。

2. 药物挖掘

在 AI 工具出现之前，药物挖掘相当于在数百万个小分子化合物中"大海捞针"，不断地重复进行组合试验以寻找对靶点有效的化合物，并根据需求进行改造和修饰，而 AI 技术可通过虚拟筛选技术取代高通量筛选，大幅加速筛选过程，同时，也可以利用计算机视觉技术优化高通量筛选过程，自动识别细胞模型在给药后的特征，进行药物效果预测，大幅提升效率。

3. 患者招募

对于任何一项 3 期临床试验来说，快速招募到符合需求的患者都是一个痛苦的过程，而基于自然文本技术的 AI 应用可以对现有患者病历进行快速分析，精准筛选出最适合本次试验的患者，极大提升招募速度，减少无用功。

4. 药物晶型预测

可以将大量的晶型预测工作交由 AI 完成，更加高效，大幅降低人力及试错的经济和时间成本。

（五）智能管理决策

无论是医疗机构管理者决策，还是针对公共卫生的风险预警，抑或是卫生部门的管理决策，医疗 AI 在大数据分析及智能决策上的优势将使得决策全面进入智能化时代。

1. 风险预警

通过针对医疗大数据的分析，为医生提供患者患病风险预警，为医院管理提供院感、用药等智能分析，为公共卫生管理者提供区域公共卫生预警，实现决策的快速、实时、智能。

2. 医疗行为监管

通过医疗安全管理子系统，为医疗机构管理者提供区域内医疗差错、院内感控等多个高风险医疗安全事件的监控、预警和报告，并对临床质控、药

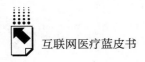

事质控、诊疗监管、医技检查监管和护理质量等实现实时监管。同时，上述大数据分析技术还可以在医疗费用监管领域发挥重要作用，防治不合理用药、检查，预防骗保等行为。

3. 智能管理建议

在该领域内，针对不同层级的管理者，AI 技术均可提供对应的解决方案。如针对医院财务人员，可提供财务风险分析、成本水平监测等报告。对于医院管理者而言，可实现医院服务能力分析、工作效率等分析。对于医保部门，可实现单病种医疗价格测算、医保控费监测等分析。对于管理部门而言，可实现区域医疗服务能力测算、人力绩效评价等多个维度的分析，为决策提供实时、精准、智能的辅助建议。

四 国内外发展现状

（一）国内外政策分析

1. 扶持政策

2015 年，我国陆续发布《中国制造 2025》及《国务院关于积极推进"互联网＋"行动的指导意见》，提出加快推动新一代信息技术与制造技术的融合发展，人工智能被列入重点行动之一。

2016 年，在《国民经济和社会发展第十三个五年规划纲要》《"互联网＋"人工智能三年行动实施方案》《智能硬件产业创新发展专项行动（2016—2018年）》《"十三五"国家科技创新规划》等多个文件中，"人工智能"都被列为重点发展领域。

2017 年 5 月，我国科技部发布《"十三五"卫生与健康科技创新专项规划》，提出加快引领性技术的创新突破和应用发展，攻克一批急需突破的先进临床诊治关键技术。重点部署生命组学、基因操作、精准医学、医学人工智能、疾病早期发现、新型检测与成像、生物治疗、微创治疗等前沿及共性技术研发，提升我国医学前沿领域原创水平，增强创新驱动源头供给，加快前沿技术创新及临床转化。

2017年7月20日，国务院正式印发《新一代人工智能发展规划》（以下简称《规划》），提出了面向2030年我国新一代人工智能发展的指导思想、战略目标、重点任务和保障措施，部署构建我国人工智能发展的先发优势，加快建设创新型国家和世界科技强国，描绘了我国新一代人工智能发展的蓝图。

2018年4月28日，国务院办公厅正式发布《关于促进"互联网+医疗健康"发展的意见》（以下简称《意见》），在第七条"推进'互联网+'人工智能应用服务"中明确提出："研发基于人工智能的临床诊疗决策支持系统，开展智能医学影像识别、病理分型和多学科会诊以及多种医疗健康场景下的智能语音技术应用，提高医疗服务效率。"

2. 审批政策

2018年8月1日起，我国新版《医疗器械分类目录》正式生效，拟将部分AI产品定位为三类医疗器械。

中检院作为国家监管技术支撑机构，主导了标准数据库的构建，截至2018年底已经完成眼底影像标准数据库及肺部影像标准数据库的建设，后续更多病种标准数据库仍在建设中。

（二）国外典型案例

2016年10月，美国发布《为人工智能的为未来做好准备》的报告，该报告披露了当前人工智能发展现状、应用情况以及对于社会政策的影响，明确呼吁加速人工智能在医疗领域的发展，鼓励美国医疗机构采取人工智能技术对并发症进行预测预防，发展电子化病历，对医疗大数据进行分析挖掘，对于医疗人工智能的社会影响和经济价值有着清醒且乐观的认识。

同月，美国政府还发布了《国家人工智能研究和发展战略计划》（以下简称《计划》），《计划》由美国国家科技委员会人工智能小组制定，进一步确定了联邦资金资助人工智能研发的优先顺序；同时，《计划》也明确提出了要在医学诊断等领域开发人类与人工智能协作的方法。

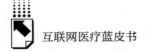
2017 年，美国陆续发布了《国家机器人计划 2.0》《人工智能与国家安全》《人工智能未来法案》，美国食品药品监督管理局的器械和放射健康中心也发布了数字健康创新行动计划，对医疗软件提出了监管新举措，这一计划通过针对数字医疗的标准化审批体系和规范化流程，有效加快了医疗健康人工智能应用工具的审批速度，大大推进了美国医疗健康人工智能的发展。

2018 年 4 月，FDA 批准通过了 IDx 公司研发的首个自主式人工智能诊断设备 IDx-DR 的软件程序，允许在特定的设备上，在无专业医生参与的情况下，通过查看视网膜照片对糖网病变进行诊断。

2018 年 5 月，白宫召开"人工智能峰会"，政府部门通过向学术专家、政府官员和人工智能开发者征求意见和建议，制定出一套相应的监管条例，从而推动人工智能在农业、医疗保健和交通运输等领域的应用和发展。

2019 年 2 月，美国总统特朗普签署行政命令，正式启动"美国人工智能倡议"，该倡议旨在重塑美国在人工智能领域的领导者地位，重新调配资金，开放数据资源，建立人工智能标准体系，并培训部分行业从业者以适应人工智能时代发展。

五　总结与展望

（一）中国医疗人工智能行业的发展前景

中国在发展医疗人工智能上拥有诸多优势，以下几点尤为明显。

1. 政策大力支持

自 2015 年以来，中国政府部门共颁布涉及医疗大数据及人工智能的政策文件多达 20 余份，在人才培养、技术创新、监管标准、产学研合作等多个领域提供支持。上海、浙江、贵州等多个省份也纷纷制定相关支持政策并逐步落实，通过建设"数字健康城""人工智能小镇"等基础设施，吸引人工智能企业入驻，推动人工智能领域的产学研用合作。

2. 资本投资火热

可供查询的资料显示，仅 2018 年上半年中国就有 89 家医疗人工智能创业企业获得投资，总金额约 219.38 亿元。[①] 资本的火热带来人才井喷、产品爆发等一系列积极现象，海归人才带来了全球领先的理念及技术储备。资本的火爆也推动了国内各大高校纷纷开设计算机视觉、深度学习等专业课程，培养专业人才。

3. 海量医疗数据

2018 年中国医疗机构门急诊量已经超过 80 亿人次，[②] CT 等大型医疗设备数量持续增长，在良好的信息化设施基础之上，医疗数据的数量层面已经不存在问题。以投资火热的胸部 CT 领域为例，部分医疗机构数据储备量超过 PB 级，为 AI 行业提供了丰富的高质量的数据"粮食"。

4. 旺盛的临床需求及优质医疗资源的稀缺

2018 年中国门急诊诊疗人数已经达到 84 亿人次，年均涨幅超过 5%。医疗数据尤其是影像数据增长迅猛，年涨幅超过 30%，而影像科医师年增长不到 4%，临床医师长期处于高压状态。医疗服务的需求及供给存在巨大落差。

（二）中国医疗人工智能行业面临的挑战

1. 数据质量问题

中国在医疗数据资源的总量上占有无与伦比的先天优势，但科室壁垒、地区壁垒的存在，关于数据的定义以及成果分享机制尚未形成，导致获取高质量医疗数据较为困难，高度依赖企业自身能力。

同时，各级医院信息化标准不同，水准不一，设备各异，医疗数据质量参差不齐，在没有经过人工智能技术处理过之前难以利用。国内医疗 AI 独

[①] 《医疗界冲出一批黑马！被巨头纷纷盯上 BAT 抢先投资》，新浪网，2018 年 9 月 14 日，http：//finance. sina. com. cn/chanjing/cyxw/2018 - 09 - 14/doc - ifxeuwwr4365546. shtml。

[②] 《2018 年我国卫生健康事业发展统计公报》，中国政府网，2018 年 5 月 28 日，http：//wsjsw. czs. gov. cn/zwgk/12627/content_ 2947754. html。

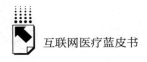

角兽依图医疗此前曾提出"人工智能是医疗大数据的基础",也正是基于此。

2. 应用场景单一,AI 能力进阶困难

医疗 AI 从肺结节检出等"单点任务阶段",进阶至胸部 CT 的智能辅助诊断系统等"单病种、单科室解决方案"阶段,对于 AI 企业的技术储备及临床医学的理解都提出了挑战。目前,医疗人工智能产品在单病种领域进展迅速,在单个细分疾病领域如肺结节筛查、糖尿病、眼病、出血性脑卒中、儿童骨龄检测等诸多细分领域取得了显著成绩,已经可以在相当程度上取代医生完成部分重复性、机械性的劳动,但是在复杂的临床使用环境中依然面临较大挑战。仅有 care. ai ⓒ胸部 CT 智能 4D 影像系统等少部分产品完成了从"单点任务阶段"向"单病种、单科室解决方案"的 AI 能力进阶。

3. 监管及行业标准难题

作为一个全新的行业,医疗人工智能行业的行业标准及监管方式尚处于摸索状态,"如何管、怎么管"在全球范围内尚无成熟经验。如何制定数据脱敏标准,如何开展人工智能产品安全认证,如何评估人工智能产品和系统的关键性能、如何建立系统性的测试方法及置标题等关键问题都亟须解决。

4. 信息安全及伦理问题

目前,关于医疗数据的合法利用问题,我国的监管法规仍然存在空白地带,距离美国、欧盟等区域仍然有所差距。如何进一步加强数据监管,合理合法地使用数据,探索产学研合作的新模式仍然值得探讨,尤其是在信息保护方面,仍然需要较长时间的探索。

此外,医疗人工智能的临床落地意味着临床工作流程的变化,而未来开启商业化进程之后还将面临医学伦理、法律法规等多个层面的问题。比如诊断结果的责任界定、患者的隐私保护、训练数据的权益分配等都将是医疗人工智能广泛落地绕不过的坎,必须解决。

(三)政策建议

医疗人工智能在提升诊疗资源利用率,丰富医疗资源供给、提升基层诊疗水平等多个层级都具备重要意义，但仍然处于相对初级的发展阶段，需要相关政策的鼓励与支持。

1. 加快监管体系建设，明确监管方式及标准，推动审批工作进行

作为新兴产业，国家层面的监管体系建设对于行业具有较强的指导意义，标准的明确有利于引导初创企业的健康发展。

2. 加强行业合作，推动应用落地

医疗人工智能产品只有在临床应用中才能够不断进步，可进一步鼓励"医—产—学—研—用"多方合作，推动初创企业从临床实际需求方面进行产品开发，并快速落地试用；与此同时，鼓励将医疗人工智能产品纳入现有医疗收费体系，推动行业良性发展。

3. 建立全国范围内的数据利用体系

当前各级医院，甚至医院内部的"数据孤岛"依然十分严重。如何定义、分享、利用、保护数据，推动各方就医疗数据展开合作，仍然需要更高层级的政策规划。

B.12
基因检测在互联网医疗领域的应用

沙 祖*

摘　要： 作为我国《"十三五"国家战略性新兴产业发展规划》中重
点关注和监管的行业之一，基因检测行业在国家利好政策的
引导与推动下逐步走向规范，产业规模进一步扩大。随着基
因大数据与生物医药领域的创新融合，行业呈现商业模式多
元化、产品功能个性化等发展特性。本报告将从基因检测技
术的发展历程、应用场景及互联网医疗领域的应用现状等方
面展开调研分析。未来基因检测应用将有望由基本技术支撑
逐步转型至大数据挖掘与转化，并通过新药研发提速、完善
罕见病筛诊疗闭环，真正实现临床个体化精准医疗。而如何
提供更便捷的检测服务，提高数据质量，降低检测费用，丰
富基因检测应用的跨界融合，连接大数据云平台，进行大规
模基因队列研究，连接医药企业与保险公司，这些都将成为
新的商业模式热点和契机。

关键词： 基因检测　基因测序核心技术　精准治疗

一　基因检测的发展历史

人类基因组计划被誉为生命科学的"登月计划"，是由美国科学家在

---

* 沙祖，深圳华大基因股份有限公司，研究方向为医学市场行业研究。

1985 年率先提出，于 1990 年正式启动，至 2000 年 6 月 26 日，首个人类基因组草图绘制工作正式完成。美国、英国、法国、德国、日本和我国科学家共同参与了这一预算达 30 多亿美元的计划。① 该计划旨在解析人类基因组约 31.6 亿个碱基对的序列，破译人类遗传信息，解开人体内 2 万~2.5 万个基因的密码，同时绘制出人类基因图谱，使人类第一次在分子水平上全面地认识自我，是人类为了探索自身的奥秘迈出的重要一步。②

2004 年，美国国家人类基因组研究所（National Human Genome Research Institute，NHGRI）启动了基因组测序计划（Genome Sequencing Program，GSP），旨在迅速降低基因组测序费用，扩大基因组信息在医学研究和医疗服务中的应用。由 NHGRI 官网数据可知，2004 年 GSP 计划开始启动时的基因组测序费用仍高于 1000 万美元，2007 年起测序费用降至 100 万美元以下。2007~2012 年每个碱基的测序费用下降了 4 个数量级，已经超过了经济学上的"摩尔定律"效应。2015 年，基因组测序费用已降至 1000 美元。③

2019 年 1 月第 36 届 J. P. Morgan 大会上，华大基因表示基于其自主测序平台 BGISEQ - 500，将以 600 美元的低价引领个人全基因组测序（Whole Genome Sequencing，WGS），进入百元美金时代，并提出了"2020 计划"——在 2020 年以前，华大基因有望在 24 小时内完成一个人全基因组样本制备、测序和数据分析等所有内容，并将价格控制在 300 美元以内。④

集成电路的摩尔定律，让芯片价格大幅下降，使个人电脑成为可能，互联网络逐渐萌芽和兴盛。基因检测成本下降超过摩尔定律，这又将给人类社会带来怎样的可能？

---

① 贺淹才：《基因工程概论》，清华大学出版社，2008。
② DNA Testing Goes DIY. Associated Press via Wired News. March 7，2005.
③ https：//www. genome. gov/sequencingcostsdata/.
④ http：//www. p5w. net/kuaixun/201801/t20180111_ 2061167. htm.

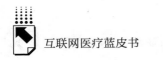

二　基因检测的核心技术

基因测序产业链上游为仪器研制、试剂耗材与配套软件开发等，其中以基因测序仪为代表的生产商，给中下游服务环节提供最基本的测序支撑。这是核心技术高筑壁垒的重要部分，也是测序产业链的起点和关键环节。下面我们对目前主流应用的测序技术，及其所对应的代表企业与仪器做简要介绍。

第一代 DNA 测序技术（Sanger 法）又称"双脱氧法"测序，由生物化学家 Frederick Sanger 于 1977 年发明，其特点是测序读长可达 1000bp，但因测序成本高、通量低，而无法满足大规模应用，目前多用于测序结果验证。

下一代高通量测序技术（Next Generation Sequencing，NGS），也称为二代测序技术，2005 年 454 Life Science 公司划时代地推出了基于焦磷酸测序原理的 Genome Sequencer 20 测序系统，随后 Illumina 公司和 Life Technologies 公司分别在 2006 年和 2007 年相继推出 Solexa 高通量测序系统和 SOLiD 高通量测序系统，[1] 上述三种高通量测序系统的出现标志着新一代高通量测序技术的诞生。此外，同属高通量测序技术的还包括 2010 年 Life Technologies 公司收购 Ion Torrent 后推出的 Ion PGM/Ion Proton 测序系统，以及华大收购美国 Complete Genomics（CG）公司后推出的基于 CG 平台的 BGISEQ、MGISEQ 等一系列测序平台。

高通量测序的技术核心是边合成边测序（SBS）或边连接边测序（SBL），本质上均是通过捕捉新合成的末端标记来实现对 DNA 序列测定，技术特征为高通量与自动化。高通量测序技术的出现，使得对一个物种的基因组和转录组深度测序成为可能，其在保持高准确性的同时，大大降低了测序成本、提高测序速度，因此是目前测序领域的主要贡献者。[2] 目前在全球

---

① Adessi, C., Matton, G., Ayala, G., et al. "Solid Phase DNA Amplification：Characterization of Primer Attachment and Amplification Mechanisms," *Nucleic Acids Research* 28（2000）：E87.

② 李金明：《高通量测序技术》，科学出版社，2018。

拥有自主知识产权，可实现量产化临床级高通量测序仪的公司仅有美国Illumina、Thermo Fisher 及中国华大智造三家公司。

第三代测序技术的最大特点就是单分子测序，以 PacBio 公司的 SMRT 单分子荧光测序技术和 Oxford Nanopore Technologies 的纳米孔单分子测序技术为标志。与前两代相比，单分子测序的技术优势是测序过程无须 PCR 扩增，测序读长较长，但目前该技术的单读长错误率偏高，需重复测序纠错，成本相对较高，因此未能成为主流测序技术。基因测序技术与代表公司及测序仪对比见表1。

表 1　基因测序技术与代表公司及测序仪对比

测序技术	读长范围	技术优势	技术不足	代表公司及测序仪系列
Sanger 法测序	400bp ~ 1Kbp	长度长，准确率高	通量低、成本高	—
高通量测序	100bp ~ 300bp	高通量，低成本	需 PCR 扩增、无法检测 SV、序列组装难	Illumina：Miseq、NextSeq、HiSeq、NovaSeq 系列 Thermo Fisher：Ion Proton、Ion S5 系列 华大：MGISEQ、BGISEQ 系列
单分子荧光测序/纳米孔测序	10kb 至数百 kb	高读长，无须扩增，测序无偏好性	当前准确性较低，相对成本较高	PACBIO：RS II、Seque I 系列 Nanopore：MinION、GridION、PromethION 系列

除此之外，常见的基因检测技术还有基因芯片技术（DNA 微阵列，DNA Micro-array），即集中已知序列的大量探针，将有标记的靶核苷酸序列与特定位点的芯片探针进行杂交，并通过杂交信号对生物的基因信息进行分析；聚合酶链式反应（PCR）技术，用于放大扩增特定的 DNA 片段的分子生物学技术，现在以荧光 PCR 技术与数字 PCR 技术为主；荧光原位杂交技术利用已知的 DNA 贬义序列，与被检测的样本 DNA 序列杂交，互补配对，从而发现样本 DNA 异常情况。[①]

① 李金明：《高通量测序技术》，科学出版社，2018。

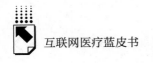

三 基因检测的应用场景

基因检测产业链中游以基因检测服务商为主，下游包括医疗与科研机构、医药公司和个人客户等基因检测服务使用者。基因检测产业中游的细分领域由下游受众属性决定，其应用场景可划分为如下类型：科研级、临床级与消费级。

科研级应用的受众包含科研机构、高校和药企，其基因检测服务包括全外显子组测序（Whole Exome Sequencing，WES）、全基因组 DNA 甲基化测序、mRNA 转录组测序等，及围绕设计、测序、数据挖掘、功能验证等模块的综合解决模式。与此同时，蛋白质、代谢与微生物多组学的项目类型也渐渐在市场浮现。

2016 年国家重点研发计划入选 61 个"精准医疗"项目，共获中央财政支持 6.4 亿元，2017 年投入翻倍，超过 15 亿元。[①] 可见医疗机构、药企对新药研发投入的重视程度提升，反观科研级应用的客户群消费能力也相应增强。但究其细节，科研用户的年度经费总归是有限和固定的，而且新药研发项目在我国发展尚属起步，因此科研级应用的扩容仍然受空间限制。

临床级基因检测面向患者，而且医疗机构环节必不可少，因此更具有临床意义，可作为医生诊断、治疗依据。其对疾病治疗的需求比较稳定，应用范围广泛，商业价值显著，因而最具发展潜力。目前常见的临床级基因检测多用于生育健康保障、出生缺陷防控、疾病早期筛查与患病风险评估、遗传病筛查与诊断、癌症分子分型及预后监测、病毒病原体检测、用药指导和新药研发等。因此，在基因检测的三类应用场景中，临床级基因检测应用最具市场潜力，也是现阶段盈利规模最显著的子类市场。

临床级基因检测应用在国民生育健康市场的发展，与我国出生缺陷三级

---

① 《科技部关于发布国家重点研发计划精准医学研究等重点专项 2016 年度项目申报指南的通知》（国科发资〔2016〕69 号）。

防控模式密不可分。以防控出生缺陷、保障生育健康的大目标为导向，基因检测的个性化开发紧紧围绕孕前筛查、产前多组学筛查及新生儿筛查等临床阶段展开，目前市面上常见有无创产前基因检测（NIPT）、新生儿遗传代谢病基因检测、胚胎植入前单基因遗传病检测等产品类型，无创产前基因检测是临床应用最具代表性的成熟应用之一，其主要原理是提取母体外周血中胎儿游离 DNA，分析以 21 - 三体、18 - 三体、13 - 三体为代表的胎儿染色体异常风险，为临床医生及孕妇提供后续诊疗的建议基础。《国家卫生计生委办公厅关于规范有序开展孕妇外周血胎儿游离 DNA 产前筛查与诊断工作的通知》对 NIPT 的质量控制指标提出标准要求。国际指南则建议扩展 NIPT 检测范围，未来或将逐步开放 NIPT 对其他染色体数目异常和结构异常、孕期肿瘤、胎儿单基因病的临床早期筛查。新生儿遗传代谢病基因检测则多与串联质谱筛查技术联合应用，实现苯丙酮尿症、蚕豆病等新生儿遗传代谢病的及早发现、诊断及干预治疗。此外，基因检测也应用于地区高发的遗传性耳聋、地中海贫血等遗传病的携带者筛查或疾病辅助诊断。

基于基因捕获与测序的液体活检技术（Liquid Biopsy）主要分析游离肿瘤 DNA、血液肿瘤细胞及外泌体等，这在癌症的早筛和风险预测的应用上具备可行性，因此临床验证进程受到行业的积极推动。在大规模癌症/肿瘤组织样本库的建设背景下，随着癌症基因组学大数据资源日趋丰富，生物数据分析、临床解读和咨询能力日益增强，多组学发展和整合速率提高，基因检测在慢性病早筛及发病风险预测方面的应用前景广阔。

临床传染病原体检测项目类型和覆盖度仍然十分紧张，目前实验室以病原分离鉴定及药敏试验为主要检验程序，常规免疫分析检测为辅。但在严重的传感染疫情或遇到特定体外培养困难的病原体，综合考虑时效紧急，则多选择基因检测分子诊断，用于诊断传感染疾病类型、监测治疗效果或者判断预后。微生物核酸扩增和测序可实现可疑人群发病前预警及预防，可对细菌、病毒感染快速检测和诊断，并在发现新病种方面别具优势。

药物基因组学基因检测（PGx）主要应用于预测个体用药差异，如分析因药物治疗相关基因多态性引起的特异反应，从药物类型、时间和剂量等方面指导个性化用药。美国 FDA 近年起支持 PGx 与新药研发联合推行，[①] 多个国家也推出临床应用指南，推荐其在指导分子靶向药物治疗癌症的应用。随着血液循环肿瘤 DNA（ctDNA）、循环肿瘤细胞（CTC）等液体活检技术的发展，PGx 在治疗、预后及复发、康复评估等方面的应用也具备不容小觑的开发潜质。

消费级基因检测常见于以较低的价格直接面向普通大众，因此受到越来越多的消费者和资本市场追捧，其形式以线上基因检测套件销售、多样化的基因数据解读及对用户诉求的及时关注和反馈为主。但产品形态和商业模式还在探索阶段，对应市场尚需教育，目前消费级基因检测市场有两个显著特点：市场进入壁垒低，整体格局相对散乱；营销推广、成本控制是核心竞争要素。[②] 消费级基因检测市场上已有的产品种群密集，功能上以分析祖源家系背景、酒精代谢能力、运动能力、肤质特征、营养代谢能力为主。用户往往仅购买一次这类娱乐性质的检测项目，而二次付费的在线解读仍属开发阶段，因此消费级基因检测的后续商业价值挖掘依然是攻克难点之一。近年来，儿童天赋基因检测、心理素质检测等产品也逐渐出现在市场，但所谓的天赋基因与优秀性状，实则只是某种概率上的相关关系，这不仅夸大了基因效果，更违背基本的科学道德。

四 国家政策驱动基因检测应用的经济发展

自 2015 年奥巴马提出精准医疗计划以来，以基因测序为代表的基因检测作为精准医疗最关键的技术迎来爆发式的关注。测序技术的不断成熟以及人民健康需求的持续提升，驱动着全球基因测序行业迅速发展。

2016 年，《"十三五"国家战略性新兴产业发展规划》正式发布，规划文件提出生物产业作为主要发展的五大领域之一，代表新一轮科技革命和产

---

① 《基因检测临床应用领域市场分析》，亿欧网，2019 年 2 月 19 日，https：//www. iyiou. com/ p/92846. html。

② 《2018 基因检测行业全面解析!》，亿欧网，2018 年 7 月 3 日，https：//www. iyiou. com/p/ 75959. html。

业变革的方向，因此是培育发展潜能、提升竞争优势的关键点，围绕基因组和创新药的生物技术有望成为下一个新兴经济浪潮。

自 2014 年国家卫生和计划生育委员会①和国家食品质量监督检验中心②（CFDA）监管基因测序行业之后，只有获得 CFDA 规范认证的企业才可以批量生产测序仪器，截至 2019 年 2 月，我国只有来自 8 家企业的共计 11 款基因测序仪获批认证（见表2）。中美贸易战敲响基因行业自主创新的警钟，国家发改委等八部委于 2018 年联合发布《关于促进首台（套）重大技术装备示范应用的意见》，③从政策层面推动我国基因测序尤其是上游产业的发展，摆脱基因测序仪的海外垄断及难以采购困境，促进国产替代进口的良性循环的逐步形成。

表2　截至 2019 年 2 月通过 CFDA 认证的基因测序仪及相应企业

年份	企业名称	产品名称
2014	武汉华大基因生物医学工程有限公司	BGISEQ – 1000
	武汉华大基因生物医学工程有限公司	BGISEQ – 100
	中山大学达安基因股份有限公司	DA8600
	深圳华因康基因科技有限公司	HYK-PSTAR-IIA
2015	博奥生物集团有限公司	BioelectronSeq 4000
	杭州贝瑞和康基因诊断技术有限公司	NextSeq CN500
2016	深圳华大基因生物医学工程有限公司	BGISEQ – 500
2017	武汉华大智造科技有限公司	BGISEQ – 50
	安诺优达基因科技(北京)有限公司	NextSeq 550AR
2018	武汉华大智造科技有限公司	MGISEQ – 200
	武汉华大智造科技有限公司	MGISEQ – 2000

资料来源：https://www. qianzhan. com/analyst/detail/220/190305 – 2320188f. html。

① 国家卫生和计划生育委员会已于 2018 年 3 月第十三届全国人民代表大会第一次会议上被取消。现已组建国家卫生健康委员会（简称"国家卫健委"），主要负责拟订国民健康政策，协调推进深化医药卫生体制改革，组织制定国家基本药物制度，监督管理公共卫生、医疗服务、卫生应急，负责计划生育管理和服务工作，拟订应对人口老龄化、医养结合政策措施等。

② 国家食品质量监督检验中心已于 2018 年 3 月第十三届全国人民代表大会第一次会议上被取消。现国家单独组建了国家药品监督管理局，负责药品、医疗器械和化妆品的监督管理及规划。

③ http://www. ndrc. gov. cn/zcfb/zcfbtz/201804/t20180417_ 882563. html。

临床级基因检测作为目前市场规模最大的细分赛道，主要应用在生育健康和肿瘤诊断治疗两大板块。根据《中国出生缺陷防治报告（2012）》数据，我国每年大约有 1700 万新生儿出生，其中出生缺陷总发生率约为5.6%，属出生缺陷高发国家。随着基因检测技术的应用，新生儿出生缺陷率有望下降。在 2018 年 8 月发布的《全国出生缺陷综合防治方案》中提到2022 年具体目标：出生缺陷防治知识知晓率达到 80%，婚前医学检查率达到 65%，孕前优生健康检查率达到 80%，产前筛查率达到 70%；新生儿遗传代谢性疾病筛查率达到 98%，新生儿听力筛查率达到 90%；确诊病例治疗率达到 80%。出生缺陷防治融入所有健康政策，为群众提供公平可及、优质高效的出生缺陷综合防治服务，预防和降低出生缺陷，提高出生人口素质和儿童健康水平。这提示除了常规检测方法外，基因测序技术已在国内临床机构的疾病筛查与诊断项目中实现转化应用，并在检测准确率、流程周期及医疗大数据全贯穿管理等方面表现出独特优势。

2019 年 2 月，国家卫生健康委员会发布《罕见病诊疗指南（2019 年版）》，正式对 121 个罕见病的诊疗提出了标准，[①] 并于"第一批罕见病诊疗协作网医院名单"中提及 324 家参与医院机构；[②] 财政部、海关总署、税务总局、药监局联合发布《关于罕见病药品增值税政策的通知》对首批 21 个罕见病药品和 4 个原料药，国内环节可选择按照简易办法依照 3% 征收率计算缴纳增值税，进口环节按 3% 征收增值税。[③] 目前应用测序技术结合临床表现分析可高效准确地辅助遗传性疾病的诊断，随着基因大数据支撑罕见病药物研发、癌症与罕见病基因治疗领域的发展，将逐步形成罕见病的全生命周期筛诊疗的体系闭环。

国内也逐步以政策管控、专家共识等方式，对基因检测行业着手管控与规范。2019 年 6 月，国务院发布《中华人民共和国人类遗传资源管理条例》，规定人类遗传资源是重要的战略资源，鼓励对人类遗传资源的合理利用，也加强了

---

① http：//www.nhc.gov.cn/yzygj/s7659/201902/61d06b4916c348e0810ce1fceb844333.shtml.

② http：//www.nhc.gov.cn/yzygj/s7659/201902/3a8228589bf94e6d9356008763387cc4.shtml.

③ http：//www.chinatax.gov.cn/n810341/n810755/c4082485/content.html.

对采集、保藏、利用、对外提供我国人类遗传资源活动各环节的监督检查。①

　　近年全球政策的放宽支持更多产品类别的市场准入，标志着肿瘤检测领域的重大突破。2017 年 4 月，国家人社部在官网发布了医保药品目录准入谈判结果，将包括 9 种抗肿瘤靶向药在内的 36 种谈判药品纳入《国家基本医疗保险、工伤保险和生育保险药品目录（2017 年版）》，② 次年 4 月国务院颁布规定下调抗癌药物的关税、增值税的征收税率，③ 使抗癌药的终端降价成为可能。自 2017 年起美国食品药品监督管理局（FDA）首次批准多款肿瘤基因检测产品，④ 2018 年我国 4 款基于 NGS 技术的伴随诊断试剂盒也获得 NMPA 批准，⑤ 审批速度的提升在短时间内极大程度地丰富了肿瘤基因诊断产品的临床选择。

五　基因检测应用的全球市场规模

　　近几年基因测序市场飞速发展，根据 BCC Research 报告 *Global DNA Sequencing*：*Research*，*Applied and Clinical Markets* 预测，全球测序市场规模将从 2018 年的 107 亿美元增长到 2023 年的 244 亿美元，2018～2023 年的复合年均增长率（CAGR）为 18.0%；⑥ 而 Marketsand Markets 报告偏向乐观，数据显示全球基因分型市场规模预计将从 2018 年的 118 亿美元增长至 2023 年的 319 亿美元，2018～2023 年的 CAGR 为 22.0%；⑦ BIS Research 估算则较为保守，预测全球高通量测序市场规模将从 2017 年的 41.4 亿美元增长至

①　https：//www. most. gov. cn/mostinfo/xinxifenlei/fgzc/xzfg/200811/t20081129 _ 65698. htm；http：// www. gov. cn/zhengce/content/2019 – 06/10/content_ 5398829. htm.

②　http：//www. gov. cn/xinwen/2017 – 02/23/content_ 5170392. htm.

③　http：//szs. mof. gov. cn/zhengwuxinxi/zhengcefabu/201804/t20180427_ 2880407. html.

④　https：//mp. weixin. qq. com/s？_ _ biz = MzA5NTYzMzAyNQ = = &mid = 2650181678&idx = 1&sn =72f64fe2b0fb62f1f4b67f3c5a1c7e46&chksm =88be5bc0bfc9d2d62b75bf75a70bee186de028b31 ddc027e34f4dfb3d151d27753879c1a6f7a&scene = 21.

⑤　http：//www. seqchina. cn/8572. html.

⑥　Global DNA Sequencing：Research，Applied and Clinical Markets，https：//www. bccresearch. com/ market – research/biotechnology/dna – sequencing – emerging – tech – applications – report. html.

⑦　https：//www. marketsandmarkets. com/Market – Reports/genotyping – market – 249958595. html.

2024 年的 119.2 亿美元，CAGR 为 16.30%，其中显著增长点为无创产前基因检测（NIPT）、液体活检及精准医疗等领域。①

尽管各家分析机构对基因检测的全球市场规模预测有一定数据偏差，但毫无疑问，随着测序技术的进步、测序应用的增加、适用范围的扩大，以及测序成本的下降，基因测序市场正迅速扩张。GEN 网站的"Top 10 Sequencing Companies"榜单盘点了全球测序行业 10 大巨头 2017 年收入信息，其中美国 Illumina、Thermo Fisher 与中国华大基因排名前三。

在全球经济蓬勃发展、测序市场规范化的背景下，我国基因测序市场规模也日趋高涨。以华大基因为龙头的基因测序公司均实现 50% 以上的复合增长；2007～2016 年，我国基因测序的收入每年以 62.2% 的速度增长，2009 年收入达到 3.6 亿元，2010 年突破 7 亿元，2017 年实现 80 亿元，2018 年约为 94 亿元（见图 1）。② 在现阶段的测序市场需求和竞争格局下，提供基因检测服务的中游企业逐渐向测序仪设备和检测试剂盒产品延展，测序仪和检测试剂盒的研发和报批成为企业增强综合竞争力的突破方向。

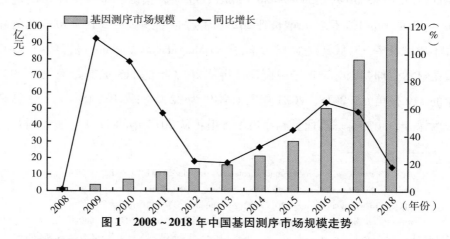

图 1　2008～2018 年中国基因测序市场规模走势

资料来源：http：//www. seqchina. cn/8572. html。

---

① https：//www. prnewswire. com/news - releases/global - next - generation - sequencing - market - to - reach - 1192 - billion - by - 2024 - reports - bis - research - 661234343. html.

② https：//www. genengnews. com/a - lists/top - 10 - sequencing - companies/.

六　基因检测的跨界应用融合

2018 年 4 月，国务院办公厅通过《关于促进"互联网 + 医疗健康"发展意见》（以下简称《意见》），《意见》为首个提及互联网医院的国家政策，明确允许依托医疗机构发展互联网医院，并使用互联网医院作为第二名称。国新办公开介绍《意见》精神；国家卫健委公布"互联网 + 医疗健康"实施计划，并在此基础上分别针对互联网诊疗、互联网医院、远程医疗服务一连发布《互联网诊疗管理办法（试行）》《互联网医院管理办法（试行）》和《远程医疗服务管理规范（试行）》三份政策文件，为互联网诊疗、互联网医院、远程医疗服务制定首批实施细则。①

同年树兰医疗集团与华大基因联合发起"基因医生计划"，② 其通过未来医院的病程管理前端，由基因医生团队帮助患者解读基因检测报告，并进行疾病和基因关联的科学研究，解决基因数据解读难的问题。同时将跨组学数据与电子病历、医学影像等临床信息结合成为"个人生命云"，建立全景数字化生命平台，推动医疗模式的创新转化。

在基因信息解读规范方面，世界卫生组织遗传病社区控制合作中心黄尚志教授及多位专家在"基因组检测中咨询能力建设标准"项目启动仪式中提出了共识性建议，"在出生缺陷方面，咨询是基因检测报告与临床医生的桥梁，可以辅助临床进行疾病的诊断与生育指导；在复杂疾病检测方面，报告应该更谨慎，而且咨询应注重非遗传因素对疾病影响的信息传递，减轻受检者的心理负担；在肿瘤检测领域，由于肿瘤的异质性，检测和咨询都面临诸多挑战，迫切需要规范化和标准化不同人群的检测和咨询；而在病原检测方面，希望检测能更快捷和出具同质化报告，咨询能考虑病原检测后续指导；DCT 消费级基因检测提出需要遵循面对临床的遗传咨询，也需要有面

---

① http：//classic. hsmap. com/Home/Map/newsDetail? id = 00a08ace378b12d060e939b4ab1fc003.

② http：//www. biodiscover. com/news/politics/729503. html.

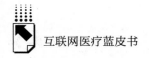
对普通大众的咨询，并提出'产品 + 服务'咨询的概念"①。

而在基因大数据平台化方面，以国内基因云领域发展最为迅速的阿里云为例，其 MaxCompute 携手华大基因打造精准医疗应用云平台，② 以高通量测序技术（NGS）为代表的测序技术和以云/AI 为代表的大数据技术之间的互相赋能产生新的增长点，结合医疗信息化，将十万基因组计算成本降低至1000 美元以内，未来将产生裂变式的产业价值。

在互联网大数据领域的交互与冲击下，国内外消费级基因检测公司也在与互联网联动拓展服务内容，在提供更详细祖源分析的同时，引入与遗传特性和健康相关的新产品，增加客户黏性，维持客户的兴趣。

在线祖源分析公司 Ancestry 于 2018 年底推出 AncestryDNA Traits 新的个性基因解析服务，依据 AncestryDNA 已有的种族分析、特征匹配等核心遗传谱系数据，逐渐拓展消费级基因检测的其他应用。③ 23andMe 也推出了改进的祖源分析产品，将祖源地区从 33 个增加到 150 个左右，同时美国 FDA 也已经批准 23andMe 向用户提供 33 种药物基因组变异检测，④ 2018 年 3 月 7日，美国 FDA 宣布 23andMe 获得首个直接面向消费者（DTC）的癌症风险基因检测授权。⑤ Insitome 公司主要生产在 Helix 商城销售的 App，尝试为用户提供关于新陈代谢或尼安德特人祖先的信息，开发 App 满足用户的需求。⑥ WeGene 与香港科技大学签署战略合作协议，推动基因组大数据与人工智能发展，⑦ 并与华大共同启动测序者计划"人人基因组时代"，推动中国人生命数字化进程发展，为精准医疗奠定基础。⑧

---

① http：//www. szgia. org. cn/news/dongtai/199. html.

② https：//yq. aliyun. com/articles/262073.

③ https：//www. ancestry. com/cs/offers/traits2sku.

④ https：//gizmodo. com/fda – approves – new – 23andme – pharmacogenetic – reports – but – t –
1830143387.

⑤ https：//www. fda. gov/news – events/press – announcements/fda – authorizes – special – controls –
direct – consumer – test – reports – three – mutations – brca – breast – cancer.

⑥ https：//www. helix. com/products/insitome – neanderthal.

⑦ https：//www. wegene. com/article/13.

⑧ https：//www. wegene. com/article/12.

七　总结

健康中国战略的核心要义在于"为人民群众提供全方位、全周期健康服务，以治病为中心转变为以全民健康为中心"。因此围绕全民健康的大目标导向，通过国民出生缺陷控制、传染病防控、肿瘤精准治疗等途径，实现基因测序与疾病防控的有机结合，将是全面深入实施"健康中国 2030"战略的重要道路方向之一。与此同时，《中华人民共和国人类遗传资源管理条例》的公布实施，也将加强生物医学新技术的临床应用管理，规范医疗机构生物医学新技术应用行为，保证医学技术临床应用安全，维护人民群众健康权益。

因此，在我国政策驱动和规范下，基因检测市场需求迅速增加，基因大数据库逐步构建形成。通过和医疗、药品和科研机构合作，为精准医疗和相关服务提供数据基础；结合人工智能技术成果，提供消费者个性化解决方案；形成"互联网—健康医疗—基因数据"的生态集群，提供远程健康管理等新兴应用，我国人类遗传资源将以基因大数据形式得到合理利用和保护，发展我国生物医药产业，提高临床诊疗技术，提高生物安全保障能力，提升人民健康保障水平。[①]

综上所述，受益于我国政策的正向驱动，基因大数据板块与生物医药领域处于融合发展的关键时期，基因检测应用将有望由基本技术支撑逐步转型至大数据挖掘与转化，并通过新药研发提速、完善罕见病筛诊疗闭环，真正实现临床个体化精准医疗。而如何提供更便捷的检测服务、提高数据质量、降低检测费用，丰富基因检测应用的跨界融合、连接大数据云平台、大规模基因队列研究、医药企业与保险公司，都将可能成为新的商业模式热点和契机。

---

① https：//www.most.gov.cn/mostinfo/xinxifenlei/fgzc/xzfg/200811/t20081129 _ 65698.htm；http：//www.gov.cn/zhengce/content/2019 – 06/10/content_ 5398829.htm.

专题篇

Special Reports

B.13
互联网大数据助力老龄化社会"支付"
革命：中国老年医疗险的诞生与发展

善　诊*

摘　要：　本报告以老年医疗险的发明者与引领者——善诊为主要研究
　　　　　对象，分析互联网浪潮下，老年医疗险的诞生与发展历程。
　　　　　经过多年对中老年健康数据的积累和研究，数据驱动下的
　　　　　"精准风控 + 健康服务"体系成为老年全面医疗险开发过程
　　　　　中的核心解决方案。特别是在中老年健康领域大数据的发展，
　　　　　让老年全面医疗险成为可能。

关键词：　老年医疗险　　"精准风控 + 健康服务"　　互联网大数据

* 善诊成立于 2015 年，是一家专注于中老年人健康服务和风险管理的平台。

21 世纪是人口老龄化的时代。中国已于 1999 年进入老龄社会，是较早进入老龄社会的发展中国家之一。中国是世界上老年人口最多的国家，中国的人口老龄化不仅是中国自身的问题，而且关系到全球人口老龄化的进程，备受世界关注。21 世纪的中国将是一个不可逆转的老龄社会。①

从医疗支付比例来看，我国 39.7% 的医疗费用由个人支出，与其他发达国家相比，个人负担较重，保障力度不足。而人口老龄化和社会养老结构的变化，还会给医疗健康支付端带来更大的缺口。因此，只有为中老年人的医疗健康费用找到一个合理的"支付方"，才能为针对老龄化的健康服务提供可持续的解决方案。②

目前主流的"支付方"主要聚焦于商业保险领域，但长期以来缺乏对老年健康数据的了解和研究，导致科学的老年健康数据模型很难建立，无法针对老年人提供全面的健康保障产品。除了防癌险这种保障范围极其有限的单病种保障，老年全面医疗险一直是行业难以突破的困局。③

随着移动"互联网＋"大数据时代的到来，大数据开始渗透到每个行业和业务功能区域，成为一个重要的生产要素。特别是在中老年健康领域大数据的发展，让老年全面医疗险成为可能。健康大数据和其相关技术的战略意义不在于掌握庞大的数据信息，而在于对这些含有意义的数据进行专业化处理。健康大数据提高了对数据的"加工能力"，通过"加工"实现数据的"增值"，④ 从而转化为在老年健康险领域的生产力。

一　中国老龄化趋势前所未有

中国人口老龄化进程正在加速发展。这一人口特征趋势是儿童死亡率降

---

① 全国老龄办：《中国人口老龄化发展趋势预测研究报告》，2016。
② 《2017 年中国商业健康险研究报告》，艾瑞网，http：//report. iresearch. cn/wx/report. aspx? id＝2983。
③ 《善诊完成数千万美元 B 轮融资，打造老年健康服务闭环》，亿欧网，https：//www. iyiou. com/p/100470. html。
④ 黄鑫：《用大数据提升城市管理效率》，《经济日报》2015 年 3 月 11 日。

低加上生育率下降所致。1950～2015 年，中国每名妇女生育子女总数从
6.11 下降到 1.66。同期，总死亡率也在持续下降，这使得人口的期望寿命
稳步提高。在中国，出生时平均期望寿命已经从 1950 年的 44.6 岁上升到
2015 年的 75.3 岁，而在 2050 年将有望达到 80 岁。

更重要的是，中国人口老龄化进程要远远快于很多中低收入和高收入国
家。2010～2040 年，中国 60 岁及以上老年人口占全部人口的比例预计将增
加 1 倍以上，将从 2010 年的 12.4%（1.68 亿人）增长到 2040 年的 28%
（4.02 亿人）。相比之下，法国、瑞典和美国 60 岁以上人口的比例从 7% 翻
番至 14% 分别用了 115 年、85 年和 69 年。在不远的将来，60 岁的中国老年
人有望比他们的父辈寿命更长。①

2013 年，中国 80 岁及以上老年人有 2260 万人，到 2050 年，该数字有
望提高到 4 倍，达 9040 万人——成为全球最大的高龄老年人群体。中国女
性比男性的寿命更长。1950 年，中国人出生时的平均期望寿命为 44.6 岁。
到 2030 年，中国女性的期望寿命将达到 79 岁，而男性为 76 岁。当期望寿
命的男女差异有望在多数高收入国家逐渐缩小的时候，这一差别在中国将继
续扩大。2010 年，中国 80 岁以上的老年人中，女性占 60% 以上，随后几十
年该比例仍将不断上升。

在中国，60 岁及以上老年人多数生活在农村地区而不是城市。多数大城市
（北京、成都、重庆、广州、上海、深圳、天津和武汉）60 岁以上的老年人口仅
占 10%。人口的城乡流动造成了农村地区人口迅速老龄化：到 2030 年，中国农
村和城市地区 60 岁及以上人口的比例将分别达到 21.8% 和 14.8%。②

中国的人口老龄化具有老年人口规模巨大、老龄化发展迅速、地区发展
不平衡、城乡倒置显著、女性老年人口数量多于男性、老龄化超前于现代化
等六个主要特征。

---

① 《中国老龄化与健康国家评估报告》，世界卫生组织网站，https：//www. who. int/ageing/
publications/china – country – assessment/zh/。

② 《中国老龄化与健康国家评估报告》，世界卫生组织网站，https：//www. who. int/ageing/
publications/china – country – assessment/zh/。

综观中国人口老龄化趋势，可以概括为四点主要结论：第一，人口老龄化将伴随 21 世纪始终；第二，2030～2050 年是中国人口老龄化最严峻的时期；第三，重度人口老龄化和高龄化将日益突出；第四，中国将面临人口老龄化和人口总量过多的双重压力。①

二　市场急需60岁以上人群的全面健康保障产品

从医疗支付比例来看，我国 39.7% 的医疗费用由个人支出，与其他发达国家相比，个人负担较重，保障力度不足。而人口老龄化和社会养老结构的变化，还会给医疗健康支付端带来更大的缺口。随着年龄的增长，中老年人的患病风险也在不断提高，而这些可能产生的高额医疗费用，也在给"421"型家庭的养老压力不断加码。因此，为中老年人的医疗健康费用找到一个合理的"支付方"，才能为针对人口老龄化的健康服务提供可持续的解决方案。

在社会保障体系之外，商业保险是最合理的中老年人医疗健康"支付方"。近年来，随着经济迅速发展，人均收入的上涨带来保险意识的觉醒，年青一代已逐渐成为保险的主要购买力。而"90 后"健康意识普遍觉醒，除去关心自身健康外，也开始担忧父母的健康风险。承担养老责任的年青一代，为父母购买保险的意愿强烈，希望通过这种方式为父母生活增加一份保障，也以此减轻自身的养老压力。②

近年来，保险公司也纷纷开始布局老年市场，开发针对老年人的健康保障产品。其中以老年重疾险和老年人的百万医疗险为主。老年重疾险是一个风险较高的领域，保险公司相继进入并在产品设计上增加保障，通过增加原位癌保障、增加特定恶性肿瘤或高费用恶性肿瘤等来增加卖点。不过，随着年龄增加保费也大幅度提升，因此这类产品对 50～60 岁的用户更有吸引力，而这些用户的子女年龄在 20～35 岁，有相当比例是"90 后"。

---

① 全国老龄办：《中国人口老龄化发展趋势预测研究报告》，2016。

② 《善诊完成数千万美元 B 轮融资，打造老年健康服务闭环》，亿欧网，https：//www.iyiou.com/p/100470.html。

老年人的百万医疗险，其形式类似补充医疗险，但使用的疾病范围窄，只保障肿瘤的治疗费用。相比针对年轻人的百万医疗险，老年版产品的费用大多在千元以上。不过，这一价格相比老年重疾险还是低很多。相比重疾险，老年人的百万医疗险更加便宜，这也体现了用户消费小额化的趋势。因此，这类针对老年人恶性肿瘤的类百万医疗险，虽然符合小额消费场景，但实际保障有限。在营销上的成功更多是因为年轻人对父母医疗费用的焦虑，而同时也体现了消费能力有限，不得不选择小额化产品的特征。

可以看到，目前市场上超过 60 岁能够购买的高杠杆的健康保险大部分是以防癌功能为主，保障范围十分有限。来自善诊的医疗大数据统计结果显示：该年龄段的住院老年人中，因癌症住院的比例仅有不到 15%，还有 85% 的老年医疗风险处于敞口状态。

三　健康数据的缺失成为行业发展的瓶颈

虽然是一个巨大的蓝海增量市场，但目前市场上的保险公司，因为缺乏对老年健康数据的了解和研究，导致科学的老年健康数据模型很难建立，无法针对老年人提供全面的健康保障产品。除了防癌险这种保障范围极其有限的单病种保障，老年全面医疗险一直是行业难以突破的困局。①

健康险个险产品中，最主要的产品是重疾险。这类产品的特征是和大部分用户的接触节点少，意味着大部分用户只在投保和续保的时候和保险公司直接接触。对于这部分人群，保险公司只和一小部分用户接触产生理赔，而理赔的形式是一次性赔付，不存在和用户后续持续的接触。无论是最终发生理赔或者不发生理赔，在整个投保过程的大部分时间，保险公司和用户是没有接触的，保险公司不获取用户的健康情况数据，也不知道用户发生疾病的情况，因此无法根据用户的个案需求来提供有针对性的服务。

---

① 《善诊完成数千万美元 B 轮融资，打造老年健康服务闭环》，亿欧网，https：//www.iyiou.com/p/100470.html。

在"互联网＋"所涉及的行业中，医疗是最难渗透的领域之一，一是线下医疗体系错综复杂的利益关系，二是信息不对称、用户信任和就医习惯等先天瓶颈。互联网医疗是一个大的趋势，但互联网医疗企业却经历了一次次的试错和模式创新。① 作为一个个封闭的"信息孤岛"，终端医疗机构的医疗健康数据只能以碎片化、离线化的状态存在。"信息孤岛"也是目前国内医疗产业要实现互联网化的最大障碍。

而大数据是信息化发展到一定阶段的产物，它将海量变量间的关系数据化，然后通过聚合分析，产生可以帮助解决问题的信息。大数据作为重要的基础性战略资源，核心价值在于应用，在于其赋值和赋能的作用，在于对大量数据的分析和挖掘后所带来的决策支撑，能够为保险行业带来高效、便捷、精准的风控能力。而一旦保险风控的模型算法确立以后，覆盖和服务新用户的成本也就会变得极低，新用户的数据又沉淀下来，也会变成数据驱动决策闭环中的一环。

在我国，各地医疗系统的发展不均，使得建立全民电子健康档案平台的难度非常大。这就导致了数据无法"在线"，没有数据也就没有模型算法，也就没有大数据的正反馈闭环。所以长期以来，保险公司明知老年群体有需求而不能破局，痛点就是缺乏 60 岁以上老年人精准的健康数据和患病风险分析能力，只能一刀切地将他们归为次标准体，为了规避风险，保险公司往往选择绕开这一群体。

四　健康大数据推动"双60理论"带来行业破局点

从 2015 年开始，专注于中老年的健康服务和风险管理平台——善诊就开始着手搭建覆盖全国的中老年人的健康服务体系"ECO-Wellness 健康服务体系"，到 2019 年初，已经搭建完成了覆盖全国 31 个省份、270 多个城

---

① 《2019～2025 年中国互联网＋医疗行业全景调研与发展战略研究咨询报告》，中研普华，2018。

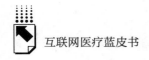

市的近 2000 家公立医院与医疗服务机构的健康终端服务网络，拥有上千名专家的服务平台。同时也培养了行业顶尖的大数据采集—处理—应用的能力。

2018 年，善诊根据海量真实老年健康数据测算分析，提出了"双 60"的概念，即 60 岁以上的老年人中，有超过 60% 的人的健康风险仍处于可控状态，完全具备获得相对全面医疗保障的条件，剩余人群也有很大比例可以进行报销型重疾险保障。

长期以来被忽略的是，除了平均健康风险水平高，老年群体的个体风险差异非常明显。中青年健康指数的标准偏差极小，老年群体则千人千面，用平均值来做风险控制的传统产品开发逻辑显然不适用于 60 岁以上群体。

"双 60"理论的提出，对健康保险产品的设计逻辑进行了重置。首先是需要对老年人差异化的疾病风险进行深入研究，给出更精准的风控模型。其次是需要更准确地掌握老年人的个体健康情况，再辅以对投保人的一对一健康风险预测机制，筛选出能够被保障的老年人群，在对其给予个性化的高杠杆保障方案，从而打破以年龄和病种控制赔付风险的现状，设计出针对 60 岁以上人群的高杠杆全面健康保障产品。

五　老年医疗险的诞生和保险细分品类的建立

2019 年 3 月，善诊原创发明了国内首款老年医疗险，此款产品打破了老年群体购买医疗险的年龄限制，不仅 60 岁以上可保，最高还接受 80 岁老人投保，并可续保至 100 岁。同时还实现了 100 种常见重疾基础保障 + 不限病种的保障升级，以及最高可达 400 万元的保额。此款产品还给出了更亲民的定价，极大程度地提高了保障杠杆。

产品的另一个特色是接入了业内首创的 P-PE（Post-Physical Examination）后体检风控模式，不在投保前强制体检，而是通过"后体检"激励的模式，对优选体投保人的保障范围和保额进行调整。这样既不会增加消费者购买保险的门槛，又能对符合精准风控条件的老年人给予更全面的百万级保障。

为了创造这款老年医疗险，善诊首先由大数据、医学和保险精算团队共同开发出了"Alpha 精准风控引擎"。"Alpha 精准风控引擎"是老年风险控制的实现载体。它基于善诊长期对全国的中老年人群进行健康服务的经验和医学研究成果，由医学、大数据、保险精算三个团队共同研发。这个风控引擎是善诊对分布全国的老年人群进行长期研究和随访成果的一个沉淀。"Alpha 精准风控引擎"的出现是 60 岁以上人群的高杠杆全面健康保障产品诞生的第一个前提条件。

在一款老年医疗险产品中，"Alpha 精准风控引擎"可以实现对保险公司和投保人的"双向风险管控"。

一方面，Alpha 可以帮助保险公司控制赔付风险。以个人健康数据为驱动，经过多指标关联分析、治疗费用病种分布分析，就能完成用户健康风险的可视化输出，生成用户综合评级结果，为符合精准风控条件的中老年人提供更为全面的健康保障。另一方面，Alpha 可以帮助投保人进行疾病风险管控。无论是否升级保障，投保人都可以根据疾病风险结果，对未来可能发生的健康风险进行及时干预，从根本上降低患病概率。

善诊搭建了覆盖全国的"ECO-Wellness 健康服务体系"，这一体系包含了覆盖全国 31 个省份、270 多个城市的近 2000 家公立医院与医疗服务机构。除了能为这款老年医疗险提供 P-PE 后体检服务以外，还可以在保险全过程中改善用户的健康状况，进行全周期风控，这也是健康险的未来发展方向。

这款老年医疗险的面世，不仅突破了老年全面医疗保障产品的困局，填补了老年医疗保障的市场空白，更为社会提供了构建完善社会保障体系、实现健康老龄化的解决方案。

一个完善的社会医疗保障体系应该包括国家保障、社会保障和商业健康险体系，随着社会认知、居民收入水平、社会年龄结构的改变，商业健康保险日益成为我国多层次医疗保障体系的重要组成部分。老年医疗险的

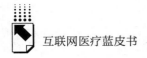

出现，填补了老年全面保障体系的空白，并通过风险保障＋疾病预防协力的方式，从源头上降低了老年人健康风险为家庭带来的破坏性影响，弥补了社会医疗保障体系的不足，也从根本上降低患病概率，释放社会医疗资源压力。

在 2019 年 3 月推出了第一款老年医疗险之后，善诊又在短期内连续对外披露了与多家保险和再保公司的战略合作计划，与行业共同在老年健康保障领域就产品开发、风控研究、用户行为分析等方面进行深入探索。之后又在 5 月宣布完成了数千万美元的 B 轮融资。除商业合作外，善诊也在同步推进多个与国内知名保险、精算、大数据等学术组织的老年健康风险研究项目，深度钻研老年健康保障领域。2019 年 8 月，善诊又相继推出了第二款和第三款老年医疗险，让老年医疗险成为健康险中一个崭新的保险细分品类。

六　产品同质化下的增量蓝海市场

从市场集中度来看，健康险是一个市场份额高度集中的市场。健康险在个险市场和团险市场上都相对集中，历年前十名公司的占比都保持在 90% 左右。市场明显由大保险公司占据绝对的份额。前三位的公司更是占据半数以上的市场。因此，健康险一直是一个强渠道的市场。

在一个产品同质化明显且以强渠道为核心的市场，中国健康险的发展仍然主要集中在渠道和产品的匹配能力上，数据、科技等所谓的创新更多只能优化业务流程和极为有限地提高风控能力。从整体市场的竞争趋势来看，健康险的竞争主要领域还是集中在疾病险，是在强渠道下的产品迭代和价格战。从重疾险市场来看，在渠道优劣势已经明确的前提下，竞争的着力点主要集中在开发自身的明星产品。

在明星产品的开发上，以细节化作为竞争的主要手段。所谓“细节化”是指保险产品在核心保障不变的前提下，通过添加赔付的疾病种类、范围或次数等方法来吸引用户。细节化的竞争不仅限于重疾险，还扩展到所有种类，但由于重疾险所占市场份额较为集中，细节化竞争更为激烈。重疾险市场的细节化竞争主要通过增加疾病种类，增加轻症、中症来扩大覆盖面，增加赔付次数、将赔付比例由固定变成递增等，但整体核心保障差别不大。

而从医疗险市场来看，细节化竞争也是其核心卖点。以百万医疗险为例，由于其同质化更为严重，其在设置卖点上对细节的依赖更为严重。作为短期医疗险，由于赔付特性非常明显，细节化竞争更为重要，比如增加质子重离子保障，或者叠加意外保障，以及增加合同到期后可报销费用的天数和设置不同保额。

但细节的拉伸或叠加对保费会产生影响，为了降低保费以吸引用户，只能在其他保障上进行削减，比如削减保障范围等。

总体上来看，健康险在中国的竞争仍然主要集中在前端渠道。由于医保的广覆盖，健康险的作用主要是基于医保之上的保障补充。公立医疗机构占据主导地位，后端的服务差距较小，导致保险产品的竞争只能集中在细节上，且高度受制于自身所能触达的渠道。

而老年医疗险的出现，可以有效地打破现在的同质化竞争格局，开拓一片崭新的蓝海市场。而且和以往的产品不同，老年医疗险不是在存量市场中同重疾险和百万医疗险争夺市场份额，而是为之前没有保障产品可选的60岁以上人群提供全新的保障选择。

2019年1月，健康险业务原保费为798亿元，较2018年同期的532.34亿元大增50%，创下增速新高。2013~2018年，健康险业务年新增保费复合增长率达到35.95%，远高于其他险种。按这个增速，2020年健康险市场将超过1万亿元。

上述数据没有统计60岁以上的人群，因为目前市场上还没有针对这部分人群的主流健康险产品，但可以肯定的是，这部分人对于健康风险防范的需求更强烈，以目前2.5亿的老龄人口为基数，老年医疗险市场至少将达5000亿元，老年医疗险也将为这5000亿元的市场带来破局的全新可能性。

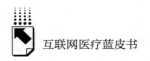

参考文献

全国老龄办：《中国人口老龄化发展趋势预测研究报告》，2016。

《2017 年中国商业健康险研究报告》，艾瑞网，http：//report. iresearch. cn/wx/report. aspx？id = 2983。

《善诊完成数千万美元 B 轮融资，打造老年健康服务闭环》，亿欧网，https：//www. iyiou. com/p/100470. html。

黄鑫：《用大数据提升城市管理效率》，《经济日报》2015 年 3 月 11 日。

《中国老龄化与健康国家评估报告》，世界卫生组织网站，https：//www. who. int/ageing/publications/china – country – assessment/zh/。

《2019 ~ 2025 年中国互联网 + 医疗行业全景调研与发展战略研究咨询报告》，中研普华，2018。

B.14
互联网慢病管理专题研究报告

智云健康*

摘　要： "互联网＋"技术的发展，使物联、大数据、云计算等现代信息技术已经浸入包括慢病管理在内的医疗卫生行业的多个环节，对医疗卫生服务模式和慢病管理模式的改变，以及医疗卫生服务能力和慢病管理水平的提高都有极大的推动。本报告以慢病服务及数据平台智云健康为例，分析如何利用场景化的慢病大数据，为医院赋能提高效率并为患者提供智能诊疗体系和移动管理服务，最终提升患者生命周期内的治疗效果和就医体验。

关键词： 慢病　互联网＋医疗健康　大数据管理

一　背景情况

（一）我国慢病的现状以及管理的需求

慢病一般意义上是慢性的非传染性疾病的简称，介于感染性疾病与急性病之间，是起病的时间较长、病因较复杂且一旦发病就会久病不愈的非传染性疾病的概括性总称，其主要包含冠心病、类风湿性关节炎、肝硬化、糖尿病、慢性肾功能衰竭及消化性溃疡等疾病。

＊　智云健康是一家基于医院接入数据的互联网慢病管理平台，合作医院数超过1500家。

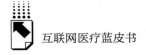

慢病患病原因较为复杂，不但取决于环境、遗传，还与卫生服务、每人的生活方式、行为习惯等因素有关。据世界卫生组织的调查数据，60%的慢病源于生活方式和行为，环境、遗传分别占17%、15%，卫生服务占8%。

近年来，人们生活的质量以及自身保健情况不断提升，平均预期寿命在不断增长，老年人数量在不断增加，我国的慢性病患者基数也随之扩大，造成的医疗负担持续增加。数据显示，我国的慢性病患者已超过3亿人，慢性病致死人数已占我国因病死亡人数的80%，导致的疾病负担已占总疾病负担的70%。

为有效地进行慢病防治，慢病管理的行业发展推动趋势已显著。那什么是慢病管理？通常我们分为三个环节：诊前、诊中及诊后。慢病一体化的病程构建、管理及干预机制，不但能控制医疗整体成本，也有利于防止患者病情恶化，最终加强对患者病情的控制。

对于慢病管理行业发展的支持方面，我国一方面加大对慢病管理的资金投入，2016年我国慢病支出约为32441.5亿元，占卫生总费用的70%左右，预计到2020年慢病支出将提升至5.5万亿元左右。

另一方面，国家出台了相关政策引导行业发展，从家庭医生签约、医疗支付方式、提高全民健康水平等角度，着力控制我国慢病患病率，提高我国人民的健康水平。2017年2月国务院办公厅印发的《中国防治慢性病中长期规划（2017—2025年）》更是提出，到2020年，慢性病防控环境显著改善，降低因慢性病导致的过早死亡率，力争30～70岁人群因心脑血管疾病、癌症、慢性呼吸系统疾病和糖尿病导致的过早死亡率较2015年降低10个百分点；到2025年，慢性病危险因素得到有效控制，实现全人群全生命周期健康管理，力争30～70岁人群因心脑血管疾病、癌症、慢性呼吸系统疾病和糖尿病导致的过早死亡率较2015年降低20个百分点。

在政府的大力支持下，我国慢病类行业管理发展强劲，且逐步呈现综合性社会干预、生理干预、心理干预等多维多模管理。未来随着技术革新、政策落地和患者认识加深，慢病管理行业发展将更加迅猛。

（二）我国行业概况之医疗信息业

提到医疗信息业不得不提的就是医疗化，即医疗服务的信息化、数字化、网络化，是一种承载于计算机科学、现代化网络通信技术及相应数据库的技术，能够为院内院外相应各部门体系之间提供病人的基础信息、管理信息，还能进行管理信息收集、处理、存储以及提取、数据交换，而且能满足被授权的用户的所有需求。2014～2019年，我国医疗信息化市场规模的年复合增速为10.1%，预计2019年市场规模将接近400亿元，其中软件与服务的年复合增速达到16.8%。我国整体医疗信息化市场相对规模较小且软件与服务占比低，但增速较快。根据Technavio的数据，全球医疗信息化市场规模2019年将达到1147.5亿美元，2014～2019年复合增速约为6.4%，软件与服务占比高达57.6%。

（三）我国医疗信息化行业增长驱动因素

2014年国家卫计委便发布了"46312"架构，确定了医疗卫生信息化的顶层设计。2015～2016年，国务院与国家卫计委密集发布了系列政策强调医疗信息化的发展方向，如《关于城市公立医院综合改革试点的指导意见》《"健康中国2030"规划纲要》《关于促进和规范健康医疗大数据应用发展的指导意见》《关于推进家庭医生签约服务的指导意见》《关于推进分级诊疗制度建设的指导意见》，将分级诊疗、家庭医生、远程医疗、医疗联合体、人口健康信息平台、健康医疗大数据等作为关键词，以居民健康档案、电子病历等个人数据为核心的多层级信息系统建设成为重点。2016年末，人社部发布《"互联网＋人社"2020行动计划》，医保相关制度进一步完善；2017年5月，国务院办公厅发布《关于进一步深化基本医疗保险支付方式改革的指导意见》，理顺了医疗支付环节未来的改革思路。在国家政策的基础上，北京市等各地方政府也开始构建详细的落地方案，在政策推动下我国医疗信息化市场规模将迎来大发展。2015～2017年，我国新增三级医院、二级医院的数量均已超500家，再加上地区内的一些大医院开始加速新院区建设，中高端的医疗卫生资源开始增加。为了提升医疗服务效率、符合政策导向，新建医院和院区、评级提升的医院等都会加大信息化建设投入。与此同时，我国信息化投入占医疗卫生机构收入的比例也呈上升趋势，但整体比例仍小于1%，且大量机构低于0.5%。根据2006年HIMSS的统计，美国拥有超过50个信息化人员的医院占比已超过31%，由此可见，我国的医疗信息化建设仍有巨大的市场空间。

二　模式情况

在互联网＋医疗政策的推动下，慢病管理产业互联网化不仅可以实现患者的三大重要诉求，即打破依从性、场景家庭化、决策精准性，还满足了患者长期持续用药、定期复查、定期监测体征数据以及经验分享和饮食调节等其他方式难以满足的需求。而且，相对于一些互联网类慢病管理的企业来说，其中之一的发展方向，就是借助于互联网医疗平台的整合资源能力，深耕慢病类人群。

因此，互联网＋慢病管理模式将逐渐兴起，并有望成为慢病管理的主流方式之一。不过，目前慢病管理网络还未建立健全，居民的健康档案也还没有较为统一的信息管理，且慢病监测的网络、全国统一的慢病防治信息平台、慢病报告的流程化管理还未完善，这些无不阻碍着互联网＋慢病管理的发展。

另外，很难单纯地靠线上来完成慢病管理，比如线上去解决用户的依从性、运动与治疗结合等无法忽略的慢病管理问题。未来慢病管理更有可能的是结合线上线下的方式呈现，利用线上做患者教育、沟通、监督及依从、服务类工作，线下作为辅助。

杭州康晟健康管理咨询有限公司（智云健康），作为中国知名的慢病服务与大数据企业，以其独创的智能硬件，强大的医学引擎，深度大数据挖掘，构建了移动医疗、数字医疗的生态系统，为慢病人群提供包括全生命周期覆盖的疾病管理、专业建议及后续的药物治疗，帮助患者回归健康生活，提供整套"医"＋"药"的解决方案和系统，提升治疗效果。

智云健康从掌上糖医 App 开始，到如今发力全慢病管理，走出了一条健康管理的康庄大道。当初之所以从糖尿病切入，进入慢病管理领域，是因为慢病治疗和康复不仅周期长，而且治疗、康复过程中产生的大量数据，对于临床治疗决策有着极大的支撑作用，糖尿病是尤其常见的具备上述特征的慢病。

而受限于国内医生资源和精力的严重不足，慢病治疗和管理这项本应该长周期跟踪的工作，大多只能止步于患者出院时刻。

对于患者来说，无法得到及时有效的病情监测和指导；对于医生来说，出院之后就丢失了大量的数据，致使临床决策、科研课题的开展都缺乏完整的病患数据。互联网＋慢病管理从患者端慢病管理到医院端慢病治疗流程管理，打通数据流。

三　应用场景

细分领域的高质量数据可以推动整个医疗行业在慢病领域的效率提高和体验提升。医疗大数据的应用非常广阔，具有极大的市场潜力。主要利用大数据进行分析和挖掘；将各层次医疗数据、信息及更有价值的依据提供给医疗行业，从而使其运营更高效，服务更精准，最终降低患者的医疗支出。

医疗大数据技术的应用，将从医疗体系搭建、机构运作、临床研发、诊断治疗、生活方式五个方面带来变革性改善。第一，医疗体系方面，利用区域化的信息、远程医疗技术、在线问诊等，进行上下医院机构的链接，达到优质化配置医疗资源、共享电子病历等，最终达到医药供给能力和效率的提升。第二，机构运作领域，通过智能商业，优化患者管理及供应链，提高药店、医院、诊所等传统医疗性机构管理效率，提升患者就医体验。第三，临床研发方面，通过影响识别、基因测序等技术，挖掘更多维数据，缩短了临床验证的周期，提升了研发新药的效率。第四，诊断治疗方面，通过机器学习、认知计算等技术，实现辅助提升、精准治疗的效率，从而提高了医疗服务的质量。第五，生活方式方面，将人工智能、远程医疗、在线问诊、可穿戴设备等技术相配合，提供给用户疾病预测、健康管理等服务。

目前健康医疗大数据中心第二批国家试点已启动，数据集中后的应用市场空间广阔。2016年10月，福建省、江苏省及福州、厦门、南京、常州成为第一批试点省市，目前四个城市数据中心的建设已初具规模，并形成了各自特色的产业方向。2017年12月，山东、安徽、贵州成为第二批试点省份。可以预见，我国医疗信息化长期的着眼点，医疗大数据举足轻重。能够获取、拥有医疗大数据以及有分析能力的公司将在行业竞争中获得竞争优势。

针对以上情形，智云健康推出了面向患者的掌上糖医App，以及面向医生的智云医生App，实现出院之后数据和病情的医患实时交互与记录。

由于需要慢病管理的精准客户群大多集中在医院，尤其是头部医院，智云健康对准医院推广App时发现慢病治疗过程中，科室也急需一套慢病诊疗流程管理系统。不久之后，智云健康上线了针对院内诊疗流程的SaaS平台智云医汇，意在解决内分泌科工作过程中繁复的数据监测、用药记录、医护交互等问题，降低医院工作中的出错率，提升工作效率。

2C的App和2B的SaaS平台，打通了院内外数据和整个就医、出院数据，实现了数据全流程沉淀和管理。不过，有着生态体系理念的智云健康并没有止步于此。随着政策对互联网医疗的放开态势显现，智云健康看到了进一步发展的契机，即从医疗健康管理的协作者，转变为医疗服务的提供者。2016年下半年，智云健康拿到了互联网医院资质，并补全电商资质，打通了治疗用药数据流。构建慢病管理生态体系，形成闭环数据流。至此，智云健康的慢病管理生态体系初见端倪。从病种来看，实现了从糖尿病单点到慢病管理全面的延伸；从慢病管理流程来看，打通了治疗、康复、用药各个环节；从数据流通来看，打造了院内、院外数据的闭环流通。从大的布局来看，互联网医院是一种医疗服务能力的赋能，使整个生态体系的构建变得合理合规，顺理成章。

四 国内外发展现状

我们从慢病的患病率来看，目前已经占我国总人口比重的 24.5%，其基数之庞大，足以阐述慢病管理行业巨大的市场潜力，并且随着移动互联网的不断成熟，慢病管理互联网化必是未来趋势之一。由于中国目前互联网慢病企业盈利模式的形态，慢病管理仍旧集中在线上交易、咨询、会员等初级探索阶段。这与行业处于发展初期，商业模式等仍在探索、慢病管理支付的主要方不明确、患者仍然需要教育、有力推动力的缺失有直接关系。随着用户数量的积累、用户的逐步成熟，未来，数据售卖、会员服务费、慢病管理方案、数据服务等模式，或将成为行业的盈利模式和发展方向。

医疗大数据的应用非常广阔，具有极大的市场潜力。通过链接各层次医疗数据、信息，用互联网、大数据技术进行分析和挖掘，提供给医疗服务更有价值的依据，促使行业运营更高效，服务更精准，最终降低患者的医疗支出。

医疗大数据技术的应用，将从医疗体系搭建、机构运作、临床研发、诊断治疗、生活方式五个方面带来变革性改善。

其一，医疗体系方面，构建信息的区域化、远程医疗、在线问诊等技术，进行上下级医院机构的链接，实现优质化配置医疗资源，共享电子病历等，以提高医药供给能力和效率。

其二，机构运作领域，依托智能商业，优化患者管理、供应链，提高药店、诊所、医院等医疗传统机构的管理效率，提升患者就医体验。

其三，临床研发方面，依托影响识别、基因测序等技术，挖掘多维数据，提高新药的研发率，缩短临床验证周期。

其四，诊断治疗方面，依托机器学习、认知计算技术等，辅助提高医生的诊疗效率，实现精准化治疗，提升医疗的服务质量。

其五，生活方式方面，依托人工智能、可穿戴设备、远程医疗、在线问诊等的技术支持与相互配合，为用户提供疾病预测、健康管理等服务。

目前健康医疗大数据中心第二批国家试点已启动，数据集中后的应用市场空间广阔。2016 年 10 月，福建省、江苏省及福州、厦门、南京、常州成为第一批试点省市，目前四个城市数据中心的建设已初具规模，并形成了各自特色的产业方向。2017 年 12 月，山东、安徽、贵州成为第二批试点省份。可以预见，在我国医疗信息化的路上，医疗大数据将成为长远着眼点，这意味着，能对医疗大数据拥有获取、分析能力的公司将在行业竞争中获得竞争优势。

五　总结与展望

近年来，"互联网 +" 技术的发展，使物联、大数据、云计算等现代信息技术已经浸入包括慢病管理在内的医疗卫生行业的多个环节，对医疗卫生服务模式和慢病管理模式改变，以及医疗卫生服务能力和慢病管理水平提高都有极大的推动作用。

党中央、国务院也一直高度重视"互联网 + 医疗健康"工作。2016 年发布的《"健康中国 2030"规划纲要》提出，2030 年将全面建成统一权威、互联互通的人口健康信息平台，规范和推动"互联网 + 健康医疗"服务，创新互联网健康医疗服务模式，持续推进覆盖全生命周期的预防、治疗、康复和自主健康管理一体化的国民健康信息服务。2018 年则进一步完善互联网 + 医疗健康的顶层设计——3 月 5 日，李克强总理在 2018 年政府工作报告中明确提出要实施大数据发展行动，加强新一代人工智能研发应用，在医疗、养老等多领域推进"互联网 +"进程。2018 年 4 月 12 日，李克强总理主持召开国务院常务会议，审议并原则上通过了《关于促进"互联网 + 医疗健康"发展的意见》，要求加快发展"互联网 + 医疗健康"，让患者少跑腿、更便利，让更多群众能分享优质医疗服务。2018 年 4 月 28 日，国务院办公厅正式发布《关于促进"互联网 + 医疗健康"发展的意见》，对"互联网 + 医疗健康"的发展进行系统规划。其中，在慢病方面更是明确：以高血压、糖尿病等慢病为重点，加强老年慢性病在线服务管理，并开展基于人工智能技术、医疗健康智能设备的移动医疗示范，实现个人健康实时监测与评估、疾病预警、慢病筛查、主动干预。在国家一系列政策的大力支持下，物联网、大数据等"互联网+"新技术，必然在医疗健康领域，尤其是在慢病管理领域迎来更快的发展。如何运用物联网技术更智能、更高效地管理慢病，提高慢病患者的依从性，改变患者的防病保健意识，提高慢病的治疗达标率……这些都是值得我们深思和探讨的问题。随着5G、信息化以及物联网的高速发展，对于认知计算、生物信息学、深度学习、区块链等全面建设，医院的信息化、医疗数据的爆发性增长，在大数据人工智能分析在医疗信息化行业的应用奠定了规模基础。虽然我国健康医疗大数据起步较晚，但随着国内医疗健康科技企业在产业链上的发力，加上政府、市场、资本的加码，使得医疗大数据市场不断朝利好方向推进。2016年，国务院办公厅发布《关于促进和规范健康医疗大数据应用发展的指导意见》，从政策层面为中国健康医疗大数据规划出蓝图和路线图，推动了产业市场的快速发展。从国家卫健委提供的数据来看，在过去几年，医疗大数据应用市场规模从2014年的6.06亿元、2015年的8.44亿元、2016年的13.67亿元猛增到2017年的41.15亿元。

B.15
北大资源颐康小站社区互联网
医疗解决方案

张中辉　陈　阳　陈立奇*

摘　要： 围绕解决社区居民的看病难和看病贵问题、政府的重点人群健康管理和区域医疗资源不均衡问题、社区医疗的设备设施差和诊断水平不高等问题，北大资源大健康战略研究院提出了一站式、全流程的O2O（线上线下相结合）社区智慧医疗和健康服务解决方案。依托北大雄厚的医疗及教育资源，将优质的医护和技术资源下沉到社区，并从社区医疗和健康管理、家庭医生签约、社区卫生服务智慧化三个维度形成不同的社区居民健康服务产品，全力打造智慧医疗社区，让优质医疗资源触手可及，实现医患关系零距离，增强社区居民的获得感和幸福感。该方案对社区互联网医疗实践具有一定的借鉴和参考意义。

关键词： 社区互联网医疗　智慧医疗　医患服务零距离

当前，我国医疗健康领域面临着人口老龄化、慢性疾病高发、医疗资源不均衡、医疗消费需求提高等诸多挑战。随着人工智能、大数据、互联网技

---

* 张中辉，博士，北大资源大健康战略研究院项目研发部总监，研究方向为社区医疗的管理与运营；陈阳，博士，北大资源大健康战略研究院项目研发部总经理，研究方向为社区医疗的项目研发；陈立奇，教授，北大资源大健康战略研究院院长，研究方向为健康医疗产业发展战略研究。

术在医疗领域的应用，医疗健康服务开始从医院向互联网终端延伸和渗透，医疗技术和信息技术的融合提高了医疗、医药和健康资源的配置效率，形成了基于泛在网络的互联网医疗健康生态系统，给社区诊所等基层医疗机构发展带来了创新突破的战略机遇。

一 北大资源布局社区健康管理服务产品的四大驱动因素

（一）国家密集出台相关政策支持诊所发展

国家密集出台分级诊疗、促进诊所发展等政策支持诊所行业发展。针对我国看病难、看病贵、就医体验性差等医疗行业主要痛点，国家陆续出台了《国务院关于实施健康中国行动的意见》《关于推进分级诊疗制度建设的指导意见》《关于开展促进诊所发展试点的意见》《国务院办公厅关于促进"互联网＋医疗健康"发展的意见》等政策支持社区诊所领域发展。可以治疗80％常见病和多发病的全科医生负责基层首诊是有效分级诊疗的重要基础。社区诊所从承担疾病治疗向承担疾病治疗、疾病预防、健康管理等多元功能转变，医疗资源下沉社区诊所，成为医疗行业的新风口。

（二）房地产企业加速布局线下诊所项目

互联网医疗机构、房地产企业、上市公司加速实施线下社区诊所布局，2017年有30多家地产公司进入医疗领域，"地产＋医疗"投入达3000亿元。消费升级背景下医疗环境成为排在教育之后的第二大房产购置影响因素，而线上轻问诊业务模式中用户的黏度和信任度均不理想，医疗行业的特殊性决定了社区医疗服务必须线上线下相结合。房地产住宅作为社区线下诊所的重要载体和服务体，截至2018年底，北大资源集团已交付住宅项目面积约769万平方米（含车库、商业），在建面积为670万平方米，住宅项目

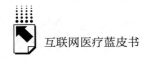

覆盖了23个城市约51个项目，已经拥有较大规模的社区居民流量入口，同时在布局社区诊所方面具有产业空间载体资源优势。

（三）颐康小站是落实公司战略2.0的战略选择

北大资源的战略2.0的发展愿景是"产业连接美好生活"，聚焦"科创产业服务商"企业定位，围绕宜业、宜居、宜享的产品愿景，深耕产品力，打通产业全链条，从产城融合和人城共生的高度升级城市品质。在社区互联网医疗领域，北大资源集团联合北大医学部医养结合养老产业研究中心等科研机构，以大健康战略研究院为智库平台，以北大资源颐康小站为社区健康管理的服务载体，整合政府、医院、医生、患者、药企、保险等要素资源，打造一站式、全流程的O2O（线上线下相结合）社区智慧医疗和健康服务平台，实现北大医疗服务网络体系向社区维度的延伸，依托社区互联网医疗实现医患关系零距离，有效解决社区老百姓看病难、看病贵的社会问题。

（四）履行国企责任，着力解决政府、行业、民生问题

从行业发展看，目前互联网医疗的行业参与者主要有互联网医院、医生助手、健康保健、诊疗咨询、医药物流、生态平台等类型。但在线上线下相结合的医疗服务闭环打造、医＋药＋险产业链横向拓展和跨区域拓展、医疗健康全产业链资源整合等方面还存在资源配置效率低、获客成本高、医药险缺乏协同等问题。

从政府管理看，存在重点人群健康管理、区域医疗资源不均衡、医疗数据缺乏共享机制等问题。从社会民生看，仍然存在看病难、看病贵、就医体验差、缺乏专业的健康管理等问题。从社区医疗维度看，医疗设备设施差、医疗人才资源匮乏、病症诊断水平不高等问题制约其发展。北大资源作为国有企业，积极履行社会责任，通过在全国部署颐康小站社区健康管理服务产品为上述问题提供解决方案，通过互联网医疗对接优质医疗资源、提升社区医生业务能力、增强社区居民的信任度、认可度和获得感。

二 北大资源颐康小站的总体框架体系

（一）颐康小站的价值主张及定位

北大资源颐康小站以"医患关系零距离"为价值主张，让优质医疗资源触手可及。让社区居民感受到有温度、有情感、定制化的医疗健康管理服务。颐康小站的定位是打造社区新医疗健康连锁服务平台。依托北京大学医疗资源，北大资源颐康小站做好社区医疗和健康管理、家庭医生签约、社区卫生服务智慧化三件事，形成具有北大特色的社区医疗和健康服务新标准、新应用、新示范、新体验。

（二）颐康小站框架体系

1. 颐康小站业务框架体系

颐康小站构建线上线下相结合的社区智慧医疗服务体系（见图1）。颐康小站旨在打造一站式、全流程的O2O（线上线下相结合）社区智慧医疗和健康服务平台，依托线下颐康小站开展的社区医疗服务，构建集健康大数据系统、人工智能医疗终端、医用可穿戴设备、互联网远程医疗系统、线上互联网产品于一体的社区智慧医疗体系闭环，将社区诊所服务打包成不同的社区居民健康服务产品，来满足不同社区居民个体的健康需求。

2. 构建闭环服务体系

线上线下相结合围绕三大业务开展新型社区医疗健康卫生服务（见图2）。

通过首诊环节在颐康小站，复诊环节利用互联网医疗技术为社区患者提供线上和线下相结合的远程诊疗闭环服务。通过颐康小站集聚医院、医生和医疗信息化资源，通过颐康小站线下实体提供健康场景化体验，加强社区客群的服务黏性，形成线上健康服务产品的重要营销工具和流量入口。与此同时，通过线上服务产品收集社区居民健康数据，为医生进行线下诊疗提供数据支撑。从而形成线上线下相结合的社区智慧医疗服务闭环，在做好社区基层医疗服务的同时，在疾病筛查与预防等健康管理和偏消费级的医疗方面为

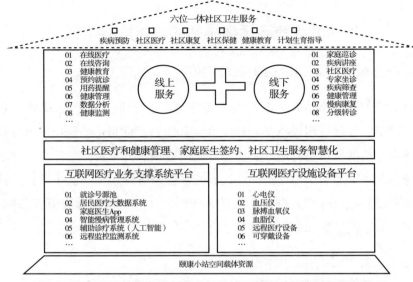

图 1　颐康小站线上线下相结合的社区智慧医疗体系服务框架体系

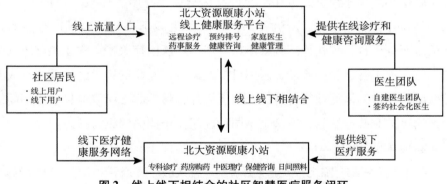

图 2　线上线下相结合的社区智慧医疗服务闭环

社区居民提供一站式、高质量的智慧医疗社区服务，促进医患关系零距离。

3. 打造社区医疗新生态

过去，由于缺乏信任度等问题，传统社区医疗服务无法有效实现社区居民医疗需求和医生之间的有效对接。北大资源颐康小站可以通过整合医院、医生、患者、药企、保险、医疗设备提供商、互联网医疗机构、健康管理公司等社区医疗相关的产业链成员共建开放、合作、共赢的互联网医疗生态系统，为患者提供健康可持续的线上线下相结合的健康医疗服务（见图3）。通过和合作伙伴的战略合作联合推进北大资源颐康小站品牌在全国的落地，通过对接头部医疗专家资源提升社区居民对社区智慧诊所医疗水平的信任度，让社区居民方便快捷地在家门口享受到更好的康复护理服务和医疗保障。

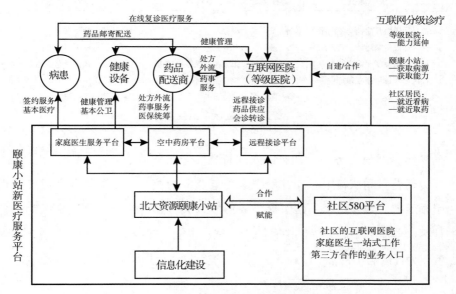

图3 北大资源颐康小站社区医疗服务体系

4. 形成北大特色的社区医疗新模式

（1）特色模式1（基本医疗＋非公立医疗的融合）

针对周边配套成熟的社区，北大资源颐康小站采取"基本医疗＋非公立医疗"模式，例如在天津阅城颐康小站项目中就采取这种模式，提供有别于公立卫生服务机构的差异化的消费性特色医疗服务，提供专属家庭医生服务、社群人群健康指导、常见病康复治疗、健康社群活动等服务。针对周边缺乏公立医疗卫生机构的新建社区，北大资源颐康小站采取以"基本医疗为主，特色服务为辅"的模式，北大资源集团在玉溪颐康小站项目中就采取这种模式。

（2）特色模式2（基础服务项目＋增值服务补充）

颐康小站在提供家庭医生服务、社区医疗和健康管理、社区卫生服务智

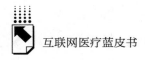
慧化等服务的同时,通过运营日间照料中心和开展居家养老业务,提供社区嵌入式智慧养老服务(见图4)。

●颐康小站基础服务项目

家庭医生服务	社区医疗和健康管理	社区卫生服务智慧化
➤ 社区居民医疗建档与签约服务 ➤ 社区居民慢病随访及管理服务 ➤ 社区康复及老弱病患照护业务 ➤ 社区居民诊后康复跟踪业务	➤ 基本医疗服务 ➤ 慢病药品服务 ➤ 门诊转诊服务(就医绿色通道) ➤ 身体基本检查服务 ➤ 医疗保险保障服务	➤ 社区医疗信息化 ➤ 社区远程医疗服务 ➤ 社区居民健康电子档案管理 ➤ 家庭医生App ➤ 医药电子商务

图4　智慧医疗社区产业生态体系

●康养增值服务——社区嵌入式智慧养老服务

以运营日间照料中心和开展居家养老业务为核心,以智慧养老设施建设为引领示范,融合颐康小站医疗服务形成以医养融合为基础、以中医为特色的社区康养服务中心,提供中医健康管理、失能失智照护、乐活养生养老三大服务,为社区居民带来一站式、多层级、连续性、全周期的定制化康养服务。

5. 为社区居民提供智慧医疗社区生活方式体验

智慧医疗社区生活方式体验见图5。

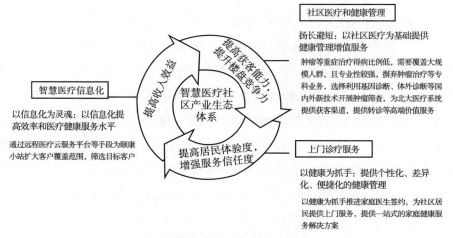

图5　智慧医疗社区生活方式体验

三 颐康小站为社区提供智慧医疗解决方案

（一）依托医疗信息化建设推进社区卫生服务智慧化

通过信息技术建设为颐康小站赋能，完成政府、医院、颐康小站信息系统的对接，实现颐康小站与等级医院之间的信息互通和业务协同，形成完善的颐康小站医疗信息化解决方案，消除信息孤岛和医疗设备孤岛，提升颐康小站的管理效率、运营效率和沟通效率。

构建基于泛在网络的互联网分级诊疗平台。通过互联网分级诊疗平台可以实现颐康小站和医院之间的精准双向转诊服务，颐康小站可以为签约家庭医生服务的社区居民提供大医院的转诊就医号源预约，提供优先缴费、优先检查、优先就诊等绿色通道，通过精准转诊服务增加社区居民在社区医疗机构就医的黏性，改善社区居民的就医体验。基于等级医院的远程心电诊断和远程医学影像诊断信息系统，对接等级医院的医生资源，提高社区居民疾病诊断的准确性，使社区居民可以随时随地地通过泛在网络获得互联网医疗服务。

构建社区医疗大数据和人工智能分析平台。利用大数据、人工智能等技术实现社区居民健康数据的筛选和分析，按照居民健康状况和医疗健康消费偏好进行社区居民的个性化画像，通过互联网医疗多层次、定制化、多样化的医疗健康服务为不同的社区居民个体提供差异化、个性化的智慧医疗健康服务解决方案。平台通过对区域内疾病谱和重点疾病进行大数据分析，有针对性地通过运用远程会诊等技术手段提升社区医疗机构家庭医生的医疗服务水平，增强社区居民对社区医疗机构的信任度和认知度，带动社区整体医疗水平的提升。

构建和完善社区医疗全过程信息化管理平台。互联网医疗信息系统可以改善提高就医全链条的效率问题，通过信息化系统建设实现线上预约、咨询、挂号、检查、诊疗、支付、取药、康复等医疗全流程的标准化和智能化，依托全过程信息化管理平台满足日常医护服务的便捷性。摒弃传统医疗服务流程中患者的被动等待模式，通过信息化系统改造和简化就诊流程，解决医疗流程和社区居民就医等待时间脱节问题，消除社区医生和患者的信息不对称，实现社区居民和等级医院医疗资源的精准对接，同时解决基础医疗服务"三长一短"（挂号时间长、排队时间长、取药时间长、就诊时间短）问题，为患者创造良好的就医环境和就医体验，满足不同人群的个性化医疗需求。

构建以患者为中心的社区移动医疗服务技术平台。通过社区移动医疗服务技术平台实现社区居民紧急呼救与医疗急救信息支撑功能，社区居民可通过家中的 SOS 按钮、可穿戴设备、手机等向社区医疗机构发起急救呼叫，社区医生在 120 急救车辆到来之前对社区居民进行医疗急救响应。颐康小站医生可以利用血压计、血糖仪、电子体温计、心电图仪、血氧仪、综合监护仪、SOS 腕带等移动便携设备和可穿戴设备对社区居民进行远程健康监护与健康干预，对体征指标异常者提供健康预警、健康指导、健康急救等服务。

（二）依托社区医疗和健康管理提供高端医疗的公平体验

依托社区医疗机构建立知名医院的远程医疗试点窗口。通过互联网医疗技术与知名医院联合开展远程会诊、远程病理诊断、远程心电诊断、远程影像诊断、远程医疗监护、远程手术指导（观摩示教）、双向转诊、远程预约、电子病历信息共享等远程医疗服务，依托知名医院对远程医疗服务进行试点示范。以社区医疗服务为依托，对筛选出的疑难杂症患者或者对知名医院医疗有需求的患者，提供知名医院的远程医疗服务。

通过"治未病"的中医特色医疗服务为居民健康保驾护航。颐康小站以引入知名中医医生为基础，与知名特色专科中医专家定期坐诊和举办健康讲座的方式相结合，为社区居民提供健康管理、慢病康复、专业护理和医疗保障等专业的中医医疗服务、特色专科诊疗服务和健康咨询服务。针对心脑血管、痛风、湿疹、脂肪肝、高血压、腰椎病、颈椎病、糖尿病等慢性非传染疾病，通过中医、针灸、拔罐、理疗、推拿为社区居民提供整体性、持续性的中医特色医疗服务。

整合医疗和药事服务提高社区居民就医便捷性。以颐康小站药房或北大资源园区内药企为药品服务的载体，由颐康小站提供医疗服务支持，在线药房为服务平台，实现社区内居民的在线门诊、在线处方、药品配送等药事服务，促进颐康小站电子处方流转和应用。当前药店＋诊所合作模式已经成为社区诊所领域的重要发展方向之一。社区医疗机构相对于药店而言，具有较好的医生资源，可以让药事服务更加专业化和学术化。社区互联网医疗通过整合医药电子商务和医疗服务需求，既可以将社区医疗机构中需要购买超出基本医保目录药品的居民推荐到药店，又可以将药店顾客中需要诊疗和注射的顾客推荐到社区医疗机构，实现机构双方的导流。

让社区居民享受社区智慧医疗生活方式。利用 AI、大数据技术开展线上辅助诊疗和智能慢病管理系统服务，提高社区卫生服务的诊疗质量和诊疗效率，针对不同类型的慢病患者提供个性化、精准化的中西医结合慢病一体化管理服务。为社区居民提供健康管理自助体验，在社区部署智能互联网医疗设备，社区居民通过身份证、微信等进行身份识别后，可以自己通过健康管理一体机等检测设备进行血压、心率、中医体制辨识等基础健康数据的采集，自动生成社区居民的健康档案上传到服务器，健康管理一体机可以形成健康报告供客户打印及查看，使社区居民通过亲身体验来感受和开展自我健康管理。

引入保险机构实现"医、药、险"全流程配置。完整的社区医疗活动包括医疗、药品、保险支付环节，针对非公社区医疗机构而言，医保支付缺失或仅覆盖基础医疗费用导致病人的就诊消费意愿不高，和商业保险公司合作，对加入商业保险的社区居民方便及时地进行医药费的及时赔付，可以大大提高社区居民在颐康小站的就诊意愿。颐康小站通过提供健康讲座、义诊、优惠券等方式和保险公司针对具体商业保险产品展开合作，并通过颐康小站的医疗增值服务，留住高价值社区保险客户。引入商业保险业务之后，由保险公司建立标准的业务流程，确保社区居民每一笔理赔从发生到结案系统完整记录和追踪，使居民及时得到赔付。

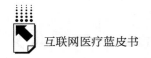
（三）依托家庭医生签约实现从"疾病治疗"向"健康管理"的转变

构建好社区维度的家庭医生签约信息化支撑平台。基于"互联网＋"信息化手段，做好家庭医生签约服务，开展上门医疗服务，开展家庭病床业务。使社区医生可以随时随地获得社区居民的健康档案记录，帮助医生快速及时了解社区居民病史、用药、病情等情况，为社区临床和居家健康护理提供参考，让社区居民有获得感。例如围绕家庭医生签约的信息化需求，在医生业务需求端要实现随访提醒、签约管理、异常干预、医患互动、转诊服务等功能，通过签约管理可以随时调取签约居民健康档案信息，随访提醒功能及时提醒医生需要随访的社区居民。异常干预功能可以查看社区居民的健康档案、历史随访信息、用药记录和异常数据信息等。

通过社区慢病管理俱乐部实现闭环服务。通过社区互联网医疗平台的社区社交圈纽带建立线上线下相结合的慢病管理会员俱乐部，定期开展社区慢病预防及治疗线上和线下专家讲座，增强社区居民到社区医疗机构就医的黏性。颐康小站针对慢病患者提供上门诊疗服务。颐康小站针对慢病患者（高血压、高血脂、糖尿病等）提供定期上门会诊、用药咨询及药品配送到家服务；针对颐康小站家庭医生签约客户家庭制订健康管理计划，按时或及时解决家庭医生签约客户出现的健康问题，培养有助于身体健康的生活习惯和行为方式。

（四）以医养结合为特色开展社区嵌入式智慧养老服务

通过线上线下（O2O）相结合，汇集医康养 App、网站、智能呼叫中心、移动医疗和可穿戴设备提供商等合作伙伴形成社区智慧医康养 O2O 综合解决方案（见图6）。以运营日间照料中心和开展居家养老业务为核心，以智慧养老设施建设和社区互联网医疗为引领示范，融合社区医疗服务形成以医养融合为基础、以中医为特色的社区康养服务中心，提供中医健康管理、失能失智照护、乐活养生养老三大服务，为社区居民带来一站式、多层级、连续性、全周期的定制化康养服务。通过社区互联网医疗平台对社区老年人按照健康状态、自理能力、认知状态评估进行护理分级，为独居健康老人、半失能失智、失能失智等不同护理等级的老人提供上门式生活照料、医疗康复和失能护理服务，将养老服务延伸到社区老人家中。

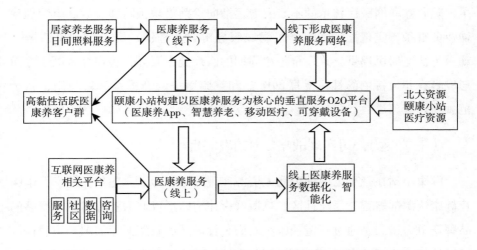

图6　颐康小站社区智慧医康养 O2O 综合解决方案

四　颐康小站推行的重要意义

（一）围绕解决民生问题增强社区居民获得感

当前，我国疾病谱发生显著转变，基层医疗面对的慢性非传染性疾病成为健康的主要威胁，颐康小站以解决好社区居民、政府和社区医生需求为出发点，以智慧医联体建设、远程医疗和家庭医生签约为依托，不断提升医疗健康服务能力，促进优质医疗资源在社区的配置和共享，实现"基层首诊、双向转诊、急慢分治、上下联动"的分级诊疗目标，有效解决看病难、看病贵的问题，通过互联网医疗让优质医疗资源触手可及，实现医患关系零距

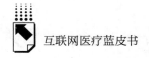

离，为居民提供有别于传统医疗方式的智慧医疗社区生活方式体验，增强社区居民的获得感和幸福感。

（二）形成具有北大特色的社区医疗健康新示范

颐康小站以全科诊疗为依托，诊中治疗以常见病、多发病、慢性病为主，随着互联网医疗技术的不断发展逐渐向诊前疾病预防和诊后健康管理延伸业务链条，实现社区医疗健康领域服务链、业务链、资金链和价值链互动，为社区居民提供全人、全生命周期的医疗健康服务，将在社区医疗方面形成具有北大特色的社区互联网医疗和健康服务的新标准、新应用、新示范、新体验。

（三）助力公司实现战略2.0的发展目标

颐康小站在三个维度助力北大资源实现战略目标。一是依托北京大学医疗健康资源部署智慧医疗社区，打造健康住宅，形成北大资源房地产产品的品牌竞争力；二是通过打造颐康小站满足社区居民新型医疗需求，培养社区居民的健康生活方式，形成 C 端号召力；三是与北大资源大健康产业园、肿瘤医学协同创新中心等大健康载体进行业务互动，将北大医康养服务网络延伸到社区，打通北大资源集团医疗、医药、医信服务向外输出的获客渠道。

互联网中医篇

Internet Traditional Chinese Medicine Reports

B.16
"互联网+智能制造"的中药大健康产业研判与建议研究

曾敬其 燕泽程 王逸飞 乔延江 吴志生*

摘　要： 本报告围绕目前我国中药制造原料来源复杂、过程工艺粗放，产品物质不明确等痛点，分析借鉴日本汉方制剂品质管理经验，研判"互联网+智能制造"的中药发展现状与问题，并以中药配方颗粒为例介绍了中药智能制造案例。针对中药制造原料波动性显著、过程数字化程度低、工艺技术落后、装备—工艺适应性差和质量标准国际影响力不足等问题，指出了中药"互联网+智能制造"发展的三个关键需求，给出了以政策建议为导向的中药大健康产业发展举

* 曾敬其，福建中医药大学；燕泽程，中国仪器仪表学会教授级高工，主要研究方向为仪器科学；王逸飞，北京中医药大学房山医院，主要研究方向为中药学；乔延江，北京中医药大学教授、博士生导师，主要研究方向为中药信息学；吴志生，北京中医药大学教授、博士生导师，主要研究方向为中药质量控制。

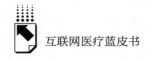

措，作为中药大健康产业提质增效、转型升级的参考依据。

关键词： 互联网+ 智能制造 大健康 中药制造

"互联网+智能制造"是第四次工业革命的核心内容。纵观前三次工业革命，每一次工业革命都是现代西方医学体系发展的爆发式境界跃迁，经过200多年的发展，西医逐渐成为现代医学的主体。中医药是我国最具原始创新的科技资源之一，但由于中医药自身特点与历史原因，中医药在前三次工业革命中现代化发展进程缓慢。目前我国中医药产业面临劳动力成本上升、原材料价格大幅上涨和节能减排等多重挑战，迫切需要围绕第四次工业革命的战略契机，创新发展中医药"互联网+智能制造"技术，实现中医药产业结构的智能升级，提高国际竞争优势。

此外，在工业革命使人们物质生活极大丰富的同时，人们的健康意识不断增加，催生了全球需求巨大的大健康产业。中医药疗效独特，毒副作用小，具有西药无法替代的综合优势，在大健康产业拥有巨大潜力。因此，发展"互联网+智能制造"的中药大健康产业是我国中医药产业转型升级的内在需求，也是我国制药强国战略的重要内容。

一 "互联网+智能制造"的中药大健康产业发展机遇与挑战

人类健康被世界卫生组织（WHO）认为是21世纪医学研究的重要挑战，现代医学也逐渐将主要研究对象由人类疾病向人类健康转变，这与中医药数千年来治未病的医疗观点不谋而合。全球大健康产业需求激增，中药大健康产业涉及中药农业、中药工业和中药服务业等多个领域，其核心为以中药大健康产品为主体的健康服务供给。大量实践经验表明，基于中医整体理论指导的中药大健康产品在养生和降低疾病发生风险方面具有诸多优势。然而，现阶段我国中药大健康产业的发展仍面临着中药制造原料来源复杂、过程工艺粗放、物质基础不明确等重大挑战。此外，近年来由于药材品种误用、炮制和配伍不当等原因，中药群体不良反应事件频发，中药大健康产品的安全性和有效性广受关注，我国新版 GMP（2010 年修订）对中药质量的控制要求日趋严格，中药大健康产业的创新与变革势在必行。

（一）中药大健康产业发展机遇

中药大健康产业是我国中医药"防、治、养"治疗模式的产业体现，是一种以民生健康服务为导向的新业态，围绕国家"健康中国2030"战略契机，中药大健康产业的市场规模不断扩大。高质量产品是中药大健康产业持续发展的根本立足点，搭乘第四次工业革命的快车，"互联网＋智能制造"为中药大健康产业的提质增效提供了新的发展模式。"一带一路"政策有力提升了中国制造的国际声誉，推动了中医药的振兴和国际贸易的发展，同时也促进了中药大健康产业的国际化。

为加快中医药这一民族产业的发展，在几代中医药人的共同努力下，中医药相关的法律法规体系也得到了完善。《中华人民共和国中医药法》作为我国第一部中医药专项法规，是中医药发展与振兴的重要法律支持，也为中药大健康产业的合理合规发展奠定了法律基础。《中药材保护和发展规划（2015—2020 年）》、《中医药健康服务发展规划（2015—2020 年）》和《中医药发展战略规划纲要（2016—2030 年）》等文件为中药大健康产业的长期发展提供了政策保障。

（二）中药制造原料来源复杂

中药材是中药制造的原料，大部分中药材的前端被定位为农副产品，可通过人工栽培和野外收集生产，中药材的流通逐渐形成了以中药材市场为核心的个体经营模式。1996 年，为加强我国中药材市场管理，国家中医药管理局对全国中药材市场进行整顿，并设立了 17 个中药材专业市场。经过 20 多年的发展，以安徽亳州、河北安国、河南禹州、江西樟树为首的中药材专业

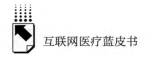
市场汇集了全国各产区中药材，成为中药制造产业链条的重要环节。然而，由于中药材市场门槛低，人员素质参差不齐，市场管理与国家监管主体不明确等原因，中药材市场上的药材来源错综复杂。

近年来，随着中药栽培基地规模增加和产地市场交易中心功能不断提升，产地采办成为制药企业和经销商收购药材的主要手段，中药材专业市场的市场份额急速下滑。国内知名制药企业如同仁堂、康仁堂等大多针对自身优势产品建立了"GAP生产基地"，产地采办和构建生产基地已成为大型制药企业中药材的主要来源。然而，我国中药材种类丰富且栽培技术基础研究相对较弱，"GAP生产基地"的规模与数量相对较小，中小型制药企业的中药材来源仍以中药材市场为主。

（三）中药制造过程工艺粗放

中药制造工艺粗放一直是我国中药产业发展的痛点与难点。在2018年7月举办的"智造中药高峰论坛"上，中国工程院张伯礼院士指出："我国中药现代化战略实施20多年来，中药工业总产值从不到300亿元增长到9000余亿元，中药产业规模达2.5万亿元。但我国中医药现代化还处于初级阶段，中药产业普遍存在生产工艺粗放、科技基础薄弱、质控水平低等问题。大部分中药生产线还仅实现了机械化或自动化生产，处于工业2.0水平，真正达到工业3.0或4.0水平的数字化、智能化生产线还很少。"其根本原因在于中药原料物理和化学属性的复杂性严重制约了中药制造自动化的发展，同时中药制造工艺涉及提取、浓缩、醇化、干燥、灭菌等过程，具有工艺复杂、装备种类繁多、高温、高压等特性，对制造工艺和装备技术水平有较高的要求。此外，由于药品原研时代在医药知识、工艺技术、制药装备以及药品监管政策等诸多方面的历史局限，大部分中成药品种的制造过程存在粗放、缺控、零乱、低效、高耗等问题。

（四）中药制造产品物质基础不明确

中药多组分、多靶点、多途径起效的特点决定了中药在临床上的治疗优势，然而由于中药成分、作用机制、制作工艺的复杂性及其研究思路和方法等多种因素的局限，中药制造产品的物质基础研究进展缓慢，中药质量控制指标难以准确反映中药产品的安全性和有效性。针对上述问题，中国工程院刘昌孝院士团队提出了中药质量标志物（Q-marker）的概念，基于中药生物属性、配伍理论和制造过程等多学科知识，明确了质量标志物的筛选条件，提升了中药物质基础研究水平及其系统性。北京中医药大学乔延江教授团队采用分子模拟方法，构建了"功效—药理—质量标示物"数据库及定量代谢网络，基于中药关键质量属性及其对疾病相关分子网络的调控作用机制，开发了化学标志物与生物标志物相结合的中药制造产品质量评价方法。中国中医科学院陈士林教授、刘安教授团队将饮片外形和现有已知有效成分含量的高低有机结合，提出了针对中药饮片的质量常数评价方法，制定了等级评价思路，规范了中药饮片等级的划分，进一步促进了中药饮片市场和中药制造原料控制的规范化。目前，我国中药制造产品质量控制研究水平虽然有了长足的进步，但仍不能有效解决从药材到产品全过程质量控制中物质基础传递的共性问题。

二 "互联网 + 智能制造"的中药大健康产业发展国际经验分析与借鉴

中药大健康产业发展的核心问题是高质量的中药产品。日本汉方制剂源于我国中医药，在长期的历史发展过程中，汉方制剂逐渐形成了具有日本特色的产品剂型、包装和质量控制体系，在解决中药等量性和等效性问题上具有独特的优势。同时，日本面对国内制造业发展规模的束缚，致力于加强工厂和工厂、设备和设备互联的信息化制造技术，成立了日本科技工业联盟，积极倡议并实践智能制造战略，形成了初具规模的智能制造技术系统。日本将智能制造技术系统与汉方制剂的制造相结合，并构建了符合中药特点的品质管理方法和注册管理体系，使其在高质量中药产品领域具有较强的国际竞争力，对我国"互联网 + 智能制造"的中药大健康产业发展有一定借鉴意义。

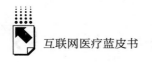

（一）日本汉方制剂的品质管理方法分析

中药制造质量控制体系的构建是我国中药大健康产业发展的重要内容。日本汉方制剂的品质管理方法致力于建设汉方药的全程质量控制体系，推崇从源头控制药材质量，通过制定严格的管理规范对中药种质资源收集和培育、中药栽培过程中农药、重金属残留等因素的监控、中药采集和加工人员的教育和监督等中药材生产关键环节进行控制，从而保障中药材的质量。同时，针对中药化学成分复杂的特点，通过开发先进的制造工艺和装备以提高汉方制剂的质量。以浸膏制剂为例，汉方制剂在生产环节采用自动化程度较高的生产装备对药材粉碎的粒径、提取和浓缩过程的温度、干燥方式等"工艺属性"进行了精细的控制，减少汉方制剂生产过程中有效成分和易挥发成分的损失，尽量保持原处方汤剂的性质。

中药制造过程质量控制指标专属性较差是我国中药大健康产品质量控制的难点问题。在日本汉方制剂品质管理方法的发展过程中，汉方制剂的"量—构—效"关系也曾饱受争议，市场中同一品种汉方制剂质量控制的标准不统一。其后日本汉方制剂相关管理部门通过制定经典汉方"标准汤剂"的生产规范，明确了"标准汤剂"的化学成分为汉方制剂的药效物质基础。汉方制剂相关管理部门鼓励企业对制备工艺进行技术创新，在制造过程中对"标准汤剂"指标成分转移率、浸膏得率等"质量属性"进行控制，保证汉方制剂最终产品化学成分与"标准汤剂"基本一致，增强了质量标准与传统功效的关联性，进一步提升了汉方制剂的国际影响力。

（二）日本汉方制剂的注册管理体系分析

药品注册管理体系是对拟上市药品安全性、有效性和其制备工艺质量可控性进行系统评价的方法体系，符合中药特点的注册管理体系对中药大健康产业的持续发展具有重要意义。日本汉方制剂的注册管理体系为汉方制剂的创新和稳定发展提供了重要保障，其推荐选用我国古代经典名方进行汉方制剂开发，基于经典名方的人用经验对汉方制剂的临床有效性进行审查，大大减少了汉方制剂的研发周期。同时，日本政府十分重视汉方制剂工艺的基础研究，并设有相关部门持续提供大量人才和物质资源，使汉方制剂的研究逐步成为有组织、有支持和有计划的政府行为，促进了汉方制剂的国际化发展。

与汉方制剂的注册管理体系不同，我国中药注册管理体系前期参照国际天然药物研究的模式和要求，强调药物成分、作用机制，忽视了中医药的独特性和复杂性。近年来，国内获批的中药新药证书数量持续降低，2015～2018年分别为7个、2个、1个、2个，一方面表明我国中药进入高质量发展阶段，另一方面表明现行的中药注册管理体系需要更加与时俱进，保障我国中药产业的健康持续发展。然而，现有的国务院部委局办中，国家中医药管理局、科技部、卫生部和农业部等多个部门均涉及中医药管理，各部门政策协调有待提高，我国中药注册管理体系发展缓慢。

（三）日本汉方制剂对我国中药大健康产业发展的经验借鉴

日本汉方制剂从中药原料的可控性、制造过程的"工艺属性"和产品的"质量属性"等多个角度，结合先进的智能制造技术系统，构建汉方制剂整体质量控制体系，保障汉方制剂质量的稳定均一。同时，日本汉方制剂从临床经验的传承角度尊重原来临床有效的工艺，并不断加强汉方制剂工艺的基础研究，保障汉方制剂临床用药的安全有效，最终使汉方制剂走向国际市场并占有一席之地。我国中药大健康产业高质量发展并走向国际的根本立足点在于保障中药大健康产品的安全、有效、稳定、均一。针对中药原料波动性强和物质基础复杂的特点，需建立"互联网＋智能制造"的中药大健康产业发展新模式，通过促进中药制造过程工艺和装备的技术创新，构建中药原料、制造过程和成品检验标准的全程质量控制体系，从而保障中药大健康产品的安全有效。

2018年6月，国家药品监督管理局为促进我国中药发展，在《古代经典名方中药复方制剂简化注册审批管理规定》中明确了古代经典名方复方制剂申请上市的新标准，可通过经典名方复方药学和非临床安全性研究代替

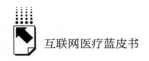

药效学和临床试验，从而降低古代经典名方研发成本，加快中药复方制剂上市速度。基于人用历史的经典名方简化注册审批政策，是在充分考虑中药安全性和有效性的前提下，推动我国中药大健康产业提质增效发展的重要战略。

三 "互联网＋智能制造"的中药大健康产业发展现状与问题

党的十九大报告中明确了推动互联网、大数据、人工智能和实体经济深度融合，加快发展先进智能制造是建设制造强国的重点。《中国制造2025》将智能制造作为我国制造业的发展主线。《国务院关于积极推进"互联网＋"行动的指导意见》中提出要积极发展"互联网＋"协同制造行动，加速制造业向互联网＋智能制造转型。中药是我国医药行业中拥有自主知识产权的民族产业，《中医药发展战略规划纲要（2016—2030年)》提出：要加快推进智能制造在中药领域的发展，注重中药制造信息化、智能化与工业化的融合。目前我国中药大健康产业正处于转型升级的关键时期，以数字化、网络化和智能化为核心的"互联网＋智能制造"成为中药大健康产业高质量发展和生态格局转变的主要推动力。提升中药大健康产品质量，在保证用药安全的前提下转型升级，推动中药大健康产业的国际发展，进行智能化改造已经成为中药企业发展的必然趋势。

（一）"互联网＋智能制造"的中药发展现状

1. "互联网＋智能制造"发展概述

"互联网＋智能制造"的核心是人机一体化智能系统。信息通信技术（ICT）是"互联网＋智能制造"的关键技术，具体包括联网装备之间自动协调工作的 M2M（Machine to Machine）、互联网大数据的收集与运用、生产系统以外的开发/销售/企业资源计划（ERP）/产品生命周期管理（PLM）/供应链管理（SCM）等业务系统联动。"互联网＋智能制造"在制造业中应用的关键点在于使用含有信息的"原材料"，实现"原材料（物质）"＝"信息"，将制造业与信息产业充分结合。利用 ICT、网络空间虚拟系统和信息物理系统（Cyber-Physical System）相结合的手段，建立物理装备互联网系统，通过网络化构建反馈策略实现物理装备的精确控制、远程协调和自我管理，从而将制造业向"互联网＋智能制造"转型。2016 年 9 月，工业和信息化部联合中国电子技术标准化研究院发布了《智能制造能力成熟度模型白皮书 1.0 版》，明确了我国制造业智能制造五个阶段水平的评价标准和意义（见表 1），为我国确立制造企业智能制造的发展目标提供了参考。

表 1　智能制造五个阶段水平的评价标准和意义

阶段水平	评价标准	意义
规划级	部分核心业务具备了信息化基础	具备智能制造的基础条件
规范级	核心业务重要环节实现了标准化和数字化	进入智能制造的门槛
集成级	核心业务间实现了集成和数据共享	完成智能化提升的准备
优化级	实现了对数据挖掘、知识和反馈模型的应用	提升智能制造的能力
引领级	实现了产业链上下游的横向集成	成为行业智能制造的标杆

资料来源：《智能制造能力成熟度模型白皮书 1.0 版》。

2. 互联网＋智能制造的中药制造发展现状

根据《智能制造发展规划（2016—2020 年）》《智能制造工程实施指南（2016—2020 年）》的要求，工业和信息化部重点围绕离散型智能制造、流程型智能制造、网络协同制造、大规模个性化定制、远程运维服务五种智能制造模式，在 2015～2018 年批准了江苏康缘药业股份有限公司等 10 家（见表 2）制药相关企业开展智能制造试点示范项目，鼓励新技术集成应用。2016～2018 年工业和信息化部支持了北京同仁堂健康药业股份有限公司等 23 家（见表 3）制药企业开展智能制造新模式应用项目，鼓励中药企业以提高产品质量和降低制造成本为核心目标，探索与智能化改造相匹配的管理体制和运行机制。以数字化、网络化和智能化为核心，通过"中药材来源基地化"和"生产过程智能化"，构建中药制造智能工厂，降低制药过程的人力、物力和能源消耗，保证中药的安全、有效、稳定、均一，形成具有我国原创性的中药"互联网＋智能制造"，使中药产品成为高品质的代名词，是我国"互联网＋智能制造"的中药大健康产业发展的核心目标。

表2　2015～2018年制药相关智能制造试点示范项目

序号	年份	项目名称	项目责任单位	地点
1	2015	中药生产智能工厂试点示范	江苏康缘药业股份有限公司	江苏
2	2015	药品制剂生产智能工厂试点示范	海南普利制药股份有限公司	海南
3	2016	现代中药智能制造试点示范	天士力医药集团股份有限公司	天津
4	2016	中药保健品智能制造试点示范	江中药业股份有限公司	江西
5	2016	药品固体制剂智能制造试点示范	丽珠集团丽珠制药厂	广东
6	2016	中药饮片智能制造试点示范	康美药业股份有限公司	广东
7	2017	中药智能制造试点示范	广州市香雪制药股份有限公司	广东
8	2017	天然植物药提取智能制造试点示范	昆药集团股份有限公司	云南
9	2018	无菌粉针及口服制剂智能制造试点示范	华北制药股份有限公司	河北
10	2018	医药注射剂智能制造试点示范	湖南科伦制药有限公司	湖南

资料来源：工业和信息化部。

表3　2016～2018年制药相关智能制造新模式应用项目

序号	年份	项目名称	项目责任单位	地点
1	2016	中医药产品智能制造新模式应用	北京同仁堂健康药业股份有限公司	北京
2	2016	智能制造新模式及智能工厂改造项目	石药控股集团有限公司	河北
3	2017	现代中药制造数字化车间	神威医药科技股份有限公司	河北
4	2017	复方丹参滴丸智能制造新模式应用	天士力医药集团股份有限公司	天津
5	2017	中药流程制造智能工厂新模式应用	扬子江药业集团江苏龙凤堂中药有限公司	江苏
6	2017	现代中药工业智能制造新模式应用	江苏康缘药业股份有限公司	江苏
7	2017	中药提取智能制造新模式	江中药业股份有限公司	江西
8	2017	无菌注射剂智能工厂新模式应用项目	山东绿叶制药有限公司	山东
9	2017	胶类中药全流程协调智能制造新模式应用项目	东阿阿胶股份有限公司	山东
10	2017	中药固体制剂智能工厂集成应用新模式	九芝堂股份有限公司	湖南
11	2017	华邦制药全流程数字化车间新模式项目	重庆华邦制药有限公司	重庆

续表

序号	年份	项目名称	项目责任单位	地点
12	2017	中药口服固体制剂数字化车间新模式应用	天圣制药集团股份有限公司	重庆
13	2017	高技术内涵医药智能工厂新模式应用	四川科伦药业股份有限公司	四川
14	2017	中药制剂全流程智能制造新模式应用	国药集团同济堂（贵州）制药有限公司	贵州
15	2017	维吾尔药智能制造新模式应用	新疆维吾尔药业有限责任公司	新疆
16	2017	中药配方颗粒智能制造新模式应用	华润三九医药股份有限公司	广东
17	2018	年产百亿贴膏剂产品智能制造数字化工厂	河南羚锐制药股份有限公司	河南
18	2018	生物发酵类原料药智能制造新模式应用	宜昌三峡制药有限公司	湖北
19	2018	中药配方颗粒跨区域全产业链智能制造新模式应用	江阴天江药业有限公司	江苏
20	2018	生物制品智能化工厂新模式应用	金宇保灵生物药品有限公司	内蒙古
21	2018	中成药制剂数字化车间新模式应用	华润三九（枣庄）药业有限公司	山东
22	2018	基于自主核心智能装备的藏药外用制剂智能工厂建设	西藏奇正藏药股份有限公司	西藏
23	2018	儿童中成药数字化车间新模式应用	重庆希尔安药业有限公司	重庆

资料来源：工业和信息化部。

3. 中药配方颗粒智能制造案例

截至 2018 年 10 月，天津红日康仁堂药业有限公司是国内 6 家获批试点生产中药配方颗粒企业之一。天津红日康仁堂药业有限公司的天津武清区中药配方颗粒生产基地 2017 年正式开始投产，年产精制中药饮片 3000 吨、配方颗粒 2500 吨。为保障原药材来源可控，通过在药材道地产区寻找规模化、规范化种植基地，以及运用订单农业、基地共建等不同模式与供应商合作建设药源基地。为确保中药材质量合格，通过现代分析技术建立企业检验标准，在药材入库前对主要化学成分、重金属农残和黄曲霉素等含量进行严格控制。为确保中药饮片生产的安全高效，针对中药材的不同物理属性，采用不同的炮制生产线进行自动化生产加工，实现炮制过程的连续封闭式无烟操作。为确保中药配方颗粒的安全有效，通过中药饮片"标准汤剂"指纹图

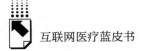

谱、标准出膏率上下限等多种质量控制指标建立企业标准，对中药配方颗粒进行质量控制，并建立中药配方颗粒指纹图谱数据库。

中药配方颗粒生产车间依靠工厂重力设计和 rgv 轨道车实现了智能投料、提取、浓缩和干燥等生产环节物料的自动化实现。整个中药配方颗粒生产基地通过企业资源管理系统（ERP）、生产制造执行系统（MES）、集散控制系统（DCS）、智能仓储、数据采集与视频监控的系统联动，实现各系统间数据的智能抽取，解决了各业务系统间数据分散造成的数据一致性、准确性、时效性等问题。建立了中药制造信息化管理平台和智能物流配送中心，首创自动补货和挑拣系统，满足用户的小批量定制和个性化订单。整个生产基地构建了集智能装备、仓储物流管理、自动化控制和信息化管理等技术为一体的中药配方颗粒智能制造系统。

（二）中药制造原料波动性显著

中药材的化学属性与生产地域关系密切，且中药材作为农产品，在生产和流通中易发生重金属农残超标、以次充好等质量问题。同时，在中药材种植、采收、加工和炮制等工艺中，中药材的质量受大量隐性知识的影响，中药制造原料具有较大的波动性。对中药材化学属性的分析鉴别是中药制造质量控制的关键，传统中药分析鉴别主要以中药的质地、气味和颜色等特征作为判断依据，受人为经验影响较大，无法准确反映中药化学属性的变化。

现代分析技术的发展丰富了中药材的数字化分析和鉴别方法，如采用近红外漫反射光谱与化学模式识别算法相结合快速识别伪劣药材，通过中药DNA 条形码鉴别乌梢蛇、鳖甲、海马和其混淆品种，通过荧光探针技术对中药重金属含量进行快速定性和半定量分析等。光谱、色谱和分子生物等现代分析技术有利于建立中药材质量的数字化追溯体系，然而，中药材自身的复杂性大大增加了分析技术的操作难度，在实际应用过程中仍存在检测仪器价格昂贵、不宜携带和前处理方法复杂等问题，限制了中药材数字化分析的检测条件。

（三）中药制造过程数字化程度低

中药制造过程复杂，工艺控制涉及参数较多，目前国内制药车间大多仅对中药制造过程的温度、压力、反应时间等参数进行监控，中药制造模式仍停留在传统的经验控制上，中药制造过程的数字化程度低。随着近红外光谱、紫外光谱、工业电导率等过程分析检测方法的快速发展，智能感知和制造过程数字化系统在中药制造领域的单元装备建模、控制和优化上已取得一定成果。以近红外光谱为例，北京中医药大学吴志生等人采用近红外光谱实现了涵盖固体制剂和液体制剂提取、浓缩、醇沉、水解、包衣等制造过程单元的在线检测，浙江大学刘雪松等人探索了近红外光谱法在中药注射剂萃取、浓缩和醇沉等制造过程中的技术应用方法，国内其他团队也同步在进行相关研究。

在中药制造过程安装先进传感器，通过数字化系统收集整理信息，增加对中药制造过程的理解，发现中药制造工艺的问题并不断改良，是提升中药产品质量的重要内容。同时，将中药制造过程数字化系统与中央 MES/ERP 系统的数据对接，利用已有数学模型，对可调节工艺参数进行优化，减小中药产品质量波动，是保障中药制造过程稳定性和质量一致性的关键。然而，由于中药自身的复杂性和其作为药品的特殊性，过程分析技术在中药制造领域有待进一步大范围地转化应用。

（四）中药制造工艺技术落后

先进的中药制造工艺是中药大健康产业高质量发展的内在需求。随着国际药品质量管理理念不断发展，质量源于设计（QbD）、过程分析技术（PAT）和先进过程控制等先进质量管理理念和技术的不断完善和提高，国际药品整体质量水平不断提高。基于先进的工艺技术和生产装备创新中药制造工艺是中药产品质量改进的必经之路，然而由于中药自身的复杂性，制药企业缺乏技术创新积极性和管理政策限制等原因，我国中药制造工艺变更困难，先进技术应用缓慢。

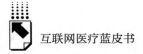
1. 中药制造工艺变更困难

制造工艺变更在 GMP 体系中是指对已获准上市化学药品在生产、质控、使用条件等多方面提出的涉及来源、方法、控制条件的变化。可以说，为了提高产品质量，以制造出安全、有效、稳定的产品为目的所做的更改都可视为变更。即使在药品研发能力相对较高的发达国家，一个品种每年的变更在 5~10 个，且如果涉及的是新品、无菌产品、生物制品等，数量还会更多。然而，由于中药成分复杂的固有特点，以及过去国内制药企业及其技术人员对中药制造工艺的基础研究不够重视等方面的原因，国内中药制造监管理念、技术发展和装备改进滞后，制造工艺变更困难。

国家食品药品监督管理局 2017 年 8 月发布的《已上市中药生产工艺变更研究技术指导原则》，从"物质基础""吸收利用"的角度，基于质量风险管理防控原则将变更分为Ⅰ类变更（微小变更）、Ⅱ类变更（中度变更）、Ⅲ类变更（重大变更），对中药制造工艺变更研究具有重要指导意义。当前中药大健康产业进入高质量发展阶段，制药企业唯有积极应对工艺变更，采取恰当策略创新中药制造工艺技术，获得国家的审批，才是提高中药制造产品质量和国际竞争力的唯一出路。

2. 中药制造工艺先进技术应用缓慢

采用先进制药技术创新中药制造工艺，保障中药产品的安全有效，是制药企业提升企业竞争力的重要环节。然而，由于中药物质基础的复杂性，中药制造过程缺乏明确的关键质量目标，对制造工艺进行技术创新，难以保证中间体及最终产品的安全有效。在中医药高质量发展的环境下，制药企业作为中药产品的责任主体，合规成为企业生产、运营的关键，制药企业缺乏技术创新的热情。加强对中药制造过程的理解是中药制造工艺先进技术应用的重要环节，质量源于设计（QbD）理念鼓励在大量数据支持下，将质量控制方法研究贯穿于中药制造的整个生命周期，有利于理解中药制造过程并提高工艺技术创新活力。

过程分析技术（PAT）是实现中药 QbD 的关键工具，现阶段 PAT 在我国中药制造过程中的应用仍存在以下几个方面的问题。①科研工作基础相对薄弱，PAT 转化与创新尚不够成熟，方法学验证会受到很多因素的影响，当制药工艺从实验室小试规模转向生产规模放大时，工艺规模与技术可靠性成为影响产品质量的新的变量，PAT 项目的实用性与稳健性需进一步深入研究。②在 PAT 技术的中试及大生产的应用阶段，制药装备的设计同样需要考虑在线过程控制的装备接口，大大增加企业的风险和成本。③PAT 技术在中药制造过程中的应用缺乏相关标准和指导文件，以 PAT 为核心的中药制造过程控制技术系统难以符合我国现行的 GMP 认证及 CDE 审批要求，基于 PAT 技术的中药制造工艺申报和变更受到政策限制。

（五）中药制造装备——工艺适应性差

《中医药发展战略规划纲要（2016—2030 年）》提出：为推进中药制造过程的数字化、网络化和智能化，需大力提升符合中药特点的智能装备制造水平。中药的炮制、提取和浓缩过程是影响中药制造产品质量的关键环节，在研发装备的同时应尽量考虑中药自身和工艺的复杂性，开发一批中药制造专用的机械与装备，避免重要指标性成分的损失和破坏，提高中药制造技术水平与规模效益。研发适应中药制造工艺特征的自动化和智能化专用型装备，是"互联网＋智能制造"的中药大健康产业稳定发展的硬件支撑。

1. 中药炮制装备自动化程度低

中药炮制是中药饮片生产的关键环节，传统的中药饮片加工炮制主要是作坊式生产，采用以手工为主的加工炮制装备，形成了以经验评价为核心的炮制工艺体系，中药炮制装备自动化程度低。随着中药饮片规模化生产的实施，机械化炮制装备得以在制药工厂推广，但由于不同装备的性能差异，加上中药材本身的质量差异，中药炮制工艺难以统一。同时，中药饮片炮制过程是一个动态变化过程，现行判定标准无法准确对炮制的"适中"颜色进行定量阐述，不同的饮片企业需通过生产实践积累形成相对稳定的炮制工艺参数，大大增加了中药自动化炮制装备研发的复杂性。

2. 中药提取浓缩装备粗放高耗

中药提取浓缩是中药产品质量控制的重要过程，具有非线性、多变量耦合和滞后性等特点。由于中药天然属性的差异，逆流提取、渗漉法、超临界提取和多功能提取罐等不同的提取方法对中药化学成分的提取效率不同，制药企业应根据中药自身性质与制造工艺的特点，选择合适的动态提取装备。然而，目前国内中药提取浓缩装备大多粗放高耗，提取以水煎煮法和回流法为主，分离技术相对落后，制造过程多为人工操作。此外，中药制造浓缩装备的落后严重制约了中药浓缩效率，增加了制药企业的能耗和浓缩过程中有效成分的损失。其主要原因在于市场中缺乏适应中药提取浓缩工艺特点的提取浓缩装备，将提取浓缩新技术与自动化装备结合起来，进行针对中药复杂系统的提取浓缩装备研发，是提升中药制造产品质量和效率的重要内容。

（六）中药制造质量标准国际影响力不足

中药制造质量标准引领中药大健康产业的发展，然而目前我国中药制造质量标准缺乏国际影响力，严重制约了我国中药大健康产品的国际贸易。其原因在于前期的中药质量标准大多参考化学药的管理模式，仅对中药外观、性状和成品的指标性成分含量测定进行质量控制，很少考虑中药制造过程中成分间相互作用和各工艺环节间的质量传递规律，难以保障中药大健康产品的安全有效。《国务院关于扶持和促进中医药事业发展的若干意见》明确要求推动中药质量控制标准的科技创新，构建与国际 CMC（Chemical, Manufacturing and Control）技术规则相通的药品质量管控体系，加快我国中医药标准向国际标准转化。

为建设符合我国中药特色的质量标准体系，国家药典委员会委员肖小河教授提出了中药质量生物效价检测方法和多元化的质量控制模式，中国科学院大连化学物理研究所梁鑫淼教授提出了以分离和表征技术为主的中药过程和产品质量控制标准。中国科学院上海药物所果德安研究员提出中药质量标准的构建要技术创新和临床实际并重，应基于实用性和可操作性两个层面构建中药整体质量控制标准体系。随着中药指纹图谱、一测多评和多组分薄层色谱等综合分析方法在 2015 年版《中国药典》中的广泛应用，中药整体质量标准框架越来越清晰,从中药产品药效成分、主要化学成分和有毒有害成分等多个方面保障中药产品的安全有效。然而,目前关于中药整体质量标准的规范化文件有待进一步完善,且由于中药品种和工艺的复杂性,中药整体质量标准体系建设进程缓慢。

四 "互联网 + 智能制造"的中药大健康产业发展需求与举措

"互联网 + 智能制造"是工业 4.0 时代的先进生产力,针对中药大健康产业在制造工艺、制造装备和质量标准等方面的技术瓶颈,创新整合现代化信息技术、系统科学与工程、过程分析技术等先进制造技术,保障中药大健康产品的高品质发展并引领全球大健康产业发展,是我国"互联网 + 智能制造"的中药大健康产业发展的核心目标。中药制造车间是保障中药大健康产品安全、有效、稳定、均一的关键环节,也是制药企业和中医药管理部门的重点监管对象。

由于中药制造工艺复杂和制造装备落后等原因,大型制药企业通过定制或技术引进,打造了自身优势品种的数字化制造车间,而中小型企业制造车间装备控制仍以模拟仪表为主,数字化程度低,制造过程依赖人工操作和一些常规控制技术,严重限制了我国中药制造的技术水平与规模效益。同时,现阶段我国中药制造质量标准的国际影响力不足,制约了中药大健康产业的发展。加强中药制造工艺的技术创新和制造装备研发,加快中药整体质量标准建设,提升我国中药制造车间数字化和质量控制的整体水平,是现阶段我国"互联网 + 智能制造"的中药大健康产业发展的关键需求。

(一)基于 PAT 的中药制造工艺技术创新

基于先进的质量管理模式和制药技术,有针对性、有目标地进行中药制造工艺技术创新是保障中药大健康产业高质量发展的重要内容,也是制药企业在中药制造生命周期中提升产品质量的关键环节。在大量生产数据和质量

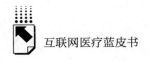

数据的基础上，对数据进行充分挖掘和分析，明确中药制造过程工艺参数、原辅料理化性质与药品质量的相关性，理解中药制造过程是中药制造工艺技术创新的前提。

将 PAT 结合于中药制造工艺的研发阶段，提高中药制造过程的数字化程度，降低人员操作误差，使中药朝向高质、高效、可控的方向前进，是实现科学化、产业化、精细化和标准化的中药制造的重要内容。此外，在 PAT 稳定应用的基础上，针对中药自身复杂性的特点，发展基于实时放行检测（RTRT）的连续制造（CPM）生产模式，可大幅度减少小型制造装备的占地面积，提高中药制造的效率和装备利用率，并有利于解决中药制造过程质量波动性问题，符合"互联网 + 智能制造"的中药大健康产业高质量发展的趋势和需求。

（二）基于制造工艺的中药制造装备研发

制造装备和工艺是影响中药制造自动化、数字化的关键因素，制造装备并非越新越好，其关键在于能够适应不同中药和制造工艺的特点。将制造工艺融入制造装备的研发中，将制造装备的设计向前推移至工艺设计阶段，在满足生产过程自动化控制与监控的同时，使制造工艺与装备间具有良好的适应性，在提升中药制造过程的自动化水平的同时，对企业的投入成本要求相对较小，能更大程度地满足中小型制药企业的需求。

中药"互联网 + 智能制造"不仅要实现制造环节智能化，而且要实现从中药设计、研发到生产的整个生命周期和从原料到产品，再到供应销售的中药产业链的全面智能化。这其中涉及科研单位、装备研发企业、制药企业、医疗服务系统和监管部门的共同努力。加强中药制造工艺与装备的设计融合的交叉学科人才的培养，解决中药制造复杂工艺与装备间的适应性问题，是互联网 + 智能制造的中药大健康产业持续稳定发展的关键需求。

（三）基于全程控制的中药整体质量标准建设

中药大健康产品走向世界，引领全球大健康产业发展的关键在标准。要掌握中药国际标准的话语权，必须加强对中药制造原料、过程和成品的物质基础传递研究，据此确定中药质量评价指标，并参照国际先进质量管理经验，在中药制造过程中引入"工艺属性"和"质量属性"方面的要求，建设基于全程控制的中药整体质量标准体系，增强《中国药典》的国际影响力。中医药管理政策指导和规范了中药制造科技工作纵向发展和横向联系的活动空间，对中药整体质量标准的建设和转化应用具有决定性作用。

然而，目前国内缺乏由中医药相关管理部门出台的中药整体质量标准建设指导规范，仅部分大型制药企业根据自身中药优势品种需要，建立了较为完备的中药整体质量标准控制体系，中药大健康产业的质量标准仍以最终产品指标成分的含量为主。完善中药整体质量标准相关政策，建立符合中药大健康产业特色的中药整体质量标准，解决中药制造过程的关键质量目标问题，保障中药大健康产品的安全有效，是互联网＋智能制造的中药大健康产业国际化发展的关键需求。

（四）以政策建议为导向的中药大健康产业发展举措

1. 制定中药整体质量标准建设指导规范

组织开展专家研讨会，分析借鉴日本汉方制剂等国际先进中药制药经验，制定相关规范指导建设符合我国中医药特色的中药整体质量标准，保障中药大健康产品的安全、有效、稳定、均一，提升我国中药质量标准的国际影响力。

2. 建立中药制造工艺与装备融合交流平台

加强"互联网＋智能制造"领域的高层次复合型应用型人才培养，组织搭建中药制造工艺与装备融合交流平台，增强中药制造工艺与装备的适应性，满足大型制药企业生产过程智能化的需求，满足中小型制药企业生产过程自动化的需求，逐步提升我国中药制造的自动化和智能化水平。

3. 开展中药制造技术创新应用专项计划

完善当前工业和信息化部智能制造试点示范和新模式应用项目，设立中药制造技术创新应用专项，鼓励大型制药企业与科研单位合作推进 PAT 等

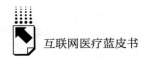

先进制药技术在中药"智造"过程中的实际应用，积攒应用经验并完善相关技术体系，为我国 GMP 认证与 CDE 审批管理政策的改进提供数据支撑。

参考文献

张伯礼、张俊华、陈士林等：《中药大健康产业发展机遇与战略思考》，《中国工程科学》2017 年第 2 期。

于翠婷、田侃、住田尚之等：《日本汉方制剂的发展现状及其经验启示》，《中草药》2018 年第 2 期。

程翼宇、瞿海斌、张伯礼：《中药工业 4.0：从数字制药迈向智慧制药》，《中国中药杂志》2016 年第 1 期。

杨明、伍振峰、王芳等：《中药制药实现绿色、智能制造的策略与建议》，《中国医药工业杂志》2016 年第 9 期。

王雅琪、焦姣姣、伍振峰等：《基于"整体观"的中药制剂质量过程控制体系探讨》，《中国中药杂志》2018 年第 1 期。

徐冰：《聚焦智能制造，抢占中药制药产业发展制高点——访北京中医药大学徐冰副教授》，《世界中医药》2018 年第 3 期。

B.17
"互联网＋名中医视诊"智慧
医疗优医新模式

潘华山 杨良俊 荆纯详 樊湘珍 李婉泽 段 芸 贺生才*

摘 要： 在当前互联网医疗的大趋势下，通过整合互联网与名中医诊疗特色，形成独具中国互联网医疗特色的"互联网＋名中医视诊"智慧医疗优医新模式，是当前中医发展的新契机，这对普及、推广中医诊疗，提高居民健康水平，平衡不同地域医疗资源及促进中医药发展有着重要作用。

关键词： 互联网＋ 名中医 智慧医疗 运动处方

一 中医网络远程医疗模式

（一）中医网络远程医疗模式现状

1. 网络远程医疗的形成与发展

远程医疗（Telemedicine）通过应用远程通信技术来交互传递信息，从而开展远距离医疗服务，是一种与计算机、通信技术紧密联系的新型医疗服务模式。1988 年，远程医疗系统首次作为一个开放的分布式系统的概念在

---

* 潘华山，广州中医药大学体育健康学院院长，博士生导师，教授，主要研究方向为中医药防治运动性病症及运动损伤康复与治疗研究；杨良俊，广州中医药大学在读博士；荆纯详，广州中医药大学体育健康学院讲师，主要研究方向为运动医学；樊湘珍，广州中医药大学在读博士；李婉泽，广州中医药大学在读博士；段芸，广州中医药大学；贺生才，广州中医药大学。

美国提出，它运用计算机技术以及现代通信技术，远距离传送医学资料，包括文本、图像以及音视频信息，使得专家与医务人员能够共享医学资源，专家与病人之间能够进行异地"面对面"会诊。20世纪90年代开始实践与评估远程医疗系统在医学教育、医疗咨询、专家会诊等方面中的应用，之后伴随着机器人技术、虚拟现实技术、HFHM技术、通信技术等的发展，远程医疗出现了家庭监护、电子病例、微创手术工作站等多种形式，应用范围逐渐扩大。

远程医疗在我国的发展起步相对较晚，但发展迅速。1982年，我国首次运用电子邮件进行了病历会诊，这是我国最早的远程医疗实践活动。20世纪90年代初，我国成功利用远程医疗系统对噬肌肉病菌疾病和重金属铊中毒进行诊断，引起社会的普遍关注。20世纪90年代后期，金卫网络工程、中国医学基金会互联网络和解放军远程医疗网的启动，标志着我国远程医疗从理论探索走向应用。在国家政策及资金的支持下，各地医学院校、医院相继开展远程医疗工作，为机构外的患者提供网上诊疗服务，我国卫生事业开始迈入信息化时代。到2014年10月中国首家网络医院在广东诞生，这是我国首个获得卫计主管部门批准的网络医院。网络医院是一种由互联网信息技术和远程医疗相结合而形成的医疗服务新业态。截至2018年11月，全国网络医院共有119家，包括以实体医院为基础的网络医院和以构建线上平台为主的网络医院，网络医院的深度及广度正不断拓展。

2. 开展中医网络远程医疗的时代契机

中医药是中华文明的重要载体，在人民健康事业中发挥独特作用。习近平总书记指出，中医药学是中国古代科学的瑰宝，也是打开中华文明宝库的钥匙。当前，中医药振兴发展迎来天时、地利、人和的大好时机。在国家政策扶持、法律保障、政府投入力度加大、现代科技迅猛发展的形势下，中医药国际国内地位不断提升，这为中医药提供了优越的发展环境。

（1）国家法律、政策的扶持

中华人民共和国成立以来，国家制定了一系列保护和扶持中医药的方针政策，极大地保障和促进了中医药发展。2014年8月，国家卫生计生委发布《关于推进医疗机构远程医疗服务的意见》公文，强调地方各级卫生计生行政部门要积极推进发展远程医疗服务，鼓励各地探索建立基于区域人口健康信息平台的远程医疗服务平台。2015 年 7 月，国务院发布《关于积极推进"互联网＋"行动的指导意见》，提出推广在线医疗服务新模式，促进互联网技术与医疗健康服务的融合发展。2016 年 12 月，全国人民代表大会常务委员会发布《中华人民共和国中医药法》。该法第一次从法律层面确立了中医药的重要地位、发展方针和扶持措施，为中医药发展提供了法律保障。2018 年 4 月，国务院办公厅发布了《关于促进"互联网＋医疗健康"发展的意见》，提出鼓励医疗机构应用互联网等信息技术拓展医疗服务空间和内容，允许依托医疗机构发展互联网医院，并对发展远程医疗提出了明确的要求。同年 9 月，国家卫健委和国家中医药管理局联合发布《关于印发互联网诊疗管理办法（试行）等 3 个文件的通知》，是国家针对"互联网＋医疗健康"颁布的首部最全面最详尽的政策文件，3 个文件的内容涵盖了互联网诊疗的执业细则、互联网医院基本标准、监督管理等方面（见表 1）。这些政策的颁布为中医药远程诊疗的开展提供了重要的政策保障。

表 1 国家政策保障

时间	颁布文件	颁布机构
2014 年 8 月	《关于推进医疗机构远程医疗服务的意见》	国家卫生计生委
2015 年 7 月	《关于积极推进"互联网＋"行动的指导意见》	国务院
2018 年 4 月	《关于促进"互联网＋医疗健康"发展的意见》	国务院办公厅
2018 年 9 月	《关于印发互联网诊疗管理办法（试行）等 3 个文件的通知》	国家卫健委和国家中医药管理局

（2）政府投入及目标激励

近年来，国家不断鼓励和支持发展中医药产业。2016 年，国务院印发《中医药发展战略规划纲要（2016—2030 年）》，将中医药发展上升为国家战略。《中华人民共和国中医药法》第四十七条规定："县级以上人民政府应当为中医药事业发展提供政策支持和条件保障，将中医药事业发展经费纳入本级财政预算。"第四十八条规定："县级以上人民政府及其有关部门应当按照法定价格管理权限，合理确定中医医疗服务的收费项目和标准，体现中医医疗服务成本和专业技术价值。"以上措施从法律层面规定政府加大对中医药事业的投入力度，保障中医药事业的顺利开展。

（3）现代通信技术、计算机及其相关技术快速发展

远程医疗以计算机技术、网络技术、通信技术和多媒体技术为辅助，得益于现代科技的发展，远程医疗不断实现新的突破。可以说，没有现代科技，就没有远程医疗。例如基于网络通信技术的发展，20世纪中期以前，远程医疗系统主要为基于电话、有线电视网络、微波技术以及卫星系统的简单远程咨询和诊断系统；20世纪中后期，远程医疗系统主要为基于数字通信网络的视频交互系统以及ATM网络、卫星无线通信技术的试验系统；2000年以后，远程医疗系统主要为基于高速数字信息网络下存储转发技术的远程医疗系统，并在移动互联网的促进下得以进一步发展。

（4）中医药地位日益提升

中医药包括具有整体论的生命科学理论、辨证论治的治疗方法和以"治未病"为指导的综合调理养生保健理论。这些特点使中医药学在当代生命科学前沿探索、应对当代面临的以非传染性慢性病等复杂疾病为主的健康挑战、实现医学模式的调整和转变等方面发挥不可替代的作用，[①] 并得到国际社会的认可和接受。对此，张伯礼院士曾说过："中医药走向世界是时代需求，不是我们强行向海外推广中医药，而是世界范围内对中医药的迫切需求。"2014年5月24日，世界卫生组织通过决议，倡导各成员国实施《世卫组织2014～2023年传统医学战略》。同时，美国《科学》杂志设立《中医专刊》，详细介绍了对中医药的研究。这些事件标志着中医药国际化发展受到了越来越多的关注，其地位显著提升。

---

① 陈凯先：《陈凯先：中医药在当代的地位和作用》，《中国中医药报》2014年第3期。

（二）名中医网络远程医疗优势

1. 方便患者就诊，提升就诊体验

当前，由于医疗资源不足与分配不均，国内患者在就诊过程中普遍存在挂号困难、等待时间长、就诊时间不足等缺点，这在一定程度上增加了患者的看病负担，降低了患者的就诊体验。自20世纪70年代"生物—心理—社会医学模式"提出以来，医疗实践中的人文属性与社会属性得到越来越多的关注，而在这一过程中，为患者提供便捷、舒适的就诊体验成为其中重要一环。通过名中医网络远程医疗的开展，将互联网技术与医疗服务进行整合，可优化医疗资源配置和诊疗服务，进而为患者提供多样化的就医方式和个性化的医疗服务，给患者就诊带来便利。

2. "下沉"优势中医资源，提升基层中医水平

随着中华人民共和国成立后中医现代教育体系与中医院的建立，培养了大量的中医医师，但也随之出现中医优势资源的偏移。研究显示，名中医主要集中于大学及其附属医院和省级中医院，而下级医院则明显缺乏，[1] 这在无形之中给基层患者就诊带来了不便。中医网络远程医疗作为中医诊疗的延伸，将传统中医诊疗服务与互联网技术相结合，将诊疗中的各个环节、模块有机结合、协同，可将优势的中医资源下沉至偏远地区，让基层患者享受到名中医的医疗服务。同时，可通过中医网络远程医疗活动，开展基层医疗教学工作，从而提高基层的中医服务水平。

3. 提高慢性病管理水平，适应时代发展需要

当前，我国慢性病发病率急剧升高，[2] 我国居民慢性病死亡率为533/10万，[3] 存在高发病率、高死亡率、低知晓率、低控制率和疾病经济负担重的

---

[1] 季昭臣、王虎城、胡海殷等：《首届百名"全国名中医"专业分布及学术特点分析》，《天津中医药大学学报》2018年第1期，第16～20页。

[2] 王丽敏、邓茜、王黎君：《我国慢性病综合监测回顾与展望》，《中国医学前沿杂志》（电子版）2014年第3期，第1～4、6页。

[3] 顾景范：《〈中国居民营养与慢性病状况报告（2015）〉解读》，《营养学报》2016年第6期，第525页。

特点，① 因此对慢性疾病的管理、防控，是提高我国居民健康的重要措施。中医长久以来讲求"治未病"，主张在疾病发生之前根据自身情况进行饮食起居、情志、运动、饮食等手段调养体质，增强人体抗病能力，使人体保持一种稳定健康的状态，达到预防保健的目的。在名中医网络远程医疗模式下，医师可充分掌握患者疾病信息，并根据患者慢病特点，及时调整治疗方案，从而保证患者健康，避免疾病恶化。

（三）中医网络远程医疗模式的运行机制

1. 基层医疗机构中医远程诊疗机制

由于经济发展的不平衡，我国不同区域间的医疗水平仍存在较大的差异，尤其是农村和一些偏远地区，医疗设备的缺乏及医务工作者水平参差不齐，这与经济发达地区形成了鲜明的对比，② 严重影响了这些地区患者疾病的诊治。为提高基层医疗机构的诊疗水平，将互联网视听设备、可穿戴感应设备在基层进行普及，如当前通过脉图、影像等直观的方式对脉象进行现代研究已成为现实，③ 这为中医远程四诊创造了有利的条件。中医医师通过这些设备进行中医"望、闻、问、切"，从而对症状患者进行分析，提供治疗方案。

2. 疑难病中医远程会诊机制

疑难病不同于常见病，往往需要多专家、多学科进行联合诊治，而这往往是大量基层医院的薄弱环节。在名中医互联网远程医疗机制下，可将不同学科的专家会聚到一起，进行联合会诊。有条件的地区可通过架设相关中医四诊设备提高四诊信息采集的准确性，而对于无条件的地区，亦可通过基层医生完成四诊，再汇报给中医专家，经过中医专家远程分析，完成疑难疾病

---

① Organization，W. H."Global Status Report on Noncommunicable Diseases 2014，" *Women*，2014，47（26）：2562 –2563.

② 顾海、刘曦言、马珺茹：《我国远程医疗服务的发展现状、问题及对策》，《中国卫生管理研究》2018 年第 00 期，第 112 ~ 125、156 ~ 157 页。

③ 汪南玥、于友华、刘佳等：《脉诊客观化研究的思考》，《中华中医药杂志》2015 年第 8 期，第 2655 ~ 2657 页。

诊断。疑难病中医远程会诊的实施，可使医师突破地域范围的限制，提高疑难病症的诊疗效率，为患者就诊带来便利。

3. 慢病中医远程随访及管理机制

随着我国慢病发病率、死亡率的不断增高，慢病随访及管理已成为当前医疗关注的重点。传统门诊诊疗模式难以适应慢病的特点，这给慢病管理造成了一定的困难，[①] 而中医网络远程医疗则给慢病患者长期随访、管理带来了新的契机。在慢性病患者就诊过程中，中医网络远程诊疗系统可采用自然语言处理技术，将慢病患者的病历信息由自然语言直接生成结构化、半结构化数据，直接供线上医生阅览；同时，系统可自动记录患者每次就诊经过，根据患者慢病特点，开展定期随访，以便充分掌握患者病情变化情况。就诊过程中的诊疗信息可自动生成病历资料并上传至云平台，实现电子病历在不同专家诊疗过程中的共享与交互操作，为患者今后病情监控、诊疗带来方便。中医网络远程医疗模式见图1。

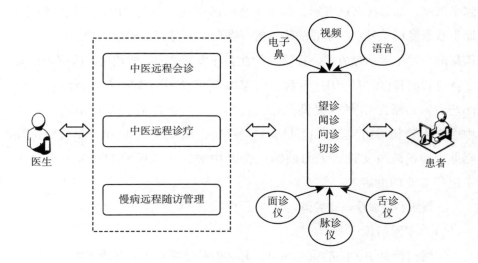

图1　中医网络远程医疗模式

① 何嘉炜、林基伟、彭苏元等：《慢病管理在临床科研中的作用》，《世界科学技术—中医药现代化》2016 年第 6 期，第 964～967 页。

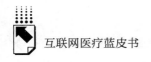

二 互联网＋名中医诊疗新模式变革与创新

（一）传统名医诊疗模式概述

1. 传统名医诊疗模式发展背景

传统中医的诊疗方式主要有两种，即坐堂诊治和入户诊治。坐堂诊治即前厅看病，后堂抓药模式，其医师被称为"坐堂医"，其实就是古代的个体诊所，是古代行医看病的主要形式。而入户诊治的医师一般无固定行医地点，因此被称为"走方医"，走方医大多数遵循"贱、验、便"的治病原则，即药物不取贵为贱、下咽即去病为验、就地取材为便。中华人民共和国成立后，国家办中医医疗机构成为中医诊疗的主要模式，因此，当时的名老中医大多选择进入公立医院开展诊疗活动，个体诊所的发展在一定程度上受到了限制。随着经济的发展，如今走方医已经逐渐消失在时代发展潮流中，而坐堂医经历了发展—禁止—解禁的一系列曲折过程，如今仍然是很受民众信赖的一种中医诊疗方式。在目前的社会环境下，与诊所相比，医院仍是大多数患者的首选。自2010年起，国家中医药管理局成立了"全国名老中医药专家传承工作室"建设项目，近年来，一些医院、医疗集团、名老中医个人等相继组建了名医工作室。此后，国家陆续推出了多项支持社会办中医的政策文件，大力鼓励社会办中医，让中医回归民间，促进了中医药事业的发展。

2. 传统名医诊疗模式类型

（1）中医门诊

中医门诊是中医院的重要窗口，其功能是健康养生、疑难病症诊疗、中医药配制等，也包括内科、妇科、外科等重点特色科室。如今，中医门诊已成为中医诊疗的主要方式，随着亚健康患者与老年病人不断增多，中医药在这类疾病防治上可发挥越来越多的作用。而中医门诊特色诊疗项目是中医的精华，是中医特色的重要体现，各中医院也在不断发掘和推广中医特色明显、疗效显著的诊疗项目，加大推广和创新力度，促使中医院充分发挥中医特色和优势。

（2）中医诊所

中医诊所是提供传统中医药服务的机构，属于社会办中医机构，开展中药、针灸、推拿、拔罐等中医药服务。个体诊所作为基层主要的诊疗模式，因其贴近群众，在提供中医药服务方面有着特殊优势，至今仍起着重要作用。近年来，随着国家持续加大对中医诊所发展的支持力度，中医诊所迎来了难得的发展机遇。

（3）坐堂中医

"前厅看病，后堂抓药"，坐堂医生不仅能诊治疾病，还可以为病人买药提供即时咨询，有着看病方便快捷、医疗成本低、贴近群众需求等许多优点。在之前，坐堂中医因不断出现误导和诱骗消费者购买"大处方"药品、保健品等不利事件而被禁止，如今虽已解禁，但对坐堂中医的行为进行了非常严格的管理。按照规定，坐堂中医只能提供中药饮片服务，不能指导销售其他药品或是医疗器械。经过政策法规的规范，坐堂中医亦成为基层百姓寻医问药的重要途径。

（4）名医工作室

为了更好地利用名老中医的智慧经验来传承发展中医，更好地服务人民，国家出台政策推动建立了全国名老中医药专家传承工作室（简称"名医工作室"）。名医工作室是专门为某位名老中医成立工作室，系统研究名老中医的学术思想和临床经验，运用工作室这一平台来组建和培养稳定的传承队伍，同时运用以师带徒这一中医传统传承模式，围绕名老中医药专家开展学术经验的传承和研究工作。有利于为群众提供优质的中医医疗服务，扩大中医文化传播途径和社会影响力，广泛普及中医知识，在全社会积极营造相信中医药、重视中医药、发展中医药、支持中医药的良好氛围。

3. 传统名医诊疗模式存在的问题

（1）名医资源分布不均

经过长期发展，我国目前已建立起了较为完善的医疗卫生服务体系，但医疗资源结构性失衡问题仍长期存在，其中优质资源总量不足与资源分布不均衡问题尤为突出。由于等级虹吸、地区差异等原因，名医资源多集中在城市，存在城乡失衡、东西失衡、专业失衡现象。尤其在农村和城市的社区医疗机构远远无法满足居民的就医需求，同时，城市中的三级医疗机构的名医资源配置明显强于社区机构，使城市居民无论大病小病都大量涌入三级医院就医，不仅造成了医疗资源的浪费，还引发看病难、看病贵的现象。

（2）就诊时间与空间限制

传统名医诊疗模式多以个体化、面对面方式进行，但因名医资源少且分布极为不均，多集中在城市大医院，使到异地看病的患者要面对前往异地求医的路程远、时间长等种种困难，进一步加重了医疗负担。同时，这种传统的诊疗模式对医生也有相当大的限制，使医生只能在有限的地区行医，医学临床教学等工作也无法摆脱传统教学在时间和空间上的限制。

（3）信息封闭

在传统的中医诊疗模式中，患者就诊的信息数据大多仅在就诊医院、诊所或某一医联体内形成信息闭环，很多医疗信息还无法实现全方面输出共享，这直接导致患者如因同一疾病就诊，需携带多种报告单，还有可能造成同一项目重复检查，医生也无法全面及时地了解患者的情况，不利于疾病的诊治和患者的康复，还给患者带来不必要的麻烦与重复支出，造成了医疗资源的浪费。

（4）单向就诊

在传统中医诊疗模式中，患者往往处于被诊断、被治疗的被动地位。这种面对面诊疗结束后多无法进行随访、康复跟进，患者除了再次挂号多无其他途径再与该名医生交流，无法得到有效的健康指导，不利于患者的康复。尽管绝大多数医生履行了知情同意原则，但由于未能将患者引入决策过程中，患者的猜疑、诉求无处释放，积极性没有调动起来，无法形成朋友或伙伴关系。这种碎片化的医疗服务体系使得医患之间沟通不足，在一定程度上造成当前医患间的紧张关系。

（5）以疾病为中心，疾病保健重视不够

在传统诊疗方式中，患者一般只在急性期发病时接受诊疗，医疗服务只发生在疾病过程中，注重有病治病，难以参与未病保健过程中，但这种情况显然与中医基本理论相违背，也与如今人民日益提高的养生保健需求相违背，无法进行有效的健康保健和疾病防治等工作，因此就无法将疾病控制在产生早期，规避疾病发生风险，减少疾病治疗损耗，降低疾病治疗成本，不利于对有限医疗资源的合理利用。

（二）互联网＋名中医诊疗模式实践

当前，互联网已经广泛应用于社会生活的各个方面，中医作为具有几千年历史的传统文化瑰宝，也正在积极探索中医药与互联网的融合。为了进一步改善人民的医疗环境，创造更符合现代社会发展需要的中医诊疗条件，互联网＋名中医诊疗模式应运而生，这正是在信息化的大环境下，对中医诊疗事业发展的新尝试。

1. 互联网＋名中医诊疗模式构建

2016 年 2 月 26 日，作为指导未来 15 年中医药发展方向的《中医药发展战略规划纲要（2016—2030 年）》发布，其中明确提出，到 2020 年中医药标准化、信息化、产业化、现代化水平不断提高，切实提高中医医疗服务能力。

近两年，互联网医疗发展势头强劲，互联网医疗创业公司在医疗服务行业的各个环节都逐渐活跃起来。在这种大趋势的带动下，互联网＋中医药领域也逐步构建发展，致力于中医创业的公司增多，中医类医疗项目不断得到融资，医疗行业巨头纷纷布局。如北京的正安中医、固生堂、当归中医等；上海的泰坤堂、上医网、掌中医等；广东的和顺堂、和乐中医、药材网等。目前，互联网＋名中医诊疗模式融合了互联网医疗现有的一些模式，完成了自身的一些构建。如在线问诊、中药材电商、快递送药、远程健康管理、中医媒体、中医连锁、中医工具、中医教育、智能化设备、中医信息化等，几乎涉及各个医疗环节。从就医流程上，可以简单理解为患者是一端，医生及医疗机构是另一端。从驱动类型上，可以分为服务型和技术型。虽然涉及内容很多，但互联网＋名中医诊疗模式实践中，核心资源仍旧是名中医的医疗技术本身，名中医的诊疗技术才是整个模式中，民众最为需要的要素，同时，互联网设备及技术的应用是诊疗模式中不可或缺的辅助因素。

2. 互联网＋名中医诊疗模式运行机制

互联网＋名中医诊疗模式运行机制，是可以实现"预约名医、足不出户、网络视诊、送药到家"的一种全新的中医就医新模式，即患者在家中或者办公室通过移动终端 App 预约医生，并按预约时间通过网络视诊平台与医生进行视频问诊，医生开具的处方由平台直接发送至制药公司，制药公司按照处方为患者代煎草药汤剂，最后交由快递公司将煎煮好的草药汤剂送至患者手中。也就是说，患者从预约、就医到服药整个过程通过网络视诊平台和移动终端可以足不出户完成整个过程。

"望、闻、问、切"是中医学辨证论治的基础，也是互联网＋名中医诊疗模式机制的基础。互联网＋名中医诊疗模式通过智慧中医网络医院平台使名医与患者进行实时网络视频问诊，观察患者气色；根据中医诊断为基础设计了患者信息采集表，患者与名中医视诊前在手机 App 上进行填写，辅助名中医询问病情症状，完成"望、闻、问"的过程。通过移动可穿戴设备或者线下智慧中医网络医院接诊点配备的脉诊仪等检查仪器实现诊疗，完成中医切诊。

（1）智慧医疗中医望诊模式

在中医诊断体系中，望诊是获取患者疾病信息最直观的方式，亦是进行疾病、证候诊断的第一步。在互联网技术的支持下，可通过当前常规的摄像设备采集患者面部、舌象信息；同时，在智能算法的支持下，传感器与分析系统不断改进，以手机为工具进行望诊分析将逐步实现。这为今后减少医生主观因素对中医诊断的干扰，为面部望诊客观化与量化工作提供了基础。

（2）智慧医疗中医闻诊模式

闻诊是通过听声音、嗅气味来诊察疾病的方法。当前，在语音传输设备的支持下，聆听患者声音已广泛普及，接下来就是要通过相关音频传感设备，实现对内脏如心音、呼吸音、肠鸣音的听诊。在闻气味方面，目前以电子鼻技术为代表，亦得到快速发展。其基本原理是利用气敏传感器感知气体成分进而捕获相应信号，通过模式识别技术及相应算法进行分析，实现气味信号的数字化，达到识别单一或复杂气体的能力，① 这类技术的发展可为中医闻诊客观化、标准化开创先河。

（3）智慧医疗中医问诊模式

在传统中医问诊模式中，问诊的实现主要通过医生与患者直接面对面地沟通，以了解患者疾病发生、发展、诊疗经过及当前症状等一手资料，但对于一些身处外地、行动不便的患者而言，与医生的沟通却成为一件难以实现的事情。虽然有家属代诉这一途径，但家属所了解的信息往往难以反映患者的真实情况，故而运用语音设备进行沟通，是实现智慧中医诊疗最基本的内容。目前，常规通过语音设备进行问诊已成为远程医疗的常态，在互联网人工智能技术的支持下，开发计算机中医问诊系统已成为可能。② 如以何建成教授为首的团队，通过将计算机技术、智能信息处理技术和中医理论相结合，目前已在中医问诊系统的研制道路上取得一定成绩。③ 这些标志着中医问诊智能化系统将在一定程度上代替传统门诊、远程医疗式的人工问诊，将朝着未来人工智能问诊方向发展。

（4）智慧医疗中医切诊模式

传统脉诊由于其主观性强、难以描述等因素，造成脉诊"在心易了，指下难明"，使得其难以实现标准化、规范化。当前，随着现代医学、数学、计算机技术、可穿戴技术等多学科的交融，通过脉图、影像等直观的方式对脉象进行现代研究已成为现实，④ 这为脉诊的推广创造了有利的条件。

---

① 宋镇贵：《基于小波分析的口腔气味病理特征提取与诊断方法研究》，硕士学位论文，哈尔滨工业大学，2010。

② 钟涛：《基于复杂系统方法的慢性胃炎中医问诊证候建模研究》，硕士学位论文，华东理工大学，2014。

③ 何建成、王文武、丁宏娟：《计算机中医问诊系统的开发与研究》，《时珍国医国药》2010年第9期，第2370～2372页。

④ 汪南玥、于友华、刘佳等：《脉诊客观化研究的思考》，《中华中医药杂志》2015年第8期，第2655～2657页。

在智慧中医的实践过程中，由于专家无法实时感知患者脉搏情况，这就需要相应脉诊设备对患者进行诊查，这样不仅可以回避医者主观因素的影响，而且可建立患者脉诊信息数据库，为客观评价患者用药前后脉象变化提供了基础。

3. 互联网＋名中医诊疗模式突破医疗瓶颈

2016年2月印发的《中医药发展战略规划纲要（2016—2030年）》指出，要加强中医药理论方法继承，全面系统地继承当代名老中医药专家学术思想和临床诊疗经验，总结中医优势病种临床基本诊疗规律。但长期以来，我国中医药资源总量仍然不足，存在基层中医药服务能力薄弱，创新不够等现象。这些都是中医行业客观存在的实际问题，也将是中医健康行业创新发展的突破口。多种互联网中医药模式涌现，以及互联网＋名中医诊疗模式的实践，正是突破医疗瓶颈的契机。

首先，互联网＋名中医诊疗模式的逐步开展，使传统中医诊疗方式的不足得到改进，更加以人为本，关注人的感受，让医师和患者在诊疗的过程中都得到极大的便利。以人为核心的理念有利于这种诊疗模式的应用和推广。同时，这种诊疗模式也将带动药材供应产业的发展，并促进中药生产标准化程度的提高。

其次，互联网＋名中医诊疗模式，为治未病提供了良好的环境和技术手段。其在中医中的主要思想是：未病先防和既病防变。而中药养生则有固本培元、养气补血、预防疾病、药食结合、日常保健的优势。这与现代的健康管理理念不谋而合。亚健康人群可以通过互联网向中医医师咨询四季养生、日常保健、食疗药膳、推拿针灸等常用知识，也可以利用移动互联网及新技术，收集和保存饮食、运动、睡眠等数据形成用户健康档案，并可以通过上传症状、数据信息，实现远程健康检查。

另外，在这种新模式的探索和互联网融合的过程中，中医理论、辩证思维、中医诊断和治疗的处方标准化的经验，可形成辅助诊断模型，从而支持中医的继承。在将来，名老中医的诊疗技术能够实现跨时空资源整合，利用互联网思想继承和发展中医药。构建中医药大数据平台，通过实际案例采集、跟踪，到整个诊疗方案完成，实现包括中医药知识库、名医问诊、云药房、中医专病专科、中医专病专药、智能中医辅助决策系统、智能中医诊疗设备研发等内容，并以云平台服务的方式向广阔基层医疗机构和社区居民供给中医诊疗和健康服务。同时，利用快递冷链配送模式，实现中药代取代寄、极速到家，完美地融合了"互联网大数据与人工智能"创新模式。

我国关于中医药健康服务与互联网的融合发展目标是：到2020年，中医药健康服务与互联网融合发展迈上新台阶，融合发展新模式广泛应用；到2030年，以中医药理论为指导、互联网为依托，融入现代健康管理理念的中医药健康服务模式形成并加快发展。互联网＋名中医诊疗将为目标的实现贡献一份坚实的力量。

（三）送药到家助力名中医远程诊疗

1. 当前互联网＋名中医诊疗服务内容

以2018年8月上线的友德医互联网＋医疗健康研究院推出的"预约名医、足不出户、网络视诊、送药到家"智慧中医就医模式为例。该公司所创建的广东省网络医院，是全国首家获国家卫健委许可的网络医院。其互联网＋名中医诊疗模式的运行机制，具有以下几方面特点（见图2）。

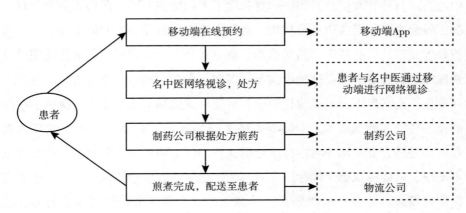

图2 互联网＋名中医诊疗模式的运行机制

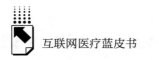

一是，线上预约，即患者可以在家中或者办公室里通过手机 App 预约名医，这样可以节省往返医疗机构的交通和时间成本，以及排队挂号的时间成本。

二是，网络视诊，这里强调的是医生与患者通过视频面对面问诊，即患者在填写信息收集表、上传检查检验结果等资料后，通过网络视诊平台与名医进行视频实时问诊，这完全不同于在线文字一问一答问诊。

三是，送药到家，即患者结束网络视诊后，医生所开处方直接经网络视诊平台发送至制药公司，制药公司按照处方为患者配好并按医生煎煮处方规定代煎中药汤剂，之后煎煮好的中药汤剂交快递公司配送至患者手中。通过该环节，极大地方便了上班族、老年人等人群，也避免了患者不按医嘱煎煮汤剂导致影响药效的情况。

互联网＋名中医诊疗服务的模式，从预约挂号、就诊方式到用药都与传统医疗模式极为不同，大大提升了诊疗的效率，方便了医患双方，是对中医药服务的创新和发展。

2. 互联网＋名中医结合送药到家医疗模式拓展

"送药到家"服务主要是通过现代互联网技术和物流配送体系进行运作。患者在接受诊断后，医院将处方通过互联网传到药厂的配药煎制中心，中心会进行处方和信息打印，信息包含了专门的条形码，药房人员先对自己的工号及中药信息条码进行扫描，对处方进行审核无误后开始抓药，之后进行处方复核、药品浸泡、药品煎煮、真空包装等一系列程序，最终装箱通过快递邮送到患者手上。这种模式下，实现了药厂与医院、患者的直接连接，药品生产出来后不经过其他代理商和医院，直接送至患者手中，减少了中间的流通环节，降低成本，大幅度提高了药品的流通效率。其现实意义体现在：一是结合互联网＋名中医诊疗模式，提供中药集中代煎服务，使患者足不出户，就能完成整个诊疗环节过程，优化了患者就诊体验；二是中药的直接配送模式，符合"医药分开"等政策理念，是未来转变药品流通方式的重要方向。

开展中药"送药到家"服务，中药行业的发展潜力结合药品直接配送新模式，未来将会成为药品流通领域的一大亮点。但应特别关注以下问题，如中药材来源是否有保证、制药过程是否规范、快递运输是否安全等。为避免问题的发生，中药材由有资质、专业的制药行业企业提供；以传统中医制药方法为主，辅之以智慧化煎煮设备，整个制药过程实现机械化、智能化、标准化（接方、调剂、复核、浸泡、煎煮、包装、运输），保证制药过程安全、有效、规范；煎煮好的中药汤计由有资质、专业的物流企业负责全程冷链运输，快捷、安全。同时，对互联网平台进行优化与完善。

三　以互联网＋运动处方为特色的中医诊疗模式探析

目前越来越多的研究证实，有规律的身体活动能够产生健康效应，可以缓解包括心血管疾病、2 型糖尿病、高血压、肥胖等 33 种慢性疾病。[①] 欧美等国已经将体力活动评价与促进纳入医疗诊断系统。近年来，我国同样高度重视公民健康问题，积极推进医疗卫生体制机制改革，全面实施健康中国战略和全民健身战略，推进医养结合、医体结合，构建大健康格局。本节以健康中国为背景，利用互联网的兴起、中医药事业繁荣发展的契机，将中医运动处方和互联网有机结合起来，探讨以互联网＋运动处方为特色的中医诊疗模式为人们健康生活做出的贡献。

（一）运动是良医的理念和模式概述

1. 运动是良医理念的起源与发展

运动是良医（EIM）是 2007 年由美国医学会和美国运动医学学会共同发起的运动健康促进项目，我国于 2012 年 6 月加入此项目。其主要通过体力锻炼对慢性疾病进行预防和治疗，并促进社会保健人员、医疗卫生部门、

---

① *Global Recommendations on Physical Activity for Health.* Geneva： World Health Organization， 2010； Hallal， P. C. ， Andersen， L. B. ， Bull， F. C. ， et al. "Global Physical Activity Levels： Surveillance Progress， Pitfalls， and Prospects，" *Lancet （London， England）*， 2012， 380 （9838）： 247 - 257.

健身指导人员和社会疾病人群和亚健康人群之间的连接和交流，为需要人群制定运动方案。

然而，"运动是良医"并不是一个新理念，有关锻炼与医学的讨论可以追溯到中国医学的"治未病"思想。我国《黄帝内经》中提出导引疗法有时可以作为治疗慢性疾病的主要方法，开创了导引治疗学的先河，也是中国古代"运动是良医"思想的最早雏形。[①]

2. 体力活动不足——21世纪最大的公共卫生问题

随着社会物质文明的进步和人们生活条件的改善，人们的生活变得更加便捷和舒适，正常的日常体力活动日趋减少，人们为生存所必须付出的体力消耗也越来越少。人们在变得"轻松"的同时，健康问题也同样被这样的改变推向"风口浪尖"，全球范围内由于人们体力活动严重不足，引发了一系列公共卫生问题。体力活动不足已经成为21世纪人类共同的一个公共卫生问题，成为全球范围内死亡的第四大危险因素（见图3）。

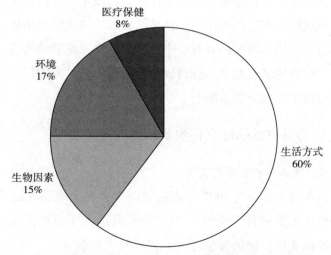

图3　世界卫生组织研究报告：影响健康的主要因素

---

① 李文川、刘春梅：《不同古典医学文化中的"运动是良医"思想》，《北京体育大学学报》
2017年第8期，第133～140页。

3. 慢性疾病运动干预循证实践

研究表明，积极科学进行体力活动和运动锻炼是降低慢性非传染性疾病患病率的有效方法，在预防、延缓、逆转和治疗慢性疾病中发挥着重要作用。在伦敦巴士司机与售票员心脏病风险研究中，坐在巴士车方向盘前的司机较经常在车内走动的售票员患冠心病的年龄推前、发病也较重；Morris 博士通过将经常走动的快递投递员和办公室的接线员做比较，发现从事较活跃体力劳动工作的人群较静坐少动工作方式人群患冠心病的危险性低。我国糖尿病学家潘孝仁和美国著名流行病学家 Peter Bennett 共同发起并完成的大庆糖尿病生活方式干预项目，表明合理的运动配合健康规律的饮食是预防糖尿病的有力措施。

运动是良医已被证实是解决 21 世纪人体体力活动不足的最有效方式之一，体力活动生命体征也与呼吸、体温、脉搏和血压四大生命体征共同用于诊断病人病情轻重和危急程度的指征，融入医疗临床诊断。

（二）运动处方特色诊疗体系构建

1. 运动处方概念与核心要素

运动处方是指康复专业人员、体疗师或社会体育指导员等，对病人、健身活动参与者或运动员进行必要的临床检查、功能评估，根据所获得的资料和评价结果，以处方的形式制定的个性化、系统的运动方案。它是针对个人的身体状况，结合生活环境条件和运动爱好等个人特点而制订的科学的、定量化的、周期性的、有目的的锻炼计划，要求选择一定的运动项目、规定适宜的运动量并注明注意事项，指导其有计划、有规律地运动锻炼，以达到疾病预防与治疗的目的。

运动处方是运动医学在临床实践中的最好体现，目前已具有相对规范、系统的理论与方法体系，在临床实践中发挥着越来越重要的作用，包括运动目的、运动方式、运动强度、运动时间、运动频率、运动量和运动进程等七大核心要素。由于各人的情况千差万别，运动处方的目的有健身的、娱乐的、减肥的、康复治疗的等多种类型。运动项目是在运动处方中为锻炼者提供最合适的运动项目。选择运动项目，要考虑运动目的、习惯、兴趣及环境等。运动强度是衡量运动量的重要指标之一，指运动的剧烈程度，它不仅关系到锻炼的效果，也关系到处方对象的安全，常用靶心率、主观疲劳感觉量表等测量表示。运动时间是指一次锻炼的持续时间，与运动强度紧密相关，一般强度大，时间应稍短，强度小，时间应稍长。有氧锻炼时间在 30 分钟左右就可以达到较好的效果。运动频度指每周的锻炼次数，通常每周锻炼 3 ~ 5 次，有一定的休息时间，可以收到良好的锻炼效果。运动量的大小取决于运动频率、运动强度、运动时间等多种因素。运动进程则通常分为适应期、提高期和稳定期。

2. 运动处方特色诊疗模式

运动处方特色诊疗模式的逻辑起点是将体力活动生命体征纳入医疗临床诊断，并注重积极体力活动和科学体育运动这一非药物干预手段的运用。其诊疗模式包括健康评价与风险评估、制定运动处方、运动处方的实施过程监控与微调整、运动处方实施的效果评估等流程。

健康评价与风险评估主要包括健康筛查、心血管疾病风险评价与危险分层、健康体适能测试与评定。主要是通过询问、问卷调查、医学检查、体质测试等途径，了解处方对象的健康状况、家族史、疾病史、用药情况及生活习惯、体力活动水平、功能性体适能评估、健康体适能状况、运动习惯和近期锻炼情况等。其主要目的一是通过心血管危险分层，明确运动功能测试方案及医务监督的力度，增加运动测试及运动中的安全性。二是通过全面了解处方对象，为制定实施一个安全有效的运动处方提供依据。

制定运动处方是根据处方对象的健康评价与风险评估结果及运动目的，选择一定的运动方式、安排合理的运动强度、运动频率、运动时间、运动总量和运动进程，并明确提出处方实施中应当注意的事项。

运动处方的实施过程监控与微调整主要包括运动处方实施的指导与示范、安全性控制和微调整。一般在运动处方开始实施前，处方师向处方对象详细讲解运动处方的含义，并通过示范指导让处方对象通过实践了解如何实施运动处方。在实施过程中处方师应通过检查锻炼日记，或定期到锻炼现场观察等途径进行监督，并根据锻炼后的反应，及时微调运动处方。

运动处方实施的效果评估是在执行运动处方完整周期结束后应进行的，

与执行处方前相同指标的测试，通过前后指标的对比、分析全面评估处方对象健康水平改善情况，并调整下一阶段运动处方，以保证取得更好的处方效果。一般来说，按照运动处方进行锻炼在 6~8 周后可取得明显的阶段性效果，此时便需要指标测定和效果评估。

1. 典型案例：糖尿病"运动处方"新模式

糖尿病患者运动处方案例见表2。

表2 糖尿病患者运动处方案例

基本信息					×××年××月×日
姓名	××	性别	男 女√	年龄	48 岁
联系电话	××	家庭住址	×××		

运动前筛查结果

体力活动水平	□严重不足 □不足 □满足		严重不足
健康筛查	身高 165cm，体重 72kg，体脂率 37.2%		
	疾病史：□无，□高血压，√糖尿病，□心脏病，□肺脏疾病，□其他		
	血液指标：空腹血糖 10.5mmol/L，总胆固醇 6.5mmol/L		
	血压 130/80mmhg 心率 74 次/分		
进一步医学检查	心电图：未见异常		
	心脏超声检查：未见异常		
	腹部超声：轻度脂肪肝		
	下肢血管超声：双下肢动脉壁光滑，未见明显异常		
	眼科检查：未见明显异常		
运动风险分级	□低 √中 □高		
运动测试结果	心肺机能	□低 √中	□高
	肌肉力量与耐力	□差 √一般	□较好
	柔韧性	√差 □一般	□较好

存在的主要问题：1. 该患者是典型的 2 型糖尿病，长期运动可以有效减轻临床症状、降低体重和控制疾病。该患者一般情况良好，心脏检查未见明显异常，可以选择有氧运动也可选择力量训练或交替进行。力量训练可进行全身多部位锻炼，从无负重或者低负重开始。

2. 该患者平时不爱运动，因此运动应从低强度开始，同时要注意配合饮食管理。

3. 体重略超重，长期长时间走、跑都会加速骨关节的损伤，因此，应鼓励患者在有氧运动开始进行的初始阶段进行下肢和稳定性练习。

4. 在最初开始运动的时候应学会自测血糖或者由家人监测，通过学堂的自我监控，帮助患者理解运动后血糖的变化，以及谨防运动时的低血糖。

主诉需求：4 年前因烦渴多尿，就诊发现糖尿病，一直在服用二甲双胍、拜糖控制血糖浓度，以前身体比较好，但是不太喜好运动，爱吃零食。

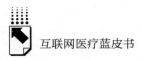

续表

运动处方	
运动目的	通过运动疗法控制血糖在正常范围，提高病人生活质量水平
运动方式	通过调动患者大肌肉群、有节奏的、持续性的运动： 1. 走路 + 快步走 + 慢跑 2. 绕大关节的屈伸肌肉练习
运动强度	1. 40%～60%的贮备摄氧量，相当于 PRE（主观疲劳感觉）的 11～13，要达到更好的血糖控制效果可能需要更高的运动强度（大于自身 60% DE 贮备摄氧量）。 2. 还可通过佩戴心率手表/手环检测自己的心率，通过心率反应来控制运动强度。尽量控制在 110～130 次/分钟
运动时间	有氧运动每次至少 10 分钟并贯穿整周，每次运动控制在 40 分钟以上
运动频率	每周 3～7 天
周运动量	每周累计至少 150 分钟的中等或较大强度运动
注意事项	1. 低血糖是参加运动的糖尿病病人面临的最严重的问题，运动会发生急性血糖下降，即使在高血糖阶段也有可能出现症状反应。相反，血糖的快速下降也有可能不出现明显的症状。低血糖的常见症状包括颤抖、虚弱、异常出汗、神经质、焦虑、口和手发麻、饥饿等，在运动时需要尤为注意，出现类似症状需马上停止运动。患者携带葡萄糖、多糖水果等可快速补充血液糖浓度的饮料或食物。 2. 持续监测血糖浓度，评价运动即刻效果和持续效果，反馈给康复治疗师。 3. 要注意运动过程中多尿造成的脱水情况，备足水、及时补充身体水分，防止脱水造成的连带反应
回访时间	年　　　月　　　日
运动处方师	
机构名称（章）	

（三）基于"互联网 +"的中医运动处方创新诊疗模式

1. 医体结合治未病健康管理模式

医体结合治未病健康管理模式是打破传统以治疗为中心的医院管理模式转向以预防为中心的综合健康管理模式，将健康促进理念融入健康管理的全过程，建立以医生、患者、患者家属、社区居民健康、运动资源为中心的诊疗体系。其基本步骤（见图 4）可分为医疗保健提供商向患者提供医体处方；将处方脚本转送至于患者而言最为便捷的医疗保健提供者处［社区健康中心和（或）运动资源中心]，以解决营养和（或）运动问题；通过电话、面谈、团体教育（家庭或社区教育）来鼓励患者完成运动；患者将运动进展报告提交至医疗服务提供者处。

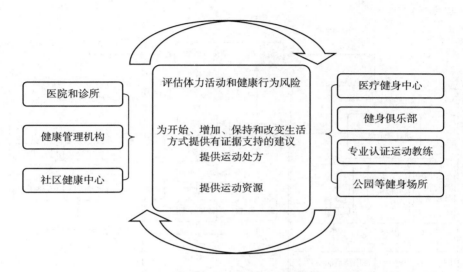

图4　医体结合治未病健康管理模式

一个典型的案例是美国山间医疗集团生活方式和体重管理模式流程：首先医生或临床助理评估生活方式和健康行为、风险和注意事项。主要通过生活方式和健康风险问卷的方式询问评估患者的体力活动、营养、睡眠、心理健康、社会支持等方面。然后医生或者高级护士根据患者健康风险提供建议，并推荐基于证据的干预措施，根据患者的喜好和改变的意愿达成目标，协助制订详细的行动计划，通过强调每日跟踪（或日记）和报告计划的重要性来完善问责制和提供或确定支持目标的教育、激励工具和社区资源，如果有需要安排转介给其他专家，最后形成管理报告机制和后续预约。

2. 基于"互联网＋"的运动处方精准诊疗平台

"互联网＋"运动处方精准诊疗模式是利用现代信息通信技术和互联网平台，使运动处方研究与互联网技术进行深度融合，创造新的生态平台。它将患者信息管理、医学检查结果、运动风险评价、运动实验方案的确定及终止标准、健康体适能评价、运动处方、处方实施追踪反馈、数据云平台、可穿戴设备与移动应用等功能整合为一个管理平台，可用于大数据采集、管理与分析，个性化精准运动处方制定，运动处方实施提醒、实时监控与反馈等（见图5）。

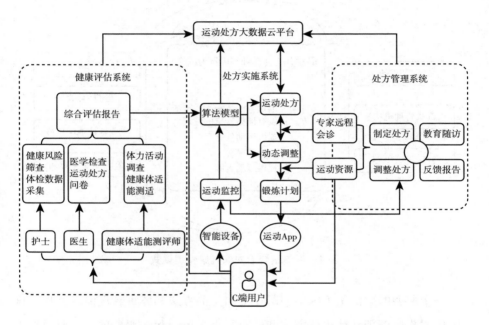

图5 基于"互联网＋"的运动处方精准诊疗平台

参考文献

陈凯先：《陈凯先：中医药在当代的地位和作用》，《中国中医药报》2014年第3期。

季昭臣、王虎城、胡海殷等：《首届百名"全国名中医"专业分布及学术特点分析》，《天津中医药大学学报》2018年第1期，第16～20页。

王丽敏、邓茜、王黎君：《我国慢性病综合监测回顾与展望》，《中国医学前沿杂志》（电子版）2014年第3期，第1～4、6页。

顾景范:《〈中国居民营养与慢性病状况报告（2015）〉解读》,《营养学报》2016 年第 6 期, 第 525 页。

Organization, W. H. "Global Status Report on Noncommunicable Diseases 2014," *Women*, 2014, 47（26）: 2562 - 2563.

顾海、刘曦言、马珺茹:《我国远程医疗服务的发展现状、问题及对策》,《中国卫生管理研究》2018 年第 00 期, 第 112 ~ 125、156 ~ 157 页。

汪南玥、于友华、刘佳等:《脉诊客观化研究的思考》,《中华中医药杂志》2015 年第 8 期, 第 2655 ~ 2657 页。

何嘉炜、林基伟、彭苏元等:《慢病管理在临床科研中的作用》,《世界科学技术—中医药现代化》2016 年第 6 期, 第 964 ~ 967 页。

宋镇贵:《基于小波分析的口腔气味病理特征提取与诊断方法研究》, 硕士学位论文, 哈尔滨工业大学, 2010。

钟涛:《基于复杂系统方法的慢性胃炎中医问诊证候建模研究》, 硕士学位论文, 华东理工大学, 2014。

何建成、王文武、丁宏娟:《计算机中医问诊系统的开发与研究》,《时珍国医国药》2010 年第 9 期, 第 2370 ~ 2372 页。

Global Recommendations on Physical Activity for Health. Geneva: World Health Organization, 2010.

Hallal, P. C., Andersen, L. B., Bull, F. C., et al. "Global Physical Activity Levels: Surveillance Progress, Pitfalls, and Prospects," *Lancet*（*London, England*）, 2012, 380（9838）: 247 - 257.

李文川、刘春梅:《不同古典医学文化中的"运动是良医"思想》,《北京体育大学学报》2017 年第 8 期, 第 133 ~ 140 页。

B.18
"互联网+"背景下的中药现代化探索

程 蒙 杨 光 黄璐琦*

摘 要： 中药现代化是指将中药的传统特色优势与现代科学技术相结合，以现代医学方法诠释、继承和发扬传统中医理论，改进中药现代研究、开发、生产、管理和应用，使中药产业发展适应社会发展需求的过程。经过 20 多年的发展，中药现代化在中药科研、标准化、国际化、产业发展等方面取得显著进展。国务院印发《关于积极推进"互联网+"行动的指导意见》后，"互联网+中药"成为行业新的发展模式，并给中药现代化发展带来新思路。在"互联网+"背景下，物联网、大数据等技术重构中药产业链，改革中药新药创制方式，促进中药产业的信息化和标准化。将物联网、大数据等随着互联网技术进步而发展起来的新技术、新方法应用到中药产业实践中，也存在技术难题、人才缺失等问题。

关键词： 中药现代化 互联网+ 信息化 物联网 大数据

　　中药现代化是指将中药的传统特色优势与现代科学技术相结合，以现代

---

* 程蒙，中国中医科学院中药资源中心；杨光，博士，副研究员，中国中医科学院中药资源中心产业与保护研究室副主任，主要研究方向为中药资源经济；黄璐琦，中国工程院院士，中国中医科学院院长，研究员，博士生导师，世界卫生组织传统医学（中药）合作中心主任，国家药典委员会委员，国家中医药管理局中药学学科带头人，主要研究方向为中药资源和分子生药学。

医学方法诠释、继承和发扬传统中医理论，改进中药现代研究、开发、生产、管理和应用，使中药产业发展适应社会发展需求的过程,[1] 包括中药现代化及其开发。在第一次全国卫生工作会议上，"中西医并重，发展中医药"的思路被提出后，中医药发展逐渐受到各方关注，依靠科技进步和技术创新实现中药现代化成为发展目标。《中药现代化发展纲要（2002—2010年）》指出中药现代化发展的战略目标是：构建现代中药创新体系，形成现代中药标准体系，研发一批疗效确切的中药创新产品，突破中药产业应用关键技术，形成具有比较优势的现代中药产业，中医药科技处于世界优势地位，实现传统中药产业向现代中药产业的跨越。

一 中药现代化发展现状

中药现代化需以现代科技为动力，充分利用我国的中药资源优势、中医理论优势、中医药传统文化优势和市场优势，构建中药创新体系，从中药材种植到中成药生产、销售等环节实现现代化[2]。经过二十多年的发展，中药现代化已初见成效，中药科研水平大幅提升，中药现代农业逐步形成，中药标准化建设及国际化进程稳步拓展，中药产业在医药工业中发挥着越来越重要的作用。

（一）中药科研水平显著提升

随着国家在中药基础研究、新药创制方面的不断投入，中医药基础研究和临床应用研究科研体系初步建成，中医药防治传染病和慢性病的临床科研网络逐步完善，充分发挥中医药在"治未病"、慢性疾病方面的优势。截至2016 年 9 月，中药领域已建成 3 个国家工程实验室，1 个国家重点实验室培

---

① 张伯礼、陈传宏、张永祥等：《中药现代化二十年（1996—2015）》，上海科学技术出版社，2016。
② 姜程曦、秦宇雯、赵祺等：《中药现代化的模式与思考》，《世界科学技术－中医药现代化》2018 年第 8 期，第 1482～1488 页。

育基地和上百个国家中医药管理局重点实验室。根据国家统计局数据，中成药制造高技术产业研究与试验发展经费持续增长，2017 年为 95.62 亿元，同比增长 3.09%。

中医药行业科研水平显著提高，SCI 论文数量从过去每年不到 100 篇增加到每年 3000 篇以上，国家科技奖励的数量和水平也不断提升。116 项中医药成果获得国家科技奖励，研究范围包含中药、中医、针灸等相关理论研究和中医药临床研究，其中中药相关研究占比最高，达 60%，其次是临床研究，[①] 一批科研成果转化为临床诊疗标准规范、关键技术和拥有自主知识产权的中药新药。

（二）中药现代化农业逐步形成

自 20 世纪 80 年代开始中药材大规模种养殖以来，在 20 多个省份（地区）建立了涵盖上百个中药材品种的种子种苗繁育基地，200 多种常用中药材突破人工种养殖障碍，初步实现规模化种植，50 多种珍稀濒危野生中药材攻克人工种养殖技术难题，实现人工栽培或养殖，如冬虫夏草。截至 2016 年 1 月，我国有 195 个中药材生产基地通过 GAP 认证，基地种植品种涵盖丹参、三七、麦冬、西红花、青蒿等近百个中药材。

为保护和发展中药材，2015 年国务院办公厅颁发了《中药材保护和发展规划（2015—2020 年）》，以缓解濒危中药材供需矛盾，建立中药材保护与监测体系和中药材现代生产流通体系。2017 年，国家中药材产业技术体系被纳入现代农业产业技术体系范畴，针对中药材种植中存在的优良品种短缺、种子质量低劣、滥施农药化肥、市场管理混乱等问题，制定解决方案，指导中药材种植，推动中药材种植的转型升级和实现现代化。

（三）中药标准化取得可喜进展

"十一五"期间，我国制定和修订了 27 项中医药国家标准、450 多项行

---

① 张伯礼、陈传宏、张永祥等：《中药现代化二十年（1996—2015）》，上海科学技术出版社，2016。

业或行业组织标准，成立了中药材种子种苗、中药、中西医结合、中医、针灸 5 个全国专业化标准技术委员会，初步建成中医药标准化体系。《中医药标准化中长期发展规划纲要（2011—2020 年）》指出到 2020 年，形成涵盖中医药基础、技术、管理、民族医药的标准化体系，初步建立中医药标准应用推广和监测体系，在中医药国际标准化活动中发挥实质性作用。

中药材标准化方面，形成了国际 ISO 标准、《中国药典》、国家标准、行业标准和团体标准共存的标准体系。国际标准化组织成立了中医药技术委员会，颁布了 10 余项中医药国际标准，如人参、三七种子种苗国际标准。618 种中药材的检验及合格标准以法典的形式收录在 2015 年版《中国药典》中，6 项新增中药材行业标准于 2016 年由商务部发布。中华中医药学会于 2016 年、2017 年、2018 年先后发布了 226 项中药材团体标准和 64 项中药材种子种苗标准。同时，中药产品生产加工过程逐步实施标准化、规范化管理。在药品研发中，临床前安全性评价需按照《药物非临床研究质量管理规范》开展，以保证药物非临床安全性评价研究的质量。中成药生产已全面实施《药品生产质量管理规范》（GMP），中成药销售也已实施《药品经营质量管理规范》（GSP）。

（四）中药国际化进程稳步拓展

中药产品出口金额呈不断递增趋势，1996～2016 年，中药产品出口金额的年均复合增长率为 7.96%，提取物年均复合增长率为 17.35%，中成药及保健品年均复合增长率为 6.98%，中药材及饮片的年均复合增长率为 4.24%。2017 年，我国出口中药产品 33.99 亿美元，中药材及饮片、提取物、中成药及保健品的出口额分别为 11.39 亿美元、26.16 亿美元、2.50 亿美元。实施"一带一路"倡议后，东盟和"一带一路"沿线国家从我国进口中药材及饮片的金额持续增长，2017 年从我国进口中药材及饮片的金额同比分别增长 54.40% 和 38.35%。[①]《中医药"一带一路"发展规划

---

① 《商务部发布〈2017 年中药材流通市场分析报告〉》，商务部市场秩序司网站，http://sczxs. mofcom. gov. cn/article/gzdongtai/m/201806/20180602759408. shtml。

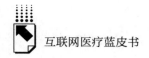

（2016—2020 年）》指出，到 2020 年，"一带一路"沿线国家与我国合作建设 30 个中医药海外中心和 50 个中医药对外合作交流示范基地，制定并颁布中医药国际标准 20 项。

中成药海外注册研究取得了突出成绩，"地奥心血康胶囊" 2016 年在欧盟完成了注册，美国食品药品监督管理局（FDA）已批准了 4 个中成药在美国开展Ⅲ期临床。《"十三五"中医药科技创新专项规划》指出，在"十三五"期间，加强与"一带一路"沿线国家的合作，合作建立实验室和中医药研究中心，完成 5 ~ 10 个中成药在欧美等发达国家的药品注册。

（五）中药产业发展水平快速提升

2017 年 1 ~ 9 月，医药工业规模以上企业实现主营业务收入 22936.45 亿元，化学药品的主营业务收入最高，为 10077.78 亿元，占比为 43.94%；中药的主营业务收入次之，为 6140.73 亿元，占比为 26.77%。在各子行业中，中药饮片加工同比增速最快，同比增速达 17.20%，高于医药工业同比增速 5.5 个百分点。中药产业在医药工业所占比重逐步提升，并发挥越来越重要的作用。

2017 年医药工业主营业务收入前 500 家企业中，中成药生产企业和中药饮片生产企业分别为 142 家和 23 家。中药饮片工业化、现代化程度不断提升，技术和管理水平大幅提高，饮片质量逐渐实现可溯源。中成药工业集团化、品牌化进程加速，形成了一批现代化中药制药企业。2016 年，逾 500 个中成药品种销售额过亿元，销售额超过 10 亿元的品种达 50 余个，有些品种销售额甚至超过 30 亿元，这些大品种的培育有力地推动了我国中医药产业发展。中药制造装备工业化、自动化程度较高，普遍达到工业 2.0 水平，部分生产企业已初步具有工业 3.0 水平。

（六）中医药信息化初见成效

信息化水平是衡量中药现代化程度的重要标尺，国家中医药管理局印发的《中医药信息化发展"十三五"规划》指出中医药信息化是实现中医药振兴发展的重要引擎和技术支撑，"互联网+"丰富了中医医疗服务模式并推动健康产业蓬勃发展。到 2020 年，以国家、省级中医药数据中心建设为核心，建成中医药信息业务平台，与各级人口健康信息平台实现互联互通。[①]"十二五"期间开发应用了一批中医药特色业务系统，如名老中医传承系统、中医古籍文献数据库、中医辅助诊疗系统、中医慢病管理系统等，"智慧中医诊所""智慧名医工作室""智慧中药房"等一批结合人工智能的中医药新产品和新业态逐渐兴起。"十三五"期间，为促进中医药信息化发展，旨在运用云计算、大数据、移动互联网等信息技术，进一步丰富中医特色诊疗、养生保健、康复技术等产品的研发和推广应用，我国研制推广了数字化中医药健康智能设备。

二 "互联网+"背景下中药现代化探索

"互联网+"重新定义了中药信息化，它改变了中医药信息的传播渠道和方式，促进信息间的流动和分享，进而产生价值。[②] 自 2015 年国务院办公厅印发《中医药健康服务发展规划（2015—2020 年）》以来，"互联网+中药"的模式逐渐受到企业青睐，不少企业将中药材种植、流通、饮片生产、中成药制造等方面互联网化，旨在实现中医药全产业链的互联互通。随着互联网技术进步而发展起来的物联网、云计算、大数据等技术应用范围逐步扩大，这些技术在中医药领域的推广和应用将推动中药工业从数字制药迈向智慧制药。

（一）"互联网+"构建中药现代信息服务平台

互联网在智慧农业、农业电商、农业全产业链等方面已有深入渗透，与

---

① 王梦思、刘松江、李国正：《我国省级中医药数据中心发展的思考》，《世界科学技术－中医药现代化》2018 年第 5 期，第 615～620 页。
② 洪杰仔：《KM 中药企业"互联网+"发展模式研究》，硕士学位论文，陕西师范大学，2016。

农业相比，我国中药信息市场存在较大缺口，直观表现为提供信息的网站数量、网站类型较少。中药现代信息服务平台主要分为资讯类网站、电商类网站和信息服务类网站三类，且这三类网站的数量呈金字塔形分布（见图1）。

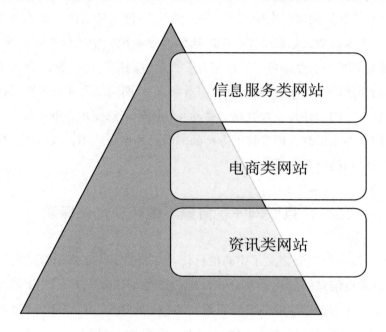

图1 中药现代信息服务平台数量分布

1. 资讯类网站

资讯类网站的数量最多，其运营模式是将线下渠道的信息分类整理发布到平台上，这类信息包括中药材价格、产地情况、中药材交易市场动态等。除提供资讯外，网站运营方也会发布中药材的市场分析报告、产地调研报告等研究内容。这类网站的特点是信息多且杂，对信息质量要求不高，追求信息的时效性和种类的全面性。部分资讯类网站还具有信息服务类网站的特点，为缴纳会费的会员提供数据定制服务，如中药材天地网和药通网等。

2. 电商类网站

互联网技术的发展也改变了中药产品的销售业务模式，电子商务模式的介入拓宽了中药产品的销售渠道。自2013年商务部市场秩序司召开中药材电子商务交易示范平台评审会后，康美药业的康美中药网e药谷、九州通集团的珍药材、药通网等7家企业电子商务平台被选为第一批中药材电子商务平台企业进行培育，旨在推动中药材现代流通体系的建立和完善。除中药材电商平台外，药店的药品零售业务也被电商平台分流，如1药网、康爱多等。随着市场竞争的逐渐激烈，规范化、品牌化、平台化是中药电商平台的转型路径。

3. 信息服务类网站

信息服务类网站主要为用户提供专业的数据支持、行业研究报告等，有数据库的功能。这类网站可分为两类，一类是提供专业的行业研究报告、统计数据，多以数据库的模式运营，这类网站的技术壁垒高，只对缴纳会费的会员提供数据服务，如米内网。另一类网站提供的信息获取壁垒相对较低，提供的数据资料主要集中在某个中药产业链环节，如康美中药材价格指数网旨在提供系统全面的中药材价格指数数据，中药本草与文献数据库主要提供本草古籍信息。

（二）"互联网＋"重构中药全产业链

中药产业链是指中药产品在生产、加工、销售过程中形成的链条式关联关系，体现中药产品生产过程的价值传递、上下游供需关系（见图2）。传统中药产业链包括上游中药材种植与产地初加工，中游中药材仓储物流、饮片生产、中成药及保健品生产，下游中药产品销售，参与主体包括中药材种植户、经销商、终端产品生产企业、物流企业、药店与消费者等。传统中药产业链围绕中药产品从上游中药材种植到下游中药产品销售，呈流水线式的单向价值传递和物质传递，具体表现为产业上、中、下游之间很少存在交叉或循环，产品附加值逐步增加。[①]

随着互联网信息技术的发展，大型中医药企业布局中药全产业链，利用"互联网＋"技术整合全产业链资源，发展大健康产业。康美药业以中药饮

① 陈静锋、郭崇慧、魏伟：《"互联网＋中医药"：重构中医药全产业链发展模式》，《中国软科学》2016年第6期，第26～38页。

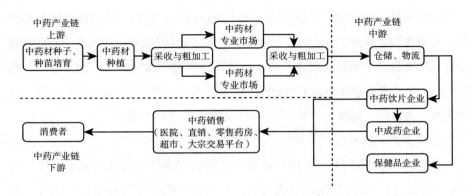

图2 中药全产业链

片为核心，结合智慧药房、智慧药柜，全面打造"互联网＋大健康＋大数据＋大服务＋大平台"体系，旨在为用户提供精准医疗服务；云南白药以中药材和中成药为切入点，围绕"新白药、大健康"战略，拓展大健康、平台化、网络化业务，布局中医药全产业链；九州通、太安堂等企业布局医药电商平台，发展互联网医疗批发、零售业务（见表1）。"互联网＋中药"所带来的业务模式，使中药产业链的单链式结构呈纵向深化、横向扩展，各个生产环节相互促进、协同发展的多链式结构。

表1 "互联网＋"背景下中医药企业全产业链战略布局

中医药企业	医药产品	"互联网＋中药"全产业链战略布局
康美药业	中药饮片	整合中药全产业链资源，实施"实体市场＋虚拟市场"相结合的战略，构建"互联网＋大平台"体系，探索中医药工业制造4.0
云南白药	中草药 中成药	实施"新白药、大健康"产业战略，形成从中药材品种选育、种植、研发、制造到健康产品及服务的网络化、平台化的全产业链体系
九州通	中药饮片 中成药	立足医药健康产业，以终端业务为核心业务，重点布局医药物流、信息技术、大健康业务平台，发展互联网医疗

（三）"物联网＋大数据"全面推进中药现代化

互联网技术与传感网络技术结合形成物联网。物联网通过信息传感设备，如射频识别（RFID）、红外感应、GPS、激光扫描器等设备，采集物品的生产、加工、物流、销售等信息，通过互联网技术将采集的信息进行存储、分析、整理、监测和反馈，实现对物品的追踪、溯源、监控和管理，[①] 即通过物联网技术可实现中药产品从产地到消费者手中的全过程溯源。

中药材种植过程中，物联网技术的感知、监控、反馈等功能，一方面可对中药材的种植、生产环节进行智能化监控，保证中药材的优质与安全;[②] 另一方面可采集中药材生产、加工过程中的土壤、气候环境、施肥、基地管理等数据，形成中药材种植、生产过程数据链。在中药饮片和中成药生产上，物联网技术可以采集中药饮片或中成药的外部特征、内部有效成分含量和生产参数信息，实现对中药饮片和中成药生产的远程监控。将物联网技术应用到中药产品的生产、加工、销售等环节，有助于提高中药材质量，促进产品流通，实现中药产品的可追溯，推动中药材种植和中成药制造向工业4.0迈进，进而实现智慧种药和智慧制药。

云计算和大数据分析技术在农业现代化方面已有广泛应用，如日本宫崎县的都城市用云计算和大数据分析技术分析传感器、摄像头等终端设备采集的农业信息，将分析结果用于指导农业生产，以提高农产品产量;英国和美国的农场已普及自动挤奶设备，并对奶牛的饲喂、圈舍管理等开展智能化管理。中药材种植属于农业范畴，已有经验表明将物联网监测、采集的数据和大数据分析技术结合［如云南珍稀药材（重楼）产业化云计算中心、基于"药材盈"采集数据的中药材大数据分析及预测等］，对提高中药材生产效率，实现精准中药材生产，完善中药材种植标准，推动中药农业现代化具有积极作用。同时，有学者研究大数据分析技术在中成药剂型改良、中药注射剂不良反应等领域的应用。中药饮片生产和中成药制造属于中药工业范畴，

---

① 孙毅、李婷、何娇丽等:《四川省中医药信息化建设和发展的思考》，《电脑知识与技术》2018 年第 30 期，第 258～260 页。

② 张婧雯、温川飙:《物联网技术在中医药领域应用综述》，《电脑知识与技术》2018 年第 2 期，第 201～203 页。

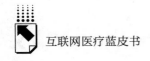
利用大数据分析技术对生产过程中采集的数据进行智能化管理和分析，有助于提高生产效率和实现智能工厂、智能生产。

（四）大数据助力中药标准化

标准化是中医药事业发展的一项基础性工作，是实现中药现代化和国际化的必要条件，而国际上尚缺乏统一的中药标准，如美国执行《美国药典》、英国执行《英国药典》、日本执行《日本药局方》等，这种标准的不统一，阻碍了中药的国际化。为了促进传统植物药材的发展，世界卫生组织颁布了传统医药指南并批准中国食品药品检定研究所成立"世界卫生组织传统医药合作中心"，草药国际监管合作组织、世界中医药学会联合会、欧盟等也开展了传统植物药标准化活动，这些工作有助于中药标准的国际化。[①]

大数据分析技术是基于所有数据，多角度、全方位的数据分析方法。中药是各种化学成分组成的整体，其生产过程中产生大量数据信息，且由于其产业链涉及农业、工业、商业三个领域，产生的数据具有数据量大、数据类型复杂、价值密度低的特点，这些特点符合大数据的特征。郭兆娟等探讨了大数据背景下怀牛膝的历史源流和标准化体系构建，[②] 阚红星探讨了大数据在硬质西洋参、甘草和白芍饮片规格等级调查中的应用。[③] 利用大数据分析技术，分析影响因素与中药质量之间的相关关系，充分发挥大数据技术在信息获取、存储、处理、可视化等方面的作用，有助于推动中药标准化体系的构建。

（五）"互联网＋"改革中药新药创制

2007 年，科技部联合国家中医药管理局等 16 个部门共同发布了《中医

---

① 许超：《专利视角下的中药国际化与标准化战略》，硕士学位论文，扬州大学，2014。
② 郭兆娟、瞿华强、袁一平等：《基于大数据背景下的怀牛膝历史源流分析与标准化体系构建初探》，《中国医院用药评价与分析》2016 年第 12 期，第 1596～1599 页。
③ 阚红星：《基于大数据的中药材饮片规格等级调查——以亳州中药材市场硬质西洋参、甘草、白芍饮片为例》，社会科学文献出版社，2017。

药创新发展规划纲要（2006—2020 年）》，提出建立中药现代产业技术体系。此后在科技攻关、"973"、"863"等计划中启动了"创新药物和中药现代化"等项目，新药创制成为中药现代化的重要组成部分。2018 年，科技部"重大新药创制科技重大专项"申报指南中的研究方向之一为"基于大数据的中药新药研发"，并在新药创新成果转移转化的定向择优课题中指出：充分利用"互联网＋"、大数据等技术，突破制约从研发链到产业链的核心关键瓶颈技术，重点研究并提升靶点研究与确认、化合物优化、工艺研发、临床前评价、临床评价和上市后临床价值评价等技术水平。

互联网和大数据技术的发展，使网络药理学日渐成为中药新药研发、剂型改进等研究的学科前沿。在网络药理学大数据的基础上进行中药药物重定位研究，是新药研发中最快捷、有效的策略之一。[①] 截至 2018 年 3 月，网络药理学常用数据库 DrugBank，收录了超过 11037 个药物条目，包括 2524 个获得批准的小分子药物，951 个获得批准的生物技术药物，112 个保健品和 5152 个正在实验的药物。常用分析工具 Cytoscape 可根据基本数据生成庞大的可视化网络结构，提供基础的功能布局和网络查询功能，研究者可分析预测药物的活性成分、潜在作用机制及其药物安全性。网络药理学的研究思路和方法，能充分发挥大数据分析技术的优势，在中药新药研发中提高药物疗效、降低毒副作用、提高新药临床试验的成功率并节省药物的研发费用。

在 2018 年罕见病新药创制协和论坛上，阿里健康提出构建"互联网＋数据智能"时代下的国家罕见病平台，将数据赋能医药、研发、生产领域，加强我国新药自主研发能力。在生产实践中，已有企业开始致力于新药研发的资源整合，实现数据的搜索和分享，通过人工智能为新药研发全产业链提供资源、技术服务和数据服务，推动医药全产业链的数据化，帮助药企建立完整的可追溯体系。

---

① 刘艳飞、孙明月、姚贺之等：《大数据技术在中医药领域中的应用现状及思考》，《中国循证医学杂志》2018 年第 11 期，第 1180～1185 页。

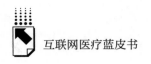

三 "互联网＋"背景下中药现代化面临的挑战

中药现代化与互联网的融合发展，在中药信息化、标准化、产业升级、新药创制等方面提出了新方法和新路径，但在实际应用中还存在挑战。中药产业覆盖范围广，产业链长，部分地区和生产环节基础设施薄弱，硬件不足，中药信息化需求得不到满足。尽管在"互联网＋"战略的号召下，物联网技术应用范围不断扩大，但将物联网技术应用到中药生产实践中仍存在成本问题和技术难题。中药产业各环节现代化和信息化程度不一，且各生产环节相对封闭，导致难以形成完整的全产业数据链。

（一）中药信息化面临的挑战

信息化是现代化的基础，以信息化驱动现代化是实现中药现代化的重要举措。中医药信息化起步较晚，信息资源开发利用度不够，特别是中药农业领域信息化基础设施普及程度不高，各生产产业环节信息化差距明显，以中药信息化推进中药现代化的潜能没有得到充分释放。

1. 信息需求得不到满足

尽管中药信息化建设已取得一定进展，但仍存在许多不足。资讯类平台虽然数量众多，但有影响力的只有几家，且网站内容较为同质，服务功能有限。受中药产品性质的影响，线下渠道仍是中药产品销售的主流，而淘宝、京东等知名电商平台分流大量零售业务，中药类电商平台的市场占有率和影响力有待进一步提升。与金融业、农业相比，中药信息服务类平台的数据数量、质量、产品形式较为单一，且多数数据库服务于科研领域，服务产业的数据库较少。

《中国互联网发展报告（2018）》披露，截至2017年底，我国网民规模达7.72亿人，互联网普及率为55.8%。我国农村人口为5.77亿人，且农村互联网普及率显著低于城镇，因此超过2.6亿农村人口信息需求得不到满足。中药材多种植在偏远地区和经济欠发达地区，这些地区信息沟通渠道闭塞，大量中药种植户受限于地域因素，无法及时获得准确资讯，阻碍中药材种植的现代化。

2. 中药农业基础设施薄弱

《中医药信息化发展"十三五"规划》的目标之一是中医药信息化基础设施条件显著增强，以国家、省级中医药数据中心建设为核心，建成中医药信息业务平台，与各级人口健康信息平台实现互联互通，中医医疗机构信息化基础设施得到进一步提升。随着《中医药信息化发展"十三五"规划》和工业和信息化部《工业互联网网络建设及推广指南》的发布，中药在工业、服务业、科研等领域的基础设施建设已初步完善，工业产业技术体系初步形成。

中药材种植具有农业属性，大多数农村地区基础设施薄弱，抵御自然灾害能力不强，导致种植户"靠天吃饭"的情况时有发生。多数地区中药材种植仍以农户或合作社为单位，种植过程大量依靠人力，具有机械化设施的规模化种植基地较少。未来应加强中药农业配套基础设施水平和信息技术装备，使资源利用更加彻底，促进信息化与中药现代化融合，建立健全中药农业信息化服务体系和运行机制。

（二）"物联网+"中药面临的挑战

中药物联网是一种全新的产业模式，唐瑞弦等提出采用物联网技术对中药饮片生产加工环节重要信息进行记录、查询及溯源，实现中药饮片生产加工全流程的追踪和监管以及中药饮片的来源可溯源。[①] 物联网技术在农业领域已有较广泛的应用，但在中药领域的应用较少，将物联网与中药融合存在一定的成本问题和技术难题。

1. 成本问题

中药物联网是挖掘中药生产力、实现中药农业现代化、中药工业智能化的新型技术，集信息感知、数据传输、数据处理、信息反馈技术于一体，并

---

① 唐瑞弦、施明毅、温川飙等：《基于物联网技术的中药饮片生产质量追溯系统设计与实现》，《科技创新导报》2018年第20期，第144~148页。

根据中药材种植、生产加工、饮片生产、成药制造以及物流等领域的需求，形成典型的产业应用。① 中药材种植以农户为主体，成规模、现代化的中药材种植基地较少，而实现中药物联网需大量的软件、硬件设备做支撑，这些设备的成本对农户来说难以承担。资金充足的中药材种植企业或合作社，即使能承担物联网设备的费用，也会将购买设备的成本分摊到中药材中，造成中药材价格上涨。与农产品不同，中药材并非最终消费品，大部分种植出来的中药材都被加工成饮片或中成药，而中药材价格的上涨，必然导致中药饮片和中成药原料成本的上升，从而阻碍中药物联网的推广。

2. 技术难题

物联网应用到中药领域的关键技术之一是传感器构成的监测网络，通过传感器网络采集中药生产、加工过程中的各种参数，再进行数据处理。中药物联网要实现中药在生产、加工、销售领域的互联互通，传感器网络必须完整顺畅，而我国物联网技术起步较晚，现阶段物联网传感器实用化程度较低，还无法实现低成本、高性能的监测作业。与国际先进的物联网传感器技术相比，我国物联网传感器存在设备体积大、功耗高、感知数据精度低、设备在恶劣自然环境下不稳定等问题。中药材多种植在大田、山地和林下，这些地区还存在传感器电源不宜更换、损坏检修存在困难等问题，这些问题会进一步阻碍传感器在中药材生产中的推广和应用，进而阻碍物联网技术在中药领域的应用。

（三）"大数据＋"中药面临的挑战

大数据被称为"第三次科技浪潮的华彩乐章"，它的发展和应用变革了传统的数据采集方式、分析方法和分析技术，对中药现代化也带来深远影响。《国家信息化发展战略纲要》提出要建立国家治理大数据中心，以提高信息化水平。中药产业存在各生产环节信息割裂、信息化程度不一和既懂大数据技术又具备中药专业知识的复合型人才缺乏的问题。

---

① 李道亮、杨昊：《农业物联网技术研究进展与发展趋势分析》，《中国农业文摘－农业工程》2018年第2期，第3～12页。

1. 中药各产业链信息割裂

中医药信息存在条块分割、信息孤岛现象，且中药农业、工业、商业三个领域信息化程度不一，实现全产业链信息数据的互联互通仍存在困难。中药农业还处在分散、粗放的小农经济模式下，数据采集设施不够完善，大量异构的农业数据分析、整理存在困难。中药工业的现代化程度最高，已形成较完整的产业链，且生产过程遵循《中国药典》《全国中药材炮制规范》等标准，已有企业将数字技术与制药工艺系统和生产管理系统相融合，以此提升制药过程管控水平[①]和中药工业的现代化水平。中药生产过程的长产业链导致积累的大量数据分布在不同领域，且各领域"各自为政"，形成"信息孤岛"，无法形成完整的中药全产业数据链。

2. 人才不足

中药材栽培、生产加工、炮制和中医药诊疗技术、中药研发等需具备专业的中医药知识和产品研发能力，从业人员均具有专业性。将大数据技术应用于中药生产加工过程，要求从业人员既精通大数据技术又具备中药知识。而目前中药行业的从业者，基本为中药相关专业背景，精通大数据技术的人才较少。《中医药信息化发展"十三五"规划》指出，要加强中医药信息化复合型人才队伍建设，着力培育高层次、复合型的研发人才和科研团队。尽管我国在实施《中医药信息化发展"十二五"规划》期间在 19 所中医药高等院校设立了中医药信息学专业，但中医药信息化专业人才仍然缺乏，且中医药从业人员信息技能有待提高。

参考文献

张伯礼、陈传宏、张永祥等：《中药现代化二十年（1996—2015）》，上海科学技术

---

① 程翼宇、瞿海斌、张伯礼：《中药工业4.0：从数字制药迈向智慧制药》，《中国中药杂志》2016 年第 1 期，第 1~5 页。

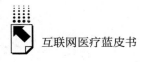

出版社，2016。

姜程曦、秦宇雯、赵祺等：《中药现代化的模式与思考》，《世界科学技术 – 中医药现代化》2018 年第 8 期，第 1482～1488 页。

《商务部发布〈2017 年中药材流通市场分析报告〉》，商务部市场秩序司网站，http：//sczxs. mofcom. gov. cn/article/gzdongtai/m/201806/20180602759408. shtml

王梦思、刘松江、李国正：《我国省级中医药数据中心发展的思考》，《世界科学技术 – 中医药现代化》2018 年第 5 期，第 615～620 页。

洪杰仔：《KM 中药企业"互联网＋"发展模式研究》，硕士学位论文，陕西师范大学，2016。

陈静锋、郭崇慧、魏伟：《"互联网＋中医药"：重构中医药全产业链发展模式》，《中国软科学》2016 年第 6 期，第 26～38 页。

孙毅、李婷、何娇丽等：《四川省中医药信息化建设和发展的思考》，《电脑知识与技术》2018 年第 30 期，第 258～260 页。

张婧雯、温川飙：《物联网技术在中医药领域应用综述》，《电脑知识与技术》2018 年第 2 期，第 201～203 页。

许超：《专利视角下的中药国际化与标准化战略》，硕士学位论文，扬州大学，2014。

郭兆娟、瞿华强、袁一平等：《基于大数据背景下的怀牛膝历史源流分析与标准化体系构建初探》，《中国医院用药评价与分析》2016 年第 12 期，第 1596～1599 页。

阚红星：《基于大数据的中药材饮片规格等级调查——以亳州中药材市场硬质西洋参、甘草、白芍饮片为例》，社会科学文献出版社，2017。

刘艳飞、孙明月、姚贺之等：《大数据技术在中医药领域中的应用现状及思考》，《中国循证医学杂志》2018 年第 11 期，第 1180～1185 页。

唐瑞弦、施明毅、温川飙等：《基于物联网技术的中药饮片生产质量追溯系统设计与实现》，《科技创新导报》2018 年第 20 期，第 144～148 页。

李道亮、杨昊：《农业物联网技术研究进展与发展趋势分析》，《中国农业文摘·农业工程》2018 年第 2 期，第 3～12 页。

程翼宇、瞿海斌、张伯礼：《中药工业 4.0：从数字制药迈向智慧制药》，《中国中药杂志》2016 年第 1 期，第 1～5 页。

互联网与乡村医师

张冀东　何清湖*

摘　要： 乡村医师带有浓厚的中国标签，是在特定历史背景下经过
国家号召或认定的乡村基本医疗实施主体。近年来，随着
医疗制度的不断深化以及"健康中国"和"振兴乡村"战
略的实施和推进，乡村医师的发展迎来了天时地利的春天。
通过互联网，对乡村医生的培训体系、继续教育管理体系
进行创新，可以使乡村医生群体直接受益，促进基层医疗
改革和发展。

关键词： 乡村医师　互联网　健康中国战略

一　乡村医师队伍发展的现状

乡村医师带有浓厚的中国标签，是在特定历史背景下经过国家号召或认
定的乡村基本医疗实施主体，无论是 20 世纪 60 年代的"赤脚医生"，还是
1985 年卫生部将其整改重新命名为"乡村医生"，他们一直承担着我国广大
农村地区的基本医疗服务任务，是保障我国近 6 亿（国家统计局截至 2017
年末统计数据）农村居民健康的第一道屏障。近年来，随着医疗制度的不

---

*　张冀东，亚健康学专业博士，中国中医科学院博士后，主要从事中医治未病、亚健康相关研
究；何清湖，湖南中医药大学副校长，教授，博士生导师，致力于中西医结合、中医药文化
等教学、临床和科研工作。

断深化以及"健康中国"和"振兴乡村"战略的实施和推进,一系列的国家政策一方面促进了乡村医师的业务水平和福利待遇的提升,另一方面又为优化乡村医疗环境提供了助力,可以认为,当前乡村医师的发展迎来了天时地利的春天。

首先,在乡村医师执业资质方面,国家已经逐步探索出乡村医师的执业定位,当前乡村医师正处于向执业(助理)医师过渡的重要阶段。① 自1998 年颁布《执业医师法》以来,很长一段时间内数以百万计的乡村医师陷入了非法行医的尴尬境地。考虑到农村地区的基本情况以及乡村医师的实际执业情况,统一门槛,采取一刀切的方法对待乡村医师和普通城市医疗卫生服务人员显然不符合事物发展的规律。因此,2003 年国务院颁发了《乡村医生从业管理条例》,其中对各个不同历史阶段的乡村医生执业资格认定做了不同的要求,② 并在法律层面规范了乡村医师的从业范围、执业内容、执业地点等内容,同时指出:"本条例适用于尚未取得执业医师资格或者执业助理医师资格,经注册在村医疗卫生机构从事预防、保健和一般医疗服务的乡村医生。"2011 年,《国务院办公厅关于进一步加强乡村医生队伍建设的指导意见》指出,"新进入村卫生室从事预防、保健和医疗服务的人员原则上应当具备执业助理医师及以上资格"。2015 年,《国务院办公厅关于进一步加强乡村医生队伍建设的实施意见》中则明确强调,新进入村卫生室从事预防、保健和医疗服务的人员,应当具备执业医师或执业助理医师资格。③ 2018 年,中央一号文件《中共中央国务院关于实施乡村振兴战略的意见》提出要创新乡村人才培育引进使用机制,为乡村医师人才队伍创造新鲜血液提供了可能。

在乡村医师的学历教育和培训方面,国家和地方均予以重视和提供政

---

① 张婷、何克春、王恩才等:《乡村医生在农村医疗卫生服务供给中的地位和作用》,《卫生软科学》2018 年第 4 期,第 17~21 页。

② 吴堃:《基于执业医师法的乡村医生执业现状分析》,《黑龙江省政法管理干部学院学报》2018 年第 5 期,第 18~20 页。

③ 刘晓君、谭绍清、胡永新等:《论增设乡村全科执业助理医师资格考试的必要性及可行性》,《中国卫生政策研究》2015 年第 9 期,第 64~68 页。

策支持。从国家层面来看，自 2007 年起，国家中医药管理局致力于在基层开展常见病、多发病中医药适宜技术推广工作，十几年来在全国范围内尤其是中西部乡村地区开展了培训工作，其中明确指出要在保证医疗安全的前提下，确保乡村医生通过培训学得会、用得上。2013 年，国家 5 部门联合发布《全国乡村医生教育规划（2011—2020 年）》，指出要继续实施对在岗乡村医生的学历教育，促进学历教育与执业（助理）医师资格考试的有效衔接。2015 年，国务院办公厅印发的《关于进一步加强乡村医生队伍建设的实施意见》要求大力开展乡村医生岗位培训，以年为单位，规定了培训的实践、频次等基本要求。2017 年，《国务院办公厅关于深化医教协同进一步推进医学教育改革与发展的意见》指出要对在岗基层卫生人员（含乡村医生）加强全科医学、中医学基本知识技能和适宜技术培训。从地方层面来看，2014 年，福建省卫生计生委、福建省财政厅印发《关于继续开展乡村医生规范培训工作的通知》，将乡村医生规范培训专项经费提高到 1200 万元。2016 年，辽宁省人民政府办公厅出台了《关于进一步加强全省乡村医生队伍建设实施方案的通知》，明确提出通过乡村医生培训项目、转岗培训、启动订单定向免费培养、全科医生特岗计划等一系列工作，逐步提升学历层次和能力水平。

在乡村医师的工资福利方面，国家相关部门也开始给予重视。2010 年，国家 6 部门联合发布《关于印发以全科医生为重点的基层医疗卫生队伍建设规划的通知》，明确指出要完善收入分配机制，对乡村医生承担的公共卫生服务等任务给予合理补助，同时积极支持乡村医生按规定参加相关社会养老保险。2016 年，国务院办公厅印发《深化医药卫生体制改革 2016 年重点工作任务》，指出要促进医疗资源向基层和农村流动，进一步完善基层医疗卫生机构绩效工资制度。2018 年，《国务院办公厅关于改革完善全科医生培养与使用激励机制的意见》中指出要提升基层医疗卫生机构全科医生工资水平，在工资绩效、工资增长机制方面给予倾斜，促进乡村医师工资水平与同等条件临床医师工资水平相衔接。而针对乡村医生养老问题，我国目前已有 22 个省份出台了相关政策措施给

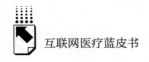

予保障。①

此外，国家还推出了"保基本、强基层、建机制"政策，新型合作医疗和新医改不断深入，分级诊疗制度、家庭医生签约制度等不断推进，医疗卫生资源向基层网底的下沉力度不断深化，对于城乡资源配置的分化不断改进，这一些系列政策红利促使乡村医师的执业环境正在发生变化，也正推动着广大农村地区医疗人才队伍建设向前发展。

二　乡村医师发展存在的问题及对策

尽管当前乡村医师发展的问题受到了国家政策重视，但由于长期以来形成的城乡分割的"二元体制"，以及乡村医师本身的准入标准低于普通临床医生，却肩负着巨大的基础医疗卫生责任，乡村"健康守门人"很容易沦为"健康门卫"，只守不卫的现象普遍存在。下面笔者将对当前乡村医师发展过程中存在的问题加以分析，并提出相应的对策建议。

（一）乡村医师发展存在的问题

第一，从当前乡村医师的人员构成来看，存在总量不足、年龄老化、后备匮乏的问题。国家卫健委统计信息中心《2017 年我国卫生健康事业发展统计公报》显示，截至 2017 年末，全国卫生人员共计 1174.9 万人，其中乡村医生和卫生员为 96.9 万人，仅占总卫生人员的 8.2%。一方面反映了乡村医师总量的严重不足，远远达不到国家"每千服务人口不少于 1 名的标准配备乡村医生"的要求，甚至有些偏远贫困地区还存在一村一室一人乃至"空白村"的情况；另一方面也体现出我国城乡医疗配置不合理的现象。此外，现有的乡村医生在年龄结构上存在诸多不

---

① 张立强、宋大平、任静等：《部分省份乡村医生养老保障现状调查》，《中国卫生政策研究》2014 年第 10 期，第 64～67 页。

合理。① 吴堃②、张立强等③、张婷和何克春④以及首都医科大学"医改背景
下的首都农村卫生人力资源配置研究"课题组⑤在各地的研究均显示30岁
以下乡村医生占比远低于50岁以上乡村医生占比，乡村医师队伍老龄化
严重的同时，也出现了后备力量青黄不接甚至断层的危机。此外，东西
地区村医数量差异大⑥、女性村医占比严重不足⑦等问题都亟待解决。

　　第二，从当前乡村医师的职业素养来看，存在医疗服务水平参差不
齐⑧、退出机制难以落实、信息化能力较差的问题。当前乡村医师需要承
担广大农村预防、保健、接诊一般疾病的重大工作重担，他们往往需要
一人分饰多角，甚至存在有超范围行医之虞。虽不乏能胜任者，但绝大
部分乡村医务工作者医疗、文化水平不高，受过全日制医学教育者寥寥，
甚至其中还有不少半路出家、子承父业的"东郭先生"，他们对基本医
疗保健手段和疾病认识不清晰，对常见的辅助报告难以读懂，对新技术、
新手段更是难以掌握和推广，翟敏等⑨调查显示农村居民对乡村医师技术
水平好评率不到50%，这也严重制约了农村医疗服务质量的提高。此
外，由于部分乡村医师学历层次不高、老龄化严重，只能随时间推移逐

　① 张婷、何克春、王恩才等：《乡村医生在农村医疗卫生服务供给中的地位和作用》，《卫生
　　软科学》2018年第4期，第17～21页。
　② 吴堃：《基于执业医师法的乡村医生执业现状分析》，《黑龙江省政法管理干部学院学报》
　　2018年第5期，第18～20页。
　③ 张立强、宋大平、任静等：《部分省份乡村医生养老保障现状调查》，《中国卫生政策研究》
　　2014年第10期，第64～67页。
　④ 张婷、何克春：《新医改背景下宜都市村卫生室及乡村医生生存现状及政策建议》，《中国
　　卫生经济》2016年第8期，第22～24页。
　⑤ 首都医科大学"医改背景下的首都农村卫生人力资源配置研究"课题组：《北京市村级卫
　　生人力资源配置标图信息兜底调查报告》，北京出版社，2012，第17～18、15页。
　⑥ 江泽慧、曾文雪：《农村卫生人才队伍建设研究》，《江西中医药大学学报》2016年第3期，
　　第90～92页。
　⑦ 张婷、何克春、王恩才等：《乡村医生在农村医疗卫生服务供给中的地位和作用》，《卫生
　　软科学》2018年第4期，第17～21页。
　⑧ 张林静、刘秋香：《北京市怀柔区乡村医师现状调查与对策研究》，《中国卫生资源》2015
　　年第4期，第293～294页。
　⑨ 翟敏、张雪文、戈文鲁等：《基本公共卫生服务背景下农村居民对乡村两级医疗机构卫生服
　　务满意度调查》，《中国农村卫生事业管理》2016年第2期，第155～157页。

步退出,① 因此当前大部分乡村医生难以掌握现代信息技术,信息化基础严重不足,直接导致了乡村基本医疗信息化程度低,加上当前国家大力推行的"互联网+"的分级诊疗还存在法律法规和相关标准不健全、互联互通有待进一步完善、网络安全有待加强等问题,② 严重制约了互联网+乡村医疗的落地和推广,更不利于乡村医疗服务水平和质量的提升。

第三,从当前乡村医师的教育培训来看,存在学历层次低,学历教育不足,培训流于形式的问题。早在卫生部发布的《2001—2010年全国乡村医生教育规划》中就指出"1970年12月31日以后出生的乡村医生必须取得执业助理医师资格"。但当前我国乡村医师的学历水平仍以中专为主,为数不多的大专、本科学历的乡村医师中又有绝大部分是通过继续教育取得,这从侧面反映了我国乡村医师当前文化基础普遍较差,缺乏正规的学历教育,③ 而学历水平偏低被认为是影响乡村医生向执业(助理)医师过渡的主要原因。此外,当前大部分乡村医师的培训时间短,覆盖面小,且重理论轻实践,④ 而乡村医师在实际工作中往往最需要也最看重基础实践技能。2015年,一项覆盖全国14个省份的10473名乡村医生,重点考察乡村医生队伍的建设和推进情况的调查显示:训数量达标者仅半数;现有培训方式不"解渴",⑤ 这也导致了他们培训的积极性不高。可以认为,当前针对乡村医师的大部分培训流于形式,对其职业技能提升并未起到明显作用。

第四,从当前给予乡村医师的资源配置方面来看,存在工资待遇低、养

---

① 张小娟、田淼淼、朱坤:《村卫生室人员执业现状及待遇保障分析——基于6省18县的调查》,《中国卫生政策研究》2015年第11期,第63~69页。

② 秦盼盼、郭珉江、雷行云等:《互联网+时代的分级诊疗体系构建》,《中华医学图书情报杂志》2016年第4期,第21~25页。

③ 马纯红:《新医改背景下乡村医疗卫生机构的现状与完善》,《湖南科技学院学报》2012年第9期,第108~109页。

④ 孙立新、汪海波、吴岳达等:《乡村医生培养可持续性研究》,《中国药物经济学》2014年第6期,第228~229页。

⑤ 李京儒、张新庆:《村医"充电"遭遇线路不畅》,《健康报》2016年12月15日。

老保险和医疗责任保险缺失①的问题。当前，尽管"振兴乡村"的战略已经部署规划，但由于城乡二元化、资源配置不均衡的积弊已久，各地区乡村医师的收入报酬远远低于城镇同等级临床医生，同时也远远低于他们自身的期望收入。② 同时，当前我国尚有 12 个省份尚未出台针对乡村医师养障保险相关的政策文件，加之当前乡村医师"半农半医"的身份，他们所能购买的养老保险缴费标准偏高、保障水平偏低，导致大部分村医参保意愿不强。③ 而医疗责任保险更是很少能够延伸到乡镇卫生院，在村一级卫生机构几乎是完全缺失的，加上村级基本药物配备品规少且供不应求等因素导致了部分乡村医师的执业热情不高，医疗实施过程中偏保守偏消极，抗生素在贫困地区的普遍滥用④也与此不无关系。

第五，从当前对乡村医师的监督把关方面来看，存在人员设备不足、职责制度不明确等问题。尽管国家在加快医改步伐的同时出台了完善乡村医疗服务监督体系的相关政策，但总体情况仍不尽如人意。由于卫生监督机构分配到乡村的力量较为薄弱，医疗卫生服务监督人员少且多为兼职，其学历背景多为公共管理方向，缺乏相关医疗法律知识，加上监督箱、执法车、监督取证工具等监督工作配备不足，⑤ 乡村卫生监督分所与所之间配合缺乏默契，⑥ 很难开展真正意义上的医疗服务监督。同时，卫生监督协

---

① 于倩倩、尹文强、赵延奎等：《乡村医生对基本药物政策认知和评价及对策研究》，《中国全科医学》2014 年第 19 期，第 2277～2280 页。

② 孙巧巧、段利忠、康茜茜等：《河南省三门峡市乡村医生月均收入满意度及其影响因素分析》，《广西医学》2018 年第 1 期，第 69～72 页；李珑、王晓燕、王辰等：《北京市乡村医生收入满意度及其影响因素分析》，《医学与社会》2013 年第 1 期，第 5～7 页。

③ 张立强、宋大平、任静等：《部分省份乡村医生养老保障现状调查》，《中国卫生政策研究》2014 年第 10 期，第 64～67 页。

④ Wei, X. L., Zhang, Z. T., Walley, J. D., et al., "Effect of a Training and Educational Intervention for Physicians and Caregivers on Antibiotic Prescribing for Upper Respiratory Tract Infections in Children at Primary Care Facilities in Rural China: A Cluster-randomised Controlled Trial," *The Lancet 5* (2017): 1258–1267.

⑤ 陈建明、郑锦其、郑晓霞等：《福建省乡村医疗服务监管特点及监督策略探讨》，《中国公共卫生管理》2015 年第 5 期，第 657～658 页。

⑥ 陈建军：《基层卫生监督分所建设的做法与体会》，《中国农村卫生事业管理》2014 年第 7 期，第 830～831 页。

管员工资待遇较低，工作任务较重，工作内容较烦琐，工作流程欠规范，工作地区较偏远，且缺乏相应的稳定的人才输送大专院校，导致愿意且能供胜任工作的人才少之又少，在当前要规范、有效地完成监督任务尤为困难。

（二）乡村医师发展对策

第一，建立完善的乡村医师财政保障制度，加大基层人才培养补充力度。乡村医师的待遇水平是制约其队伍壮大的最主要因素，有关部门应当根据乡村医师所处的地域、年龄给予不同层次的定额补贴；同时合理设计乡村医师的基本药物补助方式和额度，根据乡村医师的实际工作量实施基础诊疗绩效补贴；根据其提供的预防保健工作给予一定的基本公共卫生服务补贴，通过"三补"实现乡村医师最为关心的多渠道、合理化的薪酬增长。在给予乡村医师收入保障的同时，政府相关部门应当根据各地具体需求，采取定向委培或者订单制与大、中专院校联合制订基层卫生工作人员培养计划。在条件允许的地区，制定奖励机制，鼓励医疗卫生人才开展定期下乡服务活动，及时补充村卫生室人才队伍，缓解基层人才严重短缺现象。[①]

第二，逐步提高乡村医师医疗责任保险和养老保险保障水平，同步建立乡村医师到龄退出机制。为了有效化解乡村医师执业风险，政府应当将基层医生的医疗责任保险列入财政预算，完善医疗事故的鉴定与赔偿标准，鼓励在岗在册、签订公共卫生服务责任书的村医统一投保"医疗责任保险"。[②] 同时有关部门应当尽快加强村医退休后福利保障的有关规定，根据所取得的乡村医生执业证、（助理）医师资格证、医师资格证等证书为其建立相应的基本医疗和养老保障机制，制定村医离岗退养办

---

① 仇爱红、王桂春、丁骏等：《多措并举保障村医待遇　着力提升镇村一体化"网底"效能》，《中国初级卫生保健》2014年第7期，第30~32页。

② 刘炫麟：《乡村医生医疗损害赔偿责任的分解机制研究》，《中国卫生法制》2015年第5期，第9~12页。

法。各省份根据当地乡村的具体情况，可采取村医进社保、进农民养老保险、进农村新型社会养老保险等措施，同时鼓励多方筹资帮助村医参保商业保险作为辅助手段。① 与此同时，同步建立乡村医生到龄退出机制，破解队伍老化与养老保障难题。②

第三，加强乡村医师职业技能培训，创新学历教育和继续教育培训内容和形式。乡村医师在执业过程中通常没有内外妇儿科限制，因此乡村医师的学历教育应当要开展包含急救、护理、中医药学、保健康复等相关知识以及常见病、多发病和传染病防治乃至医患沟通等③多元化、人性化和有实用性的教学内容，同时加强中医药适宜技术的推广运用。此外，可以以县市为单位成立专门的乡村医师培训中心，创新培训方式，一方面提供临床进修、院校培训、集中授课、网络视频等④多元化的培训方式，另一方面由上级医院医师对乡村医师进行点对点指导，对业务素质高的村医可以开展短期脱产培训，加强临床实践和健康管理等技能培训。

第四，推进远程医疗，完善覆盖乡村的互联网＋健康医疗体系。城乡两极化医疗制度的鸿沟在大数据时代有望弥合。鼓励乡镇卫生院、村卫生室等基层医疗卫生机构等开展远程医疗服务，乡村医务人员与上级医院医生联动，更加及时、准确地对农村居民的健康、诊疗、用药情况进行专业的跟踪和指导，⑤ 探索上下联通、区域统一的乡村医师服务模式。⑥ 此外，通过"互联网＋"技术向乡村医师普及健康理念，推动村医与农村居民构建多元

---

① 颜巧元、张亮、曾娜：《乡村医生实行医学教育、行医资格、保险福利三位一体改革的思考》，《中国农村卫生事业管理》2013 年第 7 期，第 731～733 页。

② 张立强、宋大平、任静等：《部分省份乡村医生养老保障现状调查》，《中国卫生政策研究》2014 年第 10 期，第 64～67 页。

③ 庞亚雄、李婷：《乡村医师的培训实施现状与对策》，《解放军医院管理杂志》2012 年第 4 期，第 388～389 页。

④ 明延飞、黄蓉、张艳春等：《基层医改后哈密地区乡镇卫生院运营效率研究》，《中国全科医学》2015 年第 7 期，第 759～763 页。

⑤ 张艺奕、查振刚：《探索医疗供给侧改革之路——从"互联网＋"开始》，《中国医院管理》2016 年第 7 期。

⑥ 《河南将推进远程医疗进乡村》，《中国数字医学》2016 年第 2 期，第 57 页。

化、主动性和持续性的社会健康服务模式，提升乡村医疗卫生服务的附加价值。①

第五，提高乡村医疗的基层卫生监督力量。当前，我国乡村医疗卫生监督力度较为薄弱，针对人员设备不足、职责制度不明确等突出问题，首先应当探索与农村实际情况相符合的新型卫生监督管理体系和规范，为乡村医疗服务监督工作的开展提供制度、设施、装备的保障。同时要加大经费投入，推进卫生监督员职级制度，择其优者纳入事业编制，同等待遇，完善激励机制，并与相关大专院校对接，鼓励高校培养输送专门的基层卫生监督人才。再者，加强卫生监督员的业务培训，同步加强社会宣传，鼓励村民和社会各界参与监督，② 切实提高基层业务水平。

三 互联网背景下乡村医师培养与服务实践

乡村医师是我国医疗卫生服务队伍的重要组成部分，是最贴近亿万农村居民的健康"守护人"，是发展农村医疗卫生事业、保障居民健康的重要力量。在当前国家大力推进医药卫生体制改革，发展中医药事业和基础中医药教育教学改革的新形势下，乡村医师队伍尤其是乡村中医师仍是农村医疗卫生服务体系中较为薄弱的环节，难以适应农村居民日益增长的医疗卫生服务需求。因此，加强乡村中医师的培训迫在眉睫。而互联网技术的日益成熟，为培训形式多元化提供了技术支持。积极将"互联网＋"运用于乡村医生培训的整个过程，实现从教材的编写到的具体培训线上线下动态实施，将具有深刻的现实意义。

第一，落实国家医疗卫生战略。按照深化医药卫生体制改革的总体要求，为进一步加强乡村医生队伍建设，切实筑牢农村医疗卫生服务网

---

① 王小万、刘丽杭：《论"互联网＋"技术与现代医疗卫生服务》，《人民论坛·学术前沿》2017年第24期，第15~23页。

② 张海燕、郑晓霞、陈建明：《提高福建省乡村医疗卫生监督力量对策分析》，《中国卫生法制》2018年第2期，第40~42页。

底，《国务院办公厅关于进一步加强乡村医生队伍建设的实施意见》（国办发〔2015〕13号）提出了坚持保基本、强基层、建机制，落实和完善乡村医生培养培训政策。2017年7月，《国务院办公厅关于深化医教协同进一步推进医学教育改革与发展的意见》（国办发〔2017〕63号）中指出要对在岗基层卫生人员（含乡村医生）加强全科医学、中医学基本知识技能和适宜技术培训。政策引导为乡村医师培养课程体系的建设指明了方向。

第二，服务基本社会需求。目前我国乡村医疗服务水平仍然有待提升，其中最主要的原因在于乡村医疗专业服务人才的整体素质较低，缺乏系统化的培训教育。可以说，乡村、社区医生对培训有着很大需求，但时间又非常有限。通过编写规范化教材，以互联网＋网络远程教学、面授讲座和临床辅导教学相结合为培训方式，是提高中医药从业人员专业理论水平和临床操作技能，满足社会对中医药人才的需求，适应全国基层骨干医生客观情况的重要举措。

第三，满足医学学科本身的特殊性。医学学科本身是一门活到老学到老的学科。医学是基于实践的经验学科，但更是一门严谨的科学，其自身的发展非常迅速，乡村医师必须不断更新自己的知识，加强自身的理论储备，了解并掌握最新、最有效、最正确的诊疗手段。

第四，填补现有培训教材空白。随着医疗改革制度的不断深入，针对基层乡村医师开展的规范化培训在全国范围内不断推进，配套的培训教材也层出不穷。但值得注意的是，目前仍没有一套针对在职基层医师、突出中医特色的培训教材，这严重制约了乡村中医师职业技能的提升，阻碍了国家卫生政策的实施。乡村医师课程培训的教材编纂正是抓住了这一现状，旨在填补这一空缺。

本套教材的编写注重突出"五性"特色，具体如下。

其一，科学性。科学性是乡村医师规范化培训教材编写的基本要求。本套教材在编写内容上要符合客观实际，概念、定义、论点正确，论据充分，实践技能操作以卫生部门标准或规范、行业标准、各学会规范指南等为依

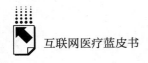

据，突出科学性特色。

其二，实用性。实用性是主导教材编撰方向的决定性因素。"互联网＋"乡村医师培训教材主要是针对在职的乡村医生，在教材编写的基本要求和框架下，以实际需求为导向，充分考虑基层医疗中医"简、便、廉、验"的客观要求，根据基层乡村医师的切实需求设置教材章目，注重技能水平的提高和规范化，突出其实用性和与需求的契合性。

其三，先进性。医学是一门不断更新的学科，在乡村医师规范化培训教材的编写过程中需要不断纳入最新的诊疗理念和技术方法，不断更新教材内容，保持教材的先进性，避免理论与实践脱节。

其四，系统性。乡村医师规范化培训教材的编写需要兼顾教材编写的系统性。在明确培训的主要对象是在职乡村医生的基础之上，有针对性地设置了培训章节和条目，充分考虑到学科的知识结构和学员认知结构，同时注意各章节之间的衔接性、连贯性及渗透性。

其五，启发性。除以上四性之外，本教材还需要具有一定的启发性。医者，意也，要启发悟性，引导乡村医生在培训教育和工作实践中不断发现问题，解决问题，从而在工作中不断提高自己的医疗实践能力。

要实现以上"五性"，具体做法是要坚持以预防、保健、医疗、康复、卫生宣教、计划生育六位一体的基层卫生服务，改变目前的办医模式，做到小病在社区、在基层；要坚持中西结合，中西并重，并突出中医特色；要坚持基层实用，纲目设定上与《基层医疗卫生机构全科医生转岗培训大纲（2019年修订版）》挂钩，实现基层实际需求与岗位评定的契合性。

2018年10月20～22日，由中国中医药出版社主办，湖南中医药大学承办的"互联网＋"乡村医生培训教材编写会议召开。本次系列教材的编写充分考虑到乡村医师的知识结构、学习习惯和工作特点，同时在互联网的大背景下，充分发挥互联网和新媒体的优势，将在系列教材的基础上以图文、音频、动画等更加新颖而高效的多元化形式呈现，使乡村医师在繁忙的工作间隙能够更加灵活地获取专业知识和技能。

本套系列教材主要包括十二分册：《初级卫生保健》《中医基本理论》

《中医经典名句》《中医实用技术》《西医诊疗技能》《名医医案导读》《经方临床应用》《常见疾病防治》《中医名方名药》《危急重症处理》《中草药辨识与应用》《健康教育中医基本内容》。十二册内容紧扣《基层医疗卫生机构全科医生转岗培训大纲（2019年修订版）》的相关要求，涵盖了乡村医师在基层医疗服务中的所有专业知识点；此外，重点突出中医药在基层医疗服务中的特色与优势，以较少的医疗投入服务更多的基层群众。

1. 互联网与乡村医师培养模式的创新

（1）互联网与新媒体课程的呈现

借助互联网技术，乡村医师培养课程已经不仅局限于传统课堂的面授形式，诸多新媒体的出现大大丰富了乡村医师学习的途径。近年来，依托互联网技术和中医学术平台，出现了诸多中医学术直播平台。如具有代表性的中医在线，其内容包含了中医学术会议直播和中医微课堂，采用线上直播回放和线下活动相结合的方式，注册会员可以在线观看直播和视频回放，也可以免费或付费观看部分微课堂的中医课程。此外，基于我国智慧手机的普及和移动网络资费下调的现状，中医在线开发了手机App，手机用户可以通过互联网在线享受相关学习服务，使乡村医生可以通过手机随时随地学习相关课程，了解行业最新动态资讯。2015年，湖南首创"互联网＋电视"公益项目，通过互联网直播＋电视直播＋现场参与的形式邀请专家做公益讲座并进行实时互动解答，使中医专家讲座的影响力最大限度地覆盖到广大学习者。

湖南省政协常委、湖南中医药大学副校长何清湖教授指出，互联网对健康扶贫起着很多作用，互联网可以加强上级医院和下级医院医生之间的联系，也可以成为乡村医师、基层医师学习的方式，提升其医疗水平。基于上述"互联网＋"乡村医师培训教材内容，借助互联网和新媒体平台，可以开发在线视频课程、直播互动辅导、动画、图文等不同形式。培训可以线下集中学习，也可以根据个人工作时间灵活安排。教学内容可以放在主流视频网站进行播放学习，也可以通过抖音、快手、一直播、喜马拉雅等手机视频、音频App平台进行免费或付费学习。将部分内容制作成大众喜闻乐见的科普节目

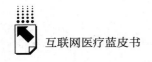
进行播放,可以在乡村基层群众中进行健康教育普及,从而提高乡村群众的健康知识普及率,从根本上提高我国广大人民的身心健康水平。

(2)互联网与继续教育管理体系的设计

目前,我国乡村医师普遍存在年龄偏大、学历结构偏低、职业化程度低的现象,并且乡村医师在岗培训现状与乡村医生培训意愿存在差异,中医药基础继续培训需提高。[1] 大部分乡村医师从医后未接受更高层次的学历教育,工作离不开和经费困难是乡村医师不能参加培训的主要原因。[2]

基于目前乡村医师队伍存在的种种问题,利用互联网构建完整的乡村医师继续教育管理体系是解决问题的有效方法。

利用互联网平台,建立乡村医师学历教育的便捷通道。通过线上课程的学习和考核,对满足一定学历要求的学员发放学历证书;宣传并鼓励乡村医师积极参加学历继续教育课程。将学历教育与执业(助理)医师资格证的考试报名资格联系起来,使欲报考参加考试的乡村医师认识到学历教育的重要性,在提高理论知识水平与实践技能水平的同时还可以获得报考执业(助理)医师的资格,从而为日后开展医疗工作提供更广阔的平台。

利用互联网平台,提供权威的执业(助理)医师资格考试理论与操作的系列辅导课程。目前,我国执业(助理)医师资格考试的通过率为20%~25%,控制在较低水平。在参加报考的队伍中,医学高校毕业学生的通过率较高,而乡村医师则占了未通过人群的大部分。究其原因在于乡村医师的基础知识和基本技能较差,且缺乏标准化、规范化的强化训练。因此,利用互联网平台进行执业(助理)医师资格考试理论与操作培训对于乡村医师来说是最好的方式,不仅可以自由安排学习时间,且不受地域限制,节省了培训的成本。

利用互联网平台,为乡村医师提供中医药理论和特色技术学习的系列课

---

① 何俊:《乡村医生在岗培训现状与对策研究》,硕士学位论文,中国医科大学,2010,第31页。

② 郭洁:《湖南省乡村医生现状及培训需求研究》,硕士学位论文,中南大学,2013,第31页。

程。目前，我国乡村医师大部分是医学中等专业学校、卫校等毕业，对中医学的相关理论和实践技能的掌握严重缺乏。为了充分发挥中医药在基层医疗服务中国的特色与优势，利用互联网平台开设中医药基础理论和特色技术的培训课程显得十分必要。课程形式不仅局限于视频讲座学习，还包括了微信公众号的图文推送、小视频 App 养生知识的小视频推送、名师在线互动解惑、中医药科普漫画张贴、中医药歌曲创作等多种灵活的方式。中医药特色技术内容根据市场开发最新进展，结合基层群众的需求，定期更新内容，以便为乡村医师提供最新的学习内容。

第四，利用互联网平台，为乡村医师提供执业信息查询和继续教育管理系统。目前我国中医医师资格证书及中医执业医师证书信息在国家卫健委网站或中国中医药考试认证网都可以查询，但乡村医生执业证书信息并未提供网络平台查询。因此，搭建乡村医生执业信息查询与管理平台具有必要性。《乡村医生从业管理条例》规定，乡村医生应当按照培训规划的要求至少每2 年接受一次培训，更新医学知识，提高业务水平。因此，对乡村医生的继续教育管理需要在互联网平台实现可查询、可管理、可监督；同时建立黑名单制度，对考核不及格的人员及时发布信息并取消其从事医疗工作的资格，加大对乡村医师执业能力的管控和监督。

2. 互联网与乡村医师服务能力的创新

（1）基于互联网的医联体协作医疗平台的搭建

随着我国医疗卫生体制改革的进一步深化和分级诊疗制度的推广，患者的疾病将在基层医疗机构得到解决，全面提升基层医疗工作人员的业务水平迫在眉睫。目前部分省市已经建立了不同层级的医疗机构合作的医联体服务系统。依托当地大型三级甲等医院的先进硬件设备和医务人员的高水平服务能力，与县市级医院、社区卫生服务中心、乡镇卫生所、村卫生室展开逐级合作。通过互联网将这些医疗机构形成紧密合作的关系。基层患者可以不用再去大型医院，便可在社区卫生服务中心和乡镇卫生所通过远程医疗预约到著名专家进行诊疗。同时，患者的各种临床资料也可以通过互联网实现实时查询。此外，通过专家远程诊疗，也让乡村医师学习到各种疑难病例的诊疗技能，从而全面提高乡村医师的实践业务能力。基于互联网的医联体的出现可以有效帮助基层医疗机构提升其服务能力，对基层患者和乡村医生来说都是受益匪浅的服务模式。

（2）基于互联网的医药销售配送平台的搭建

目前我国乡村医生服务基层群众的数量依然非常庞大，工作量较大。借鉴外卖订单式的药物购买配送平台在大城市已推广开来。如京东到家 App 中有"医药健康"版块，可以自行购买药物产品，并由京东物流进行配送；叮当快药 App、快方送药 App 等则是在用户下单购买药物后，由配送员进行抢单配送，并获取一定的配送费。乡村医疗是否可以借鉴并推广这种模式，值得探索和尝试。得益于智能手机的普及和移动网络资费的下调，移动互联网在乡村许多地区已普及。这也为基于互联网的医药销售配送平台的运营提供了坚实的基础。对于一些并不严重的疾病，患者可通过手机视频、语音等形式与乡村医生进行沟通，可以通过医药销售配送平台购买相应的药物，大大方便了基层群众寻医问药的便利性。

参考文献

张婷、何克春、王恩才等：《乡村医生在农村医疗卫生服务供给中的地位和作用》，《卫生软科学》2018 年第 4 期，第 17~21 页。

吴堃：《基于执业医师法的乡村医生执业现状分析》，《黑龙江省政法管理干部学院学报》2018 年第 5 期，第 18~20 页。

刘晓君、谭绍清、胡永新等：《论增设乡村全科执业助理医师资格考试的必要性及可行性》，《中国卫生政策研究》2015 年第 9 期，第 64~68 页。

张立强、宋大平、任静等：《部分省份乡村医生养老保障现状调查》，《中国卫生政策研究》2014 年第 10 期，第 64~67 页。

张婷、何克春：《新医改背景下宜都市村卫生室及乡村医生生存现状及政策建议》，《中国卫生经济》2016 年第 8 期，第 22~24 页。

首都医科大学"医改背景下的首都农村卫生人力资源配置研究"课题组：《北京市村级卫生人力资源配置标图信息兜底调查报告》，北京出版社，2012，第 17~18、15 页。

江泽慧、曾文雪：《农村卫生人才队伍建设研究》，《江西中医药大学学报》2016 年第 3 期，第 90 ~ 92 页。

张林静、刘秋香：《北京市怀柔区乡村医师现状调查与对策研究》，《中国卫生资源》2015 年第 4 期，第 293 ~ 294 页。

翟敏、张雪文、戈文鲁等：《基本公共卫生服务背景下农村居民对乡村两级医疗机构卫生服务满意度调查》，《中国农村卫生事业管理》2016 年第 2 期，第 155 ~ 157 页。

张小娟、田淼淼、朱坤：《村卫生室人员执业现状及待遇保障分析——基于 6 省 18 县的调查》，《中国卫生政策研究》2015 年第 11 期，第 63 ~ 69 页。

秦盼盼、郭珉江、雷行云等：《互联网 + 时代的分级诊疗体系构建》，《中华医学图书情报杂志》2016 年第 4 期，第 21 ~ 25 页。

马纯红：《新医改背景下乡村医疗卫生机构的现状与完善》，《湖南科技学院学报》2012 年第 9 期，第 108 ~ 109 页。

孙立新、汪海波、吴岳达等：《乡村医生培养可持续性研究》，《中国药物经济学》2014 年第 6 期，第 228 ~ 229 页。

李京儒、张新庆：《村医"充电"遭遇线路不畅》，《健康报》2016 年 12 月 15 日。

于倩倩、尹文强、赵延奎等：《乡村医生对基本药物政策认知和评价及对策研究》，《中国全科医学》2014 年第 19 期，第 2277 ~ 2280 页。

孙巧巧、段利忠、康茜茜等：《河南省三门峡市乡村医生月均收入满意度及其影响因素分析》，《广西医学》2018 年第 1 期，第 69 ~ 72 页。

李珑、王晓燕、王辰等：《北京市乡村医生收入满意度及其影响因素分析》，《医学与社会》2013 年第 1 期，第 5 ~ 7 页。

Wei, X. L. , Zhang, Z. T. , Walley, J. D. , et al. , " Effect of a Training and Educational Intervention for Physicians and Caregivers on Antibiotic Prescribing for Upper Respiratory Tract Infections in Children at Primary Care Facilities in Rural China: A Cluster-randomised Controlled Trial," *The Lancet* 5 （2017）: 1258 – 1267.

陈建明、郑锦其、郑晓霞等：《福建省乡村医疗服务监管特点及监督策略探讨》，《中国公共卫生管理》2015 年第 5 期，第 657 ~ 658 页。

陈建军：《基层卫生监督分所建设的做法与体会》，《中国农村卫生事业管理》2014 年第 7 期，第 830 ~ 831 页。

仇爱红、王桂春、丁骏等：《多措并举保障村医待遇 着力提升镇村一体化"网底"效能》，《中国初级卫生保健》2014 年第 7 期，第 30 ~ 32 页。

刘炫麟：《乡村医生医疗损害赔偿责任的分解机制研究》，《中国卫生法制》2015 年第 5 期，第 9 ~ 12 页。

颜巧元、张亮、曾娜：《乡村医生实行医学教育、行医资格、保险福利三位一体改革的思考》，《中国农村卫生事业管理》2013 年第 7 期，第 731 ~ 733 页。

庞亚雄、李婷：《乡村医师的培训实施现状与对策》，《解放军医院管理杂志》2012 年第 4 期，第 388 ~ 389 页。

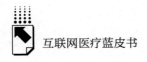
明延飞、黄蓉、张艳春等：《基层医改后哈密地区乡镇卫生院运营效率研究》，《中国全科医学》2015 年第 7 期，第 759 ~ 763 页。

张艺奕、查振刚：《探索医疗供给侧改革之路——从"互联网＋"开始》，《中国医院管理》2016 年第 7 期。

《河南将推进远程医疗进乡村》，《中国数字医学》2016 年第 2 期，第 57 页。

王小万、刘丽杭：《论"互联网＋"技术与现代医疗卫生服务》，《人民论坛·学术前沿》2017 年第 24 期，第 15 ~ 23 页。

张海燕、郑晓霞、陈建明：《提高福建省乡村医疗卫生监督力量对策分析》，《中国卫生法制》2018 年第 2 期，第 40 ~ 42 页。

何俊：《乡村医生在岗培训现状与对策研究》，硕士学位论文，中国医科大学，2010，第 31 页。

郭洁：《湖南省乡村医生现状及培训需求研究》，硕士学位论文，中南大学，2013，第 31 页。

B.20
人工智能在中医药领域
应用现状、问题与展望

杨　正*

摘　要： 本报告分析了中医药的人工智能研发面临的有效数据资源不足以及标准化缺失等亟待解决的问题，包括有效数据不足、标准化缺失等。未来相关研究需密切关注认知科学的前沿发展以及人工智能研究范式的转变，以期发展出保有中医特色，展现中医原理的人工智能相关技术与应用。

关键词： 中医药　人工智能　认知科学

人工智能（Artificial Intelligence，AI）的概念诞生于20世纪50年代，1956年达特茅斯会议提出了用计算机模拟人脑的思维，让机器像人那样思考和认知。AI初期由于受计算机算法、算力以及数据资源缺乏等的制约，发展历经波折。20世纪90年代末，IBM"深蓝"计算机击败国际象棋大师卡斯帕罗夫再次引发了全球对人工智能技术的关注。近年来，谷歌阿尔法围棋掀起了人工智能发展的新高潮，人工智能迅速波及各个应用领域以及人类生活的各个方面。

我国将人工智能列入发展战略规划，国务院在《新一代人工智能发展规划》中提出要构筑人工智能发展的先发优势，加快建设创新型国家和世

---

* 杨正，博士，北京中医药大学中医学院讲师。

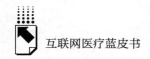
界科技强国。十九大报告同样指出要加快发展先进制造业，推动互联网、大数据、人工智能和实体经济深度融合。为加强人工智能相关人才的培养，中国科学院大学率先成立了人工智能技术学院，此后上海交通大学、南京大学等国内多所重点高校相继成立人工智能学院，培养产业人才。

人工智能在医学上对理解疾病机理、临床试验、新药筛选以及医学教育等方面的应用已崭露头角。人工智能在发展初期就已被尝试应用于中医领域，曾基于初代技术研发了多位名老中医临床疾病诊治经验的"专家系统"。尽管早期的探索已经建立了多位名老中医临证诊疗思路模型，但尚未完全反映其学术思想与临床诊疗思维的全貌，对中医理论阐释和实践问题解决仍不尽如人意。中医的传承与创新一直面临继承与发展过程中的诸多问题，随着人工智能发展新一轮高潮的来临，人工智能新理论、技术与方法将被运用在中医药知识体系建设与临床实践中，促进中医药的传承和发展。

一　应用现状

中医历经数千年的发展，积累沉淀了大量的医学理论知识与实践技术，如何从浩如烟海的古今医学典籍与临证资料中有效获取知识，如何提出新发病、时代病适宜的解决方案，如何缩短中医学人才培养周期等诸多问题是中医传承和发展中亟待解决的问题，人工智能从诞生之初就被认为可为解决这一系列问题提供较为有效的途径和方法。

人工智能发展初期，研究者试图根据某领域一个或多个专家提供的知识和经验编写算法规则，让计算机学基于规则进行推理和判断，模拟人类专家的决策过程。我国于1978年起开展"中医专家系统"的研究，开发出了基于关幼波、鲍友麟、梁宗翰等老中医临床经验的专家系统。[1] 然而经过二十余年的发展，基于规则的知识发现与应用的专家系统并没有办法将名老中医对人体和疾病的认知过程通过计算机算法规则完全表达，在诊疗疾病的范围

---

① 《关幼波、鲍友麟、梁宗翰老中医专家系统》，《北京中医》1992年第4期，第54~55页。

和应用的场景上也极为有限。

随着信息技术的不断发展，大量医学文献和临床诊疗信息以数据化的形式沉淀储存，面对与日俱增的医学数据以及计算机算法的优化、算力的提升，研究者不再沿用传统中医"专家系统"研发思路，而希冀给予计算机一定的算法规则后让计算机向真实世界中的诊疗数据学习，通过数据驱动获得智慧。在实践中，以大量中医药古籍文献资料和名老中医医案等数据为基础，试图通过在系统中模拟人脑神经元结构，让机器像人类一样利用和学习相关数据信息，进而从海量数据中发现症状、药物、疾病等内部或几者之间的相互关系，通过展现出的中医症状症候规律，药物关联等内容分析探讨中医理、法、方、药体系，并以临证"辅助诊断"与"推荐用药"等方式为特定医学场景提供有针对性的问题解决服务方案。

在应用以名老中医专家临床经验的处方和古籍医案资料为数据训练集外，随着非侵入式传感设备的发展，数据采集项目、效率和精度等不断提高。运用脉象①、舌象信息②等设备采集受试者的客观数据信息，可在一定程度上减少对医者主观判断成分的依赖，完成从定性分析到定量分析的转换。为避免信息丢失，在对脉象、舌象的研究中研究者不再试图通过主动提取有效的特征并把特征告诉机器答案是什么，而是把原始的数据交给计算机，让计算机在海量的数据中通过计算学习，寻找规律。在算法模型上，目前常用的方法主要分为"基于概率的模型"和"基于深度网络的模型"两类。基于概率的模型主要是对中医复杂网络利用主题模型和贝叶斯、因子图以及最大期望等概率图算法；基于深度网络的模型则是利用循环神经网络、自编码器等深度学习技术，针对中医数据构建深度网络模型。通过建立模型对中医临床的脉诊、舌诊等进行模拟，寻找和预测体征、症状以及处方用药

---

① 黄谦：《基于人工智能的中医脉象诊断辅助系统研究》，硕士学位论文，陕西科技大学，2018。

② 樊威、李潇潇、丁江涛等：《人工智能在中医舌诊中的应用探讨》，《光明中医》2019 年第 1 期，第 37 ~ 40 页。

的关系，辅助医生进行病情诊断与处方用药。① 中医相关诊疗仪器设备对于人体生理信息的采集已不限于舌象、脉象，通过可穿戴设备对心电信号、心率、血压、步数、睡眠情况、饮食情况的采集和处理分析，有助于更加综合地评估人体的状态。

中医人才的培养和传承长期以来面临培养周期长、成才率低的困境，青年医师受制于理论和临床经验不足，患者信任度低，临证机会少，经验积累慢。对名老中医的临证经验与思想的继承是提升水平与能力的有效方法与途径，但需较长时间学习和总结方能领悟名医用思精粹，灵活掌握处方核心。人工智能对中医数据的规律学习应用于名医经验传承创新中，在提升中医药服务能力方面已初见成效。基于专家经验和更新迭代的算法，先后有"国医大师王琦智能辅助诊疗系统""国医大师朱良春风湿病辅助诊疗机器人"等基于名医临证经验的人工智能辅助诊疗系统，为基层和中青年医生提供了临证诊疗处方推荐。此外，多家中医药互联网平台基于群体医生经验，研发了临证辅助辨证诊疗系统，为平台上的医生在线诊疗推荐相似医案以及提供智能辅助辨证处方以供参考，一定程度上提升了在线诊疗效率。

基于人工智能的辅助学习和诊疗在一定程度上弥补了青年中医师在经验和理论上的欠缺，将古今名老中医药专家的经验汇总分析总结知识，同时在诊疗过程中提供用药推荐和相关信息，为青年医生提供诊疗参考和处方推荐，进而提升普通中医师的诊疗技术，提高临床服务能力，缩短中医师的培养和成长周期。

二　面临的问题

自古以来人们对从业医者的知识继承和积累要求颇高，《礼记》云："医不三世，不服其药。"张仲景在《伤寒杂病论》序中提及其著书："乃勤

---

① 毕珊榕、吕东勇、王汉裕等：《人工智能在舌诊与脉诊中的应用探讨》，《广州中医药大学学报》2018年第2期，第379~382页。

求古训，博采众方，撰用《素问》、《九卷》、《八十一难》、《阴阳大论》、《胎胪药录》，并《平脉辨证》，为《伤寒杂病论》合十六卷。"皆反映了从医者应全面继承，发展和发挥医药学知识与技能。对医学资料的广泛收集和占有，系统归纳与整理，结合临床实践的发展和发挥一直是医者自我提升和推动整个中医学发展和进步的主要途径。中医医疗领域积累的大量临床数据被认为是中医人工智能发展的基础和关键，当前也以相关数据为基础开展了一定的研究工作，但现阶段的中医诊疗数据普遍存在多元性、碎片化、质量不可控、标准化缺失等问题，离开真正意义上的中医"大数据"尚有一定的距离。

（一）中医药有效数据不足

中医药在传承发展中积累了浩瀚的资料，最经典的临床文献数据当为中医医案，古代医案又称诊籍、病案、脉案、脉语等，最早的医案可追溯到殷商时期的甲骨记录疾病占卜结果。宋代许叔微所著《伤寒九十论》开启了后世医案发展的先河。[①] 医案有"宣明往范，昭示来学"之功，历代医家强调医案学习的重要性，有"读医不如读案"之说。历史上的医案学著作如明代江瓘、江应宿父子所辑《名医类案》，清代叶天士的《临证指南医案》，以及《古今医案按》《柳选四家医案》等为中医临床与研究提供了丰富的参考素材和学习案例，带给后世医家诸多思考和启发。古代医案常采用"以论附案""以方附案"的方法书写记录，业医者往往通过数百字的医案得以了解医家的临床诊疗经历与思辨过程，学习失治误治经验教训，印证医学理论，验证临证方药等。

作为中医学习重要资料的古代医案通常是半结构化的文言文，整体行文因记录者或整理者的习惯不同而风格各异。对机器学习而言，此类行文松散，形式多样，结构缺乏规范，记录不完整的"数据"资料无法有效地进行"学习"，故基于古代医案资料建立中医相关知识数据库是一项艰巨的任务。当期对于古代医案的知识处理常采用基于字典的信息抽取方法，再利用

---

① 谢观：《中国医学源流论》，福建科学技术出版社，2003。

机器学习信息抽取方法抽取医案中的病、证、症和药等信息并以半结构化格式存储与利用。此类方法虽能在一定程度上体现出医案中疾病症状与用药的直接相关性，但无法展现诊疗思路和中医原理的应用。

现代中医医案一部分以纸质出版物的形式流通，另一部分则以电子病历形式储存沉淀于医院信息系统中。现代临床数据可通过数据抽取和预处理技术建立临床数据库，其中有代表性的为中医临床数据仓库，[①] 但现代中医诊疗过程除了产生主观定性化的证候及症状体征信息，还有客观定量化的实验室检验及影像学检查等信息，增加了数据来源的多样性，结构的复杂性，为后续的数据处理增加了难度。

目前无论是古代医案还是现代临床诊疗信息，在可应用的数据量上仍处于较小的规模，而人工智能构建人工神经网络需要对海量数据的原始特征进行学习，通过多个隐层之间的映射与传递还原原始数据与其特征之间的映射关系，模拟人脑的思维，对事物进行分类或者决策。当前利用人工智能开展中医药研究的项目仍受限于可用数据样本数量，难以发挥人工智能"深度"学习的特性。

此外，当前诊疗数据常将同一病人不同诊次的诊疗数据作为相对独立的医案进行分析，但高质量的临床诊疗数据应体现患者就诊的连续性，包含患者在诊治过程中的反馈，医者在患者不同阶段处方的变化等，这些问题无疑增加了临床数据采集、整理和分析的难度。鉴于基础临床数据量和质量的不足，中医智能化面临着较大的挑战，需要有新的数据解决思路与方法。

（二）中医药标准化缺失

现阶段人工智能需要海量的数据集以供学习训练，数据的可获得性以及数据的规范性是中医人工智能发展的关键。在中医药标准化和规范化工作方

---

① 孙慧媛、孙瑞华、李友林：《数据仓库的建设与发展及医学领域的应用现状》，《北京中医药》2017年第8期，第691～693页；杜佳丽：《面向慢性肾病中医医案的方剂数据仓库的研究》，硕士学位论文，电子科技大学，2018。

面，科技部与国家中医药管理局曾在《"十三五"中医药科技创新专项规划》中提出要实施中医药标准化行动，抢占国际标准竞争高地，把握中医药国际标准制定中的主导权与话语权。

中医人工智能研究中，无论是对名老中医思想经验整理挖掘，还是对疾病、症状、证候、疗效评价以及处方配伍特点的研究，人工神经网络在输入层神经元的变量（如症状、体征以及四诊信息）和输出层神经元（如病症诊断、处方用药等）方面均需要统一的数据标准和规范。然而临床实际中医疗档案记录的灵活性与科研实践中的规范性之间存在诸多矛盾，[①] 例如：①标准化证候规范与临床证候复杂多变性之间的矛盾；②标准化治则治法规范与临床立法的多样性之间的矛盾；③标准化处方规范与中医个体化治疗特点之间的矛盾。各部分标准化的缺乏，无法将学术思想、辨证体系、症候分类、处方用药等不统一的临床资料纳入同一个中医临床辨证模型中进行学习，导致深度学习变量（输入层、隐层、输出层的神经元数量）极为繁杂。一定程度上，标准化程度较低导致了样本量的相对不足，所需相应训练集的数据量就会增大，且验证难度也随之提高。同时，处方规范化不足，临证加减变化过多，则输出集无法以完整"方剂"的形式直接输出，深入药物配伍的维度亦增加了深度学习的难度。现今医疗信息数据开放共享程度依旧不佳，数据异构与数据壁垒也将长期存在，通过扩大训练集的样本量这一方法较难实现，目前常以多种算法组合为构架，运用降维方法缩小训练所需的样本量从而达到"学习"的目的。

三　发展与展望

人工智能为中医药面向未来发展提供了助力与机遇，同样也是挑战。传统东方思维对生命的理解和实践应用与现代科学的思想与技术方法，两者如何

---

① 林树元、朱文佩、曹灵勇：《从经方理论特点探讨中医标准化的新思路》，《中医杂志》2017 年第 24 期，第 2080～2083 页。

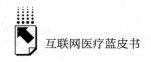

进行有效的融合与发展，将是一项长期的课题。对于此问题，离不开对中医本质的深刻理解和现代诠释，也需要人工智能理论和实践的技术革新与发展。

（一）人工智能与中医思维

计算机在接收和处理特定信息的速度、存储和记忆、逻辑性和精确性上远超人脑，人工智能的快速发展和应用，有力地延展和拓宽了人脑的思维活动的角度和范围，然而将人工智能应用于中医的知识理解和发现，还需要对中医思维的深刻认识和理解，从中医认知的角度出发。

"象，形象也，藏居于内，形见于外"，"诊于外者，斯以知其内。盖有诸内，必形诸外"，作为中国传统文化和独特思维方式之一的"象思维"是中医的核心思想，也是传承中医学术，培养中医思维术必须掌握的重要内容。"象"通过把握对象世界的普遍联系进而认识对象世界，其依据自然事物整体显现于外的表象，应用直觉、比喻、象征、联想、推类等方法，通过物象或意象展现对象世界事物的抽象形态。中医主要以有生命的对象作为研究的主体，对人体生理、病理及疾病进行探索和认识，以"象"认知生命与疾病信息，应用"取象"的方法"司外揣内"，动态、客观真实地反映人体内部机能的状态，得到很多独特的发现。①

相较于中医强调需要理解和应用的"象思维"，人工智能的思维模式更稳定、可重复，逻辑性强，更显得直观和清晰，但由于缺乏非逻辑性思维，如直觉、想象、顿悟、灵感等，且因受现有技术及逻辑思维的限制，在整体性、动态性、预测性等方面有待完善。②

值得注意的是，人工智能在注重整体、开放性以及对经验数据的重视等方面与"象思维"有着相似之处，故在中医人工智能研究方面，除典籍文献、临床诊疗数据资料外，还应包含群体所处的自然环境、社会环境的可量

---

① 王琦：《中医原创思维的认识论与方法论》，《中华中医药杂志》2012 年第 9 期，第 2355 ~ 2358 页。

② 杨燕、熊婕、王传池等：《人工智能思维模式与中医"象思维"的相似性探析》，《中华中医药杂志》2018 年第 10 期，第 4419 ~ 4422 页。

化数据，以及群体与个体的心理状态数据等相关领域多方面内容。将来自不同领域的各类异构数据进行数据分类、处理、整合、存储，加以利用，从而构建起"自然—社会—生理—病理—心理"等完整的人体数据生态体系。人工智能与"象思维"两种认知方式能够互相渗透，互相补充，互相促进，将构建出定量化、客观化、技术化、规范化的符合中医"象思维"特质的中医人工智能模式，促进中医人工智能技术的研发和应用。

（二）人工智能与具身认知

人工智能的再次兴起与发展应用离不开对人类认知理解的深入。传统认知主义提出"认知是可计算的"，将人类认知过程类比为计算机的符号加工过程，认为人类的认知是基于先天或后天获得的理性规则对大脑接收的信息进行处理和操作，而计算机则是依据设定的逻辑规则对输入的数据进行符号运算处理。尽管人类和计算机的结构和动因不同，但在信息的采集、处理和加工上有着类似的功能特点，本质上都是一种"计算"。计算机和人脑都是加工和操纵符号的形式系统。大脑如同计算机的"硬件"，认知则可以比作在此基础上运行的"软件"，虽然认知表现在包含大脑的身体上，但却不依赖于身体而独立存在，认知与身体相互独立，故有"离身的"的认知或心智。对于人类而言，离身的心智就是人的智能；对于计算机而言，"心智"就是"人工智能"。

近年来，具身认知理论的提出对认知"独立性"与"离身性"的传统观点提出了异议，其主张思维和认知发端依赖于身体的构造，身体的神经系统的结构、感官和运动系统的活动方式决定人类的思维风格、认识与对待世界的方式。"具身认知"强调人的身体在认知过程中的重要作用，其核心观点为：认知的内容是身体提供的；认知过程进行的方式和步骤为身体的物理属性所决定；认知是具身的，身体"嵌入"环境，认知、身体与环境是一体的。[①]

---

① 叶浩生：《具身认知：认知心理学的新取向》，《心理科学进展》2010 年第 5 期，第 705 ~ 710 页。

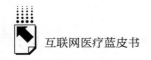

中医的诊疗过程不仅有基于问诊语言的思辨的内容，还需要视、触、扣、听等具体的身体操作。医者通过身体感官对病人疾病外在表现的切身体会往往无法完整地记录在医案中，但医者感知的相关信息会在一定程度上影响对疾病的认知和判断。在具身认知理论下，基于文本内容的人工智能知识挖掘与发现由于无法还原现场环境，无法还原医者的真实感受，故应用现有的人工智能技术无法完整模拟医生的决策过程，无法完成从提供诊疗的"病—证—方—药"的相关性解决方案，到提供如何解决疾病的完整路径与方法。

（三）人工智能新理念与新方向

当前人工智能主流方法是基于对海量的数据信息的"深度学习"，然而现阶段中医药基础数据的缺失与标准化的不完善导致可用于智能学习的数据量偏小，人工智能在中医学上的应用仍属浅尝辄止，距离"深度"的知识发现、创新中医药理论以及指导临床实践仍有相当长的距离。将人工智能运用于中医药不仅需要中医不断积累，规范完善自身的数据信息，人工智能自身的支撑理论和方法体系亦有待进一步发展和提升。

在人工智能发展方向上，不同于应用大量数据来塑造"智能"系统和模型的"大数据、小任务"范式，基于"任务塑造了智能"的观点有学者提倡人工智能发展的一个相反范式："小数据、大任务。"朱纯松教授认为："智能系统经过亿万年的进化而来，而非通过大量数据打磨（淘汰）出来，人的各种感知和行为时时刻刻都是被任务驱动的，故应通过'任务'塑造'智能'。"

生物体生存的外部物理环境为其生活提供了边界条件，为生存而适应环境，故在不同的环境条件下，智能的表现形式不同。任何智能体都需要理解外部物理环境的客观现实及存在于外部物理环境中的"因果链条"以适应环境。此外，智能体还具有生存和繁衍的基本价值"任务"，而在基本任务之上则会衍生更多纷繁"任务"，智能体也需要在多种"任务"的驱动下展开各种行为活动。智能个体内在的"因果链"与"价值链"使之在某个环境和社会群体之中可以自主地生存，认识世界、利用世界、改造世界。

现实世界中"数据"与"任务"共同塑造了智能模型。数据来源于观察和实践，通过观察数据建立了时间和空间的联合分布，而实践数据则将行为与结果联系在一起。任务由内在的价值驱动以期达到某种目的。由于任务不同，环境变量不同，故形成了不同的模型。

中医的学习与传承更强调业医者的"悟性"，强调在基础理论、授业知识和临床实践中举一反三的能力，人工智能"小数据、大任务"范式的提出更符合中医传承和发展的内在逻辑。中医在千年时间中积累了大量有效的知识和数据，基于知识与数据建立起完整的对生命生理病理的认识，并以此为基础，在新的疾病发生和发现时，又因时、因地、因人的不同发展出了新的流派以及与现实疾病相应的诊疗体系。

人工智能应用于中医不仅需要通过大量有效的临床数据进行"深度学习"，更为重要的是通过既往的知识和数据建立起中医理论体系与思维模式下的人体生理病理基本状态的"常态"模型。传统的神经网络向上逐层传播信息的方式类似通过生命和疾病现象探讨中医的思想和诊疗路径，而基于中医认识生命和疾病的"常态"模型去理解中医的诊疗过程，以"自顶而下"的方式将大量未描述、不可见的内容结合在一起，进而深刻理解生理病理现象、疾病的发展与转归以及最终结局，形成符合中医认知规律的自洽的解释更为直接和有效。

四　小结

现代医学科学对生命与疾病的探索和研究已不再局限于生物、化学的实验研究方法，随着物理学、计算机科学等现代科学的发展，更多探索生命维度和表达的方法逐渐得以发展和应用。对人工智能这一命题而言，现代科学对人类大脑的认识还远远不足，机器神经元模型与真正人的神经在结构上有着根本的不同，机器模拟人类智能的方式单一，得到的结果数据并非大脑真正的活动和原始的思维结构且只适用于专用领域，不能适用于变化的环境。

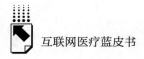

真正地认知大脑的思考法则，将身体与大脑视为整体进行研究，需要神经科学及与之相关学科的共同进步与协同发展，从而形成真正意义上的人工智能。

中医学以"天人相应"的思想认识世界，强调人与自然的和谐统一，人工智能不仅需要关注人的大脑与身体，还应逐渐将视野投向人所处的社会环境和自然环境。钱学森曾指出："发展中医只有一条路，要用强大的科学体系来使中医药从古代的自然哲学式的思辨式的论述中解脱出来。"未来培养复合型人才，需要搭建中医和计算机两个学科之间的桥梁，增进沟通，增加共识；搭建基础公共数据服务平台，各方共享研究资源，人工智能的发展将提升中医的社会服务能力，推动中医对生命的深入探索。

权威报告·一手数据·特色资源

皮书数据库
ANNUAL REPORT(YEARBOOK)
DATABASE

当代中国经济与社会发展高端智库平台

所获荣誉

- 2016年，入选"'十三五'国家重点电子出版物出版规划骨干工程"
- 2015年，荣获"搜索中国正能量 点赞2015""创新中国科技创新奖"
- 2013年，荣获"中国出版政府奖·网络出版物奖"提名奖
- 连续多年荣获中国数字出版博览会"数字出版·优秀品牌"奖

成为会员

通过网址www.pishu.com.cn访问皮书数据库网站或下载皮书数据库APP，进行手机号码验证或邮箱验证即可成为皮书数据库会员。

会员福利

- 已注册用户购书后可免费获赠100元皮书数据库充值卡。刮开充值卡涂层获取充值密码，登录并进入"会员中心"—"在线充值"—"充值卡充值"，充值成功即可购买和查看数据库内容。
- 会员福利最终解释权归社会科学文献出版社所有。

数据库服务热线：400-008-6695
数据库服务QQ：2475522410
数据库服务邮箱：database@ssap.cn
图书销售热线：010-59367070/7028
图书服务QQ：1265056568
图书服务邮箱：duzhe@ssap.cn

基本子库 SUB DATABASE

中国社会发展数据库（下设 12 个子库）

全面整合国内外中国社会发展研究成果，汇聚独家统计数据、深度分析报告，涉及社会、人口、政治、教育、法律等 12 个领域，为了解中国社会发展动态、跟踪社会核心热点、分析社会发展趋势提供一站式资源搜索和数据分析与挖掘服务。

中国经济发展数据库（下设 12 个子库）

基于"皮书系列"中涉及中国经济发展的研究资料构建，内容涵盖宏观经济、农业经济、工业经济、产业经济等 12 个重点经济领域，为实时掌控经济运行态势、把握经济发展规律、洞察经济形势、进行经济决策提供参考和依据。

中国行业发展数据库（下设 17 个子库）

以中国国民经济行业分类为依据，覆盖金融业、旅游、医疗卫生、交通运输、能源矿产等 100 多个行业，跟踪分析国民经济相关行业市场运行状况和政策导向，汇集行业发展前沿资讯，为投资、从业及各种经济决策提供理论基础和实践指导。

中国区域发展数据库（下设 6 个子库）

对中国特定区域内的经济、社会、文化等领域现状与发展情况进行深度分析和预测，研究层级至县及县以下行政区，涉及地区、区域经济体、城市、农村等不同维度。为地方经济社会宏观态势研究、发展经验研究、案例分析提供数据服务。

中国文化传媒数据库（下设 18 个子库）

汇聚文化传媒领域专家观点、热点资讯，梳理国内外中国文化发展相关学术研究成果、一手统计数据，涵盖文化产业、新闻传播、电影娱乐、文学艺术、群众文化等 18 个重点研究领域。为文化传媒研究提供相关数据、研究报告和综合分析服务。

世界经济与国际关系数据库（下设 6 个子库）

立足"皮书系列"世界经济、国际关系相关学术资源，整合世界经济、国际政治、世界文化与科技、全球性问题、国际组织与国际法、区域研究 6 大领域研究成果，为世界经济与国际关系研究提供全方位数据分析，为决策和形势研判提供参考。

法律声明

　　"皮书系列"（含蓝皮书、绿皮书、黄皮书）之品牌由社会科学文献出版社最早使用并持续至今，现已被中国图书市场所熟知。"皮书系列"的相关商标已在中华人民共和国国家工商行政管理总局商标局注册，如 LOGO（ ）、皮书、Pishu、经济蓝皮书、社会蓝皮书等。"皮书系列"图书的注册商标专用权及封面设计、版式设计的著作权均为社会科学文献出版社所有。未经社会科学文献出版社书面授权许可，任何使用与"皮书系列"图书注册商标、封面设计、版式设计相同或者近似的文字、图形或其组合的行为均系侵权行为。

　　经作者授权，本书的专有出版权及信息网络传播权等为社会科学文献出版社享有。未经社会科学文献出版社书面授权许可，任何就本书内容的复制、发行或以数字形式进行网络传播的行为均系侵权行为。

　　社会科学文献出版社将通过法律途径追究上述侵权行为的法律责任，维护自身合法权益。

　　欢迎社会各界人士对侵犯社会科学文献出版社上述权利的侵权行为进行举报。电话：010-59367121，电子邮箱：fawubu@ssap.cn。

社会科学文献出版社